Hematologia em Laboratório Clínico:
156 Perguntas e Respostas

HEMATOLOGIA EM LABORATÓRIO CLÍNICO:
156 Perguntas e Respostas
Maria Silvia Carvalho Martinho
Sarvier, 1ª edição, 2012

Projeto Gráfico/Produção
CLR Balieiro Editores Ltda.

Revisão
Maria Ofélia da Costa
Tatiana Gurgel

Capa
Memo Editorial

Impressão/Acabamento
Gráfica FTD

Direitos Reservados
Nenhuma parte pode ser duplicada ou
reproduzida sem expressa autorização do Editor

sarvier

Sarvier Editora de Livros Médicos Ltda.
Rua dos Chanés 320 – Indianópolis
CEP 04087-031   Telefax (11) 5093-6966
E-mail: sarvier@sarvier.com.br
São Paulo – Brasil

www.sarvier.com.br

Dados Internacionais de Catalogação na Publicação (CIP)
(Câmara Brasileira do Livro, SP, Brasil)

Martinho, Maria Silvia Carvalho
    Hematologia em laboratório clínico / Maria
Silvia Carvalho Martinho ; org. Carmen Paz
Oplustil. -- São Paulo : SARVIER, 2012. --
(Coleção 156 perguntas e respostas)
 	
    Vários colaboradores.
    Bibliografia
    ISBN 978-85-7378-235-6
 	
    1. Doenças hematológicas 2. Hematologia
3. Laboratórios patológicos 4. Perguntas e respostas
I. Oplustil, Carmen Paz. II. Título. III. Série.

CDD-616.15
12-12582   NLM-WH 100

Índices para catálogo sistemático:

1. Doenças hematológicas   616.15
2. Hematologia : Medicina   616.15

Hematologia em Laboratório Clínico

Maria Silvia Carvalho Martinho

COLEÇÃO

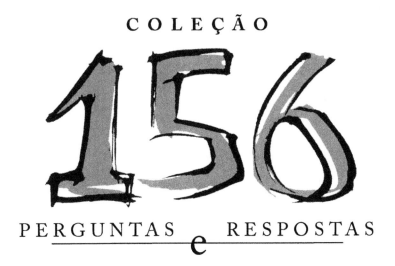

PERGUNTAS e RESPOSTAS

Org. Carmen Paz Oplustil

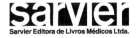
Sarvier Editora de Livros Médicos Ltda.

Colaboradores

ADRIANO M. DEL VALE

Médico com Residência em Patologia Clínica pela Unicamp. Patologista Clínico responsável pelo Laboratório da Unimed de São Carlos. Consultor Laboratorial para outros Laboratórios da Unimed e Clínico Geral em Consultório.

ANGELA MIDORI OBA FACCHINELLI

Biomédica pela Universidade de Mogi das Cruzes. Especialista em Hematologia pelo Instituto Adolfo Lutz.

ANTONIO C. C. D'ALMEIDA

Médico pela Fundação Faculdade Federal de Ciências Médicas de Porto Alegre e Residência Médica em Medicina Interna e Hematologia/Hemoterapia no Hospital de Clínicas de Porto Alegre da UFRGS. Mestre em Saúde Coletiva pela Universidade Luterana do Brasil e Médico Consultor em Hematologia Ocupacional. Diretor Médico do Laboratório Marques D'Almeida Ltda. e Laboratório de Análises Clínicas Balague Center – Unidade Unimed Porto Alegre. Médico do Serviço de Hematologia do Hospital Moinhos de Vento de Porto Alegre.

CLAUDIA C. RODRIGUES VASCONCELLOS

Farmacêutica Bioquímica pela Faculdade de Ciências Farmacêuticas – UNESP. Especialista de Aplicação da Sysmex América Latina e Caribe.

CLAUDIO JOSÉ DE FREITAS BRANDÃO

Farmacêutico Bioquímico Supervisor do Laboratório do Hospital Aliança – Bahia. Bioquímico do Hospital Ana Néri. Gerente de Diagnóstico e Tratamento do Centro de Oncologia do Estado da Bahia – CICAN. Professor de Hematologia, Hemostasia e Hemoterapia em diversos cursos de Pós-Graduação em Análises Clínicas.

DALTON KITTLER DE MELLO

Farmacêutico Bioquímico pela UFRGS. Assistente Técnico (Chefia) do Setor de Hematologia do Hospital Nossa Senhora da Conceição – Porto Alegre-RS.

DIMARIO A. PESCE CASTRO

Especialista em Patologia Clínica. Mestre em Ciências Morfológicas pela Universidade Federal do Rio de Janeiro. Gestor Hospitalar do Laboratório Richet.

HELENA Z. W. GROTTO

Médica pela Faculdade de Medicina de Marília. Mestrado e Doutorado em Ciências Médicas pela Faculdade de Ciências Médicas da Unicamp. Docente do Departamento de Patologia Clínica da FCM/Unicamp desde 1980, junto à Disciplina de Hematologia em Patologia Clínica. Atualmente Professora Associada e Responsável pela Seção de Hematologia da Divisão de Patologia Clínica do Hospital das Clínicas da Unicamp.

FABIO LIMA SODRÉ

Graduação em Medicina pela Universidade Federal da Bahia. Doutor em Clínica Médica pela UNICAMP. Especialista em Patologia Clínica. Atualmente é Médico do Hospital Português – BA e do Instituto Cardiopulmonar da Bahia e preside a Comissão de Hemoterapia do Hospital Português – BA e a regional Bahia da Sociedade Brasileira de Patologia Clínica.

FLAVO BENO FERNANDES

Médico Hematologista (Especialista pela ABHH) e Patologista Clínico (Especialista pela SBPC/ML). Diretor do Zanol Laboratório de Hematologia – Porto Alegre – RS. Médico Patologista Clínico do Serviço de Patologia Clínica – Hospital de Clínicas de Porto Alegre. Médico do Centro de Oncologia – Hospital Moinhos de Vento – Porto Alegre – RS.

JOÃO FRANCISCO MOLINA

Graduado em Ciências da Computação pela Universidade de Mogi das Cruzes. Especialista em Automação e Soluções de TI para Laboratórios de Análises Clínicas. Atualmente Gerente de Soluções em Informação na Área de Consultoria Laboratorial da Roche Diagnóstica Brasil Ltda.

JOSÉ DE SÁ

Graduado em Sistemas de Informação, Experiência em Sistemas de Informação, Integração de Analisadores e Linhas de Automação e Sistemas de Apoio à Decisão na Área de Laboratórios de Análises Clínicas.

LEILA J. BORRACHA GONÇALVES

Graduada em Ciências Biomédicas pela Universidade de Mogi das Cruzes – SP. Especialista em Hematologia Laboratorial – IPESSP – UNICID. Biologista Chefe e Supervisora de Estágio da Seção de Hematologia do Serviço de Hematologia e Citologia da Divisão de Laboratório Central do Hospital das Clínicas da Universidade de São Paulo. Professora de Hematologia Clínica no Centro Universitário São Camilo – SP, Curso de Biomedicina.

LIANE MARIA DE ALVARENGA TOLEDO

Farmacêutica Bioquímica pela Universidade Federal de Alfenas – MG. Pós-Graduação em Administração Hospitalar *Latu Sensu* pelas Faculdades Oswaldo Cruz. Especialista de Aplicação da Sysmex América Latina e Caribe.

KATYA M. S. PIMENTEL BARROS

Farmacêutica Bioquímica pela UFPE – Universidade Federal de Pernambuco. Especialização em Patologia Clínica/Hematologia no HCFMUSP – Hospital das Clínicas da Universidade de São Paulo. Especialização em Saúde Pública no IPH – Instituto de Pesquisas Hospitalares. Atualmente é Analista de Sustentabilidade do Grupo Fleury.

MARCELO LUIDE PEREIRA GONÇALVES

Médico Patologista Clínico do Laboratório de Hematologia do Hospital das Clínicas da UFMG. Assessor Científico e Médico Responsável Técnico do Setor de Hematologia do Laboratório Hermes Pardini. Preceptor do Programa de Residência Médica em Patologia Clínica do HC-UFMG.

MARCOS KNEIP FLEURY

Farmacêutico Bioquímico. Mestrado e Doutorado em Genética Humana, Professor Adjunto de Hematologia. Coordenador do Laboratório de Análises Clínicas da Faculdade de Farmácia da UFRJ. Assessor Científico do PNCQ.

MARIA SILVIA C. MARTINHO

Farmacêutica Bioquímica pela Faculdade de Farmácia e Odontologia de Ribeirão Preto – USP, com especialização em Hematologia pelo Hospital das Clínicas da Universidade de São Paulo. Consultora Científica da Sysmex América Latina e Caribe.

MARIA DE FÁTIMA PEREIRA GILBERTI

Médica pela Faculdade de Medicina de Marília. Residência Médica na Faculdade de Ciências Médicas da Unicamp. Especialista em Patologia Clínica pela Sociedade Brasileira de Patologia Clínica/Medicina Laboratorial. Mestre em Clínica Médica pela Faculdade de Ciências Médicas da Unicamp. Atualmente Médica Patologista Clínica Supervisora do Serviço de Hematologia, Divisão de Patologia Clínica – Hospital de Clínicas – Unicamp.

MARJORIE PARIS COLOMBINI

Médica pela Faculdade de Medicina da Universidade São Francisco, Bragança Paulista. Residência em Clínica Médica pela Faculdade de Medicina da Santa Casa de Misericórdia de São Paulo. Doutora em Patologia pela Faculdade de Medicina da Universidade de São Paulo. Atualmente Médica Patologista Clínica Responsável pelas Áreas de Hematologia e Coagulação do Laboratório Clínico, MDP, Hospital Israelita Albert Einstein.

PAULA LOUREIRO

Médica. Especialista em Patologia Clínica e Hematologia. Mestre em Hematologia. PhD em Ciências-Saúde Pública. Professora Adjunta da Faculdade de Ciências Médicas pela Universidade de Pernambuco. Pesquisadora Médica da Fundação HEMOPE – Secretaria da Saúde do Estado de Pernambuco.

RAIMUNDO ANTÔNIO GOMES OLIVEIRA

Farmacêutico Bioquímico pela Faculdade de Farmácia da UFMA. Mestre e Doutor em Análises Clínicas pela Faculdade de Ciências Farmacêuticas da Universidade de São Paulo – FCF-USP. Professor Adjunto das Disciplinas de Hematologia Clínica I e II do DEFAR--UFMA. Coordenador do Laboratório de Pesquisa Clínica. Responsável pelo Serviço de Pesquisa Molecular em Anemias Hereditárias e Imunofenotipagem em Onco-Hematologia do Centro de Pesquisa Clínica do HU-UFMA.

REGINA BIASOLI KIYOTA

Médica Hematologista. Residência Médica em Hematologia pela Casa de Saúde Santa Marcelina – SP. Especialista em Hematologia pela Sociedade Brasileira de Hematologia e Hemoterapia. Atualmente Responsável pela Área de Relacionamento Médico e Análises Clínicas do Laboratório ALTA Excelência Diagnóstica e Hematologista credenciada do Hospital Israelita Albert Einstein e Sírio Libanês – SP.

SAMUEL RICARDO COMAR

Farmacêutico Bioquímico da Seção de Hematologia do Hospital de Clínicas da UFPR. Especialista em Hematologia Laboratorial pela SBAC. Mestre em Ciências Farmacêuticas. Análises Clínicas pela Universidade Federal do Paraná – UFPR.

TEREZINHA PAZ MUNHOZ

Farmacêutica Bioquímica com Doutorado em Gerontologia Biomédica pela PUCRS. Professora Adjunta da Faculdade de Farmácia da PUCRS, da Disciplina de Hematologia Clínica. Chefe do Setor de Hematologia do Laboratório de Patologia Clínica do Hospital São Lucas – PUCRS.

THAIS ELISA S. MIURA

Biomédica pela OSEC – Organização Santamarense de Educação e Cultura. Especialização em Hematologia pelo Hospital Israelita Albert Einstein e Proficiência Técnica em Hematologia pelo Colégio Brasileiro e pela Sociedade Brasileira de Hematologia. Atualmente, Assessora Técnica do Setor de Hematologia.

Organizadora

CARMEN PAZ OPLUSTIL
Biomédica. Mestre em Microbiologia pelo ICB-USP/São Paulo. Sócia Diretora da Formato Clínico – Projetos em Medicina Diagnóstica e da GC2 – Gestão do Conhecimento Científico.

Prefácio

A edição de um livro abordando as diversas metodologias ou os principais protocolos de trabalho para a realização de exames hematológicos é sempre motivo de curiosidade e causa expectativa aos profissionais do laboratório de hematologia.

A literatura especializada nos contempla com textos, alguns considerados clássicos, que permitem ao hematologista laboratorial transitar com tranquilidade pelas principais metodologias empregadas na realização dos testes hematológicos. Entretanto, existe uma carência de obras que abordem especificamente o dia a dia do laboratório de hematologia esclarecendo de forma rápida e sucinta as principais dúvidas que o profissional enfrenta na rotina.

O objetivo deste livro é abordar os problemas mais comuns do setor de hematologia de forma direta e rápida, de modo a se tornar uma fonte de consulta que pode ser usada a qualquer momento pelo profissional do laboratório.

Por mais simples que a proposta possa parecer, a composição de uma obra com estas características necessita de profissionais com experiência na rotina e que entendam os problemas e as dúvidas que surgem diariamente para quem está à frente de dezenas ou centenas de amostras que necessitam de resultados rapidamente. Esta experiência é adquirida ao longo dos anos e do enfrentamento das muitas dificuldades que fazem parte do exercício profissional.

O formato de perguntas e respostas se traduz em uma forma amigável de abordar os temas hematológicos de forma rápida, sem, no entanto, perder o conteúdo necessário ao entendimento dos fundamentos dos testes e da fisiopatologia das doenças.

A tarefa de selecionar estas 156 perguntas como representantes das principais dúvidas do setor de hematologia não poderia ter sido mais bem designada. A Maria Silvia Martinho reúne todas as qualidades necessárias a este trabalho. Possui vasta experiência na rotina laboratorial, conhece com profundidade os avanços tecnológicos utilizados nos equipamentos de hematologia e, por força de sua atividade, está em contato direto com hematologistas de várias categorias profissionais.

Marcos Kneip Fleury

Apresentação

Quando fui convidada pela Carmen Paz Oplustil, escritora e organizadora da coletânea 156 perguntas e respostas, para escrever o livro Hematologia, no primeiro momento disse que não seria possível. Não me sentia preparada para este desafio, nem teria tempo disponível para desenvolver um trabalho de qualidade. Quando me explicou o conceito, que eu poderia ter a colaboração de profissionais altamente qualificados, escolhidos por mim, que responderiam às perguntas mais comuns em relação ao dia a dia do setor de Hematologia, fiquei muito entusiasmada. Costumo receber muitos questionamentos sobre a rotina hematológica, dúvidas estas de complexidade variável, em minhas aulas por todo o País. Esta é uma parte da minha vivência profissional que me traz muita satisfação e realização: poder trocar conhecimento e experiências com outros profissionais de nossa área e sentir que todos ganham com isto.

Este livro fala especificamente sobre o Hemograma, este exame líder em solicitações pelos clínicos, mas muitas vezes mal aproveitado. O Hemograma não é um exame simples, mas sim formado por vários "exames" (parâmetros) que são realizados por diferentes metodologias e sofrem diversas interferências. Isto exige do analista laboratorial conhecimento e atualizações frequentes, já que a evolução tecnológica é muito rápida e novos parâmetros têm sido disponibilizados pelos fabricantes de analisadores hematológicos. E para o clínico é um exame que, quando bem feito e bem interpretado, fornece informações relevantes que vão auxiliar o diagnóstico e o monitoramento de doenças.

Neste livro quis preservar as diferenças pessoais e regionais, convidando colaboradores de várias partes do País, que vivenciam diferentes realidades, utilizam diferentes terminologias, mas que são unânimes nas questões relevantes. Exemplos disso são as maneiras de se referir à Hematopoiese ou Hematopoese, ao Volume Corpuscular Médio – VCM ou Volume Globular Médio – VGM, se é Bastão, Bastonetes ou Neutrófilos Bastonados, Hemácias ou Eritrócitos, se é esfregaço, extensão ou distensão sanguínea, esquisócito ou esquizócito, o Dengue ou a Dengue, e assim por diante... E exemplo de consenso em relação às questões relevantes é a necessidade de produzir um Hemograma de qualidade, atualizado e dar o devido valor ao analista que realiza este exame, que tem importância fundamental neste processo.

E por fim quero agradecer o convite e a confiança da Carmen, quero agradecer muito a todos que aceitaram meu convite para participar respondendo às perguntas do livro, participações estas que muito me honraram e quero agradecer ainda aos meus companheiros de toda uma vida profissional, desde que comecei até hoje, pelo aprendizado, confiança, estímulo e compreensão nesta jornada.

Dedico este livro ao meu pai, Wertz de Carvalho (*in memoriam*), que despertou meu amor pela Hematologia, à minha mãe Helena e meus irmãos que me deram carinho, suporte e que sempre me incentivaram e às minhas filhas, Thais e Patricia, meus amores.

A Autora

Conteúdo

I – Questões Gerais

1. Como são formadas as células sanguíneas? 3
Maria Silvia C. Martinho

2. O que é o Hemograma e qual a sua utilidade na prática clínica? 5
Helena Z. W. Grotto

3. Como ocorre a Eritropoiese? 7
Fabio Lima Sodré

4. Quais as principais características e funções dos eritrócitos? 10
Fabio Lima Sodré

5. Qual a função e a importância dos reticulócitos? 12
Fabio Lima Sodré

6. O que são leucócitos? 15
Maria Silvia C. Martinho

7. Quais as escalas maturativas das linhagens leucocitárias e quais as
principais características das células que a compõem? 17
Maria Silvia C. Martinho

8. Como ocorre a Granulocitopoiese? 20
Thais Elisa S. Miura

9. Quais as principais características e funções dos granulócitos? 22
Thais Elisa S. Miura

10. Como ocorre a Linfopoiese? 25
Marjorie Paris Colombini

11. Qual a importância dos linfócitos, suas alterações e funções? 27
Marjorie Paris Colombini

12. Como ocorre a Monocitopoiese? 30
Maria de Fátima Pereira Gilberti

13. Quais as principais características dos monócitos e suas funções? 32
Maria de Fátima Pereira Gilberti

14. Como ocorre a Trombopoiese? 34
Terezinha Paz Munhoz

15. Quais as principais características das plaquetas e suas funções? 36
Terezinha Paz Munhoz

II – Hemograma Manual

16. Como realizar a distensão ou esfregaço sanguíneo? Quais os principais cuidados que devem ser tomados para a confecção e coloração de lâminas de hematologia? 41
Leila J. Borracha Gonçalves

17. Como realizar a análise microscópica da distensão sanguínea? 43
Maria de Fátima Pereira Gilberti

18. Como relatar as alterações encontradas na análise microscópica da série vermelha? Como mensurá-las? 45
Marcos Kneip Fleury

19. O que são corpúsculos de Howell-Jolly e em que situações são encontrados no sangue periférico? 47
Marcelo Luide Pereira Gonçalves

20. O que são corpos de Heinz e qual técnica permite sua visualização? 48
Antonio C. C. D'Almeida

21. Quais inclusões, quando presentes no eritrócito, podem ser evidenciadas pela coloração de novo azul de metileno (*new methylene blue*) e quais suas características? 50
Adriano M. Del Vale

22. Como realizar a contagem manual de reticulócitos? Quais os principais cuidados que essa contagem exige? 52
Adriano M. Del Vale

23. Como realizar a contagem de eritroblastos (NRBC) na lâmina corada e como reportar o resultado? 54
Flavo Beno Fernandes

24. Qual a quantidade ideal de leucócitos a serem contados na diferencial manual? Como é a reprodutibilidade destas contagens? 56
Maria Silvia C. Martinho

25. Como relatar as alterações encontradas na análise microscópica da série branca? Como mensurá-las? 59
Marcos Kneip Fleury

26. Como é realizada a contagem manual de plaquetas? Esta contagem é confiável? 61
Claudio José de Freitas Brandão

27. O que é pseudotrombocitopenia EDTA dependente e como identificar a presença de plaquetas agregadas na lâmina? 63
Terezinha Paz Munhoz

28. Quais células não hematopoiéticas ou microrganismos podem ser encontrados na análise do sangue periférico? 65
Fabio Lima Sodré

29. O que é malária e quais os tipos de parasitas existentes? Qual a importância da diferenciação do tipo do parasita? 67
Fabio Lima Sodré

30. Qual o principal método utilizado para a pesquisa de malária e como realizá-la? 69
Maria Silvia C. Martinho

31. Existem testes que não utilizam a análise da distensão sanguínea e que são rápidos na informação da presença do *Plasmodium*? 72
Maria Silvia C. Martinho

32. Quais as principais diferenças entre o hemograma manual e o automatizado? 74
Dimario A. Pesce Castro

33. O que são valores de referência e como defini-los? É importante que sejam reportados? 77
Thais Elisa S. Miura

III – Hemograma Automatizado

34. Como escolher um equipamento automatizado para a realização do hemograma? 83
Raimundo Antônio Gomes Oliveira

35. Quais as diferenças entre os equipamentos que realizam o hemograma com contagem diferencial de 3 partes e os que realizam a diferencial de 5 partes? 86
Claudia C. Rodrigues Vasconcellos

36. Quais os cuidados necessários na realização do hemograma automatizado? 89
Raimundo Antônio Gomes Oliveira

37. Como sabemos pelo resultado do analisador hematológico quando tem interferência em algum parâmetro e o que fazer para solucionar? 92
Maria Silvia C. Martinho

38. O que fazer quando o valor de algum parâmetro extrapolar sua linearidade no equipamento? Como saber se o resultado automatizado está correto? 93
Maria Silvia C. Martinho

39. O que é sensibilidade e especificidade na geração de alarmes pelos analisadores hematológicos (*flags*) e qual a importância? 95
Maria Silvia C. Martinho

40. Todos os analisadores hematológicos disponíveis no mercado têm boa sensibilidade na geração de alarmes (*flags*)? 97
Raimundo Antônio Gomes Oliveira

41. Existe alguma situação ou doença em que os analisadores hematológicos, mesmo com boa sensibilidade na geração dos alarmes e bem calibrados, não emitem nenhum aviso da alteração? 99
Raimundo Antônio Gomes Oliveira

42. Quais parâmetros da série vermelha são fornecidos pelos analisadores hematológicos disponíveis no mercado e quais informações fornecem? 101
Raimundo Antônio Gomes Oliveira

43. Quais parâmetros das séries branca e plaquetária são fornecidos pelos analisadores hematológicos disponíveis no mercado e quais informações ... 103 oferecem?
Raimundo Antônio Gomes Oliveira

44. Além dos parâmetros tradicionais, quais informações adicionais o hemograma pode fornecer e qual a aplicabilidade clínica desses novos índices? 105
Helena Z. W. Grotto

45. Em que se baseiam os novos índices eritrocitários? 108
Helena Z. W. Grotto

46. Quais índices plaquetários obtidos por automação fornecem informações sobre a atividade trombopoiética? 112
Maria Silvia C. Martinho

47. Existem protocolos para estabelecer valores de referência para os *novos* parâmetros hematológicos? 115
Marcos Kneip Fleury

48. Quais são as informações mais importantes na avaliação do hemograma: os valores relativos ou os absolutos? 117
Antonio C. C. D'Almeida

49. Os equipamentos de hematologia dispensam a leitura da lâmina ao microscópio? 119
Dalton Kittler de Mello

50. Existem equipamentos que realizam a confecção e coloração do esfregaço sanguíneo e quais os principais pontos positivos e negativos dessa automação? 121
Dalton Kittler de Mello

51. Há algum problema em se confeccionar a distensão sanguínea no laboratório e não no momento da coleta do sangue? 123
Angela Midori Oba Facchinelli

52. Quais equipamentos automatizados fazem a análise morfológica das lâminas? 125
Angela Midori Oba Facchinelli

53. Como incorporar ao hemograma as informações adicionais com valor clínico que alguns analisadores hematológicos fornecem, de forma que haja adesão pela comunidade médica? 127
Adriano M. Del Vale

54. Como estreitar a relação do laboratório com o corpo clínico para incorporação de novos parâmetros do hemograma?.................... 129
Claudio José de Freitas Brandão

Coleta, Transporte e Processamento das Amostras Clínicas

55. Quais os anticoagulantes utilizados na coleta do Hemograma e quais suas restrições?.................... 132
Samuel Ricardo Comar

56. Qual é a estabilidade do material coletado em EDTA para a realização do hemograma?.................... 135
Samuel Ricardo Comar

57. Quais os principais problemas que podemos ter no momento da coleta e que podem interferir no resultado do hemograma?.................... 138
Antonio C. C. D'Almeida

58. Por quanto tempo o laboratório deve guardar as amostras de sangue do hemograma, as lâminas e os resultados impressos pelo equipamento?......... 140
Katya M. S. Pimentel Barros

59. Como as amostras coletadas em unidades externas devem ser enviadas ao laboratório?.................... 142
Katya M. S. Pimentel Barros

60. Quais as causas comuns de rejeição de amostras clínicas no laboratório de hematologia?.................... 145
Dalton Kittler de Mello

Controle de Qualidade

61. Como fazer a calibração dos analisadores hematológicos e com que periodicidade? Qual a importância desse procedimento?.................... 148
Katya M. S. Pimentel Barros

62. O que são e qual a utilidade dos controles comerciais? 150
Liane Maria de Alvarenga Toledo

63. Como interpretar os resultados dos sangues controles? O que fazer quando apenas um dos níveis está fora dos critérios especificados?............. 152
Liane Maria de Alvarenga Toledo

64. Qual a validade dos sangues controle e como proceder quando há mudança de lote? 155
Claudia C. Rodrigues Vasconcellos

65. Quais os cuidados no armazenamento e processamento dos controles comerciais?.................... 158
Liane Maria de Alvarenga Toledo

66. É possível utilizar outros materiais que não sejam os controles comerciais para realizar o controle de qualidade diário? 161
Maria Silvia C. Martinho

67. Que outras ferramentas os analisadores hematológicos nos fornecem para monitorar o processamento do Hemograma? 163
Claudia C. Rodrigues Vasconcellos

68. Podem ser utilizados reagentes de diferentes fabricantes em um mesmo equipamento? 166
Claudia C. Rodrigues Vasconcellos

69. Como trabalhar adequadamente com controle de qualidade em analisadores hematológicos? 168
Liane Maria de Alvarenga Toledo

70. Quais limites de variação para os parâmetros do hemograma devem ser utilizados e como podem ser obtidos? 171
Katya M. S. Pimentel Barros

71. Quais seriam os melhores indicadores de qualidade internos da hematologia? 173
Marjorie Paris Colombini

72. Como fazer o controle de qualidade dos corantes utilizados em Hematologia e com que frequência? 175
Samuel Ricardo Comar

73. Como utilizar o *delta-check* para monitorar a qualidade dos exames? 178
Adriano M. Del Vale

74. Qual a importância do controle de qualidade externo e do controle interlaboratorial? 180
Katya M. S. Pimentel Barros

75. Como controlar a proficiência dos profissionais que realizam a análise microscópica da lâmina do hemograma? 183
Thais Elisa S. Miura

Validação de Analisadores Hematológicos

76. Como é feita a validação de analisadores hematológicos? Quais os principais testes a serem realizados? 186
Liane Maria de Alvarenga Toledo

77. Quando se têm diversos equipamentos é necessário validar todos? E quando se troca por um modelo igual também é necessário fazer validação? 188
Dimario A. Pesce Castro

78. Quando se trabalha com mais de um equipamento é importante que as calibrações estejam semelhantes? Como se realiza esta verificação? 190
Samuel Ricardo Comar

79. Com qual frequência deve ser realizada a Manutenção Preventiva de um analisador hematológico e qual sua importância?........................ 193
Liane Maria de Alvarenga Toledo

Série Vermelha

80. Quais os principais parâmetros automatizados da Série Vermelha e quais informações fornecem? 196
Adriano M. Del Vale

81. O que são índices hematimétricos e qual sua utilidade?.................. 198
Maria Silvia C. Martinho

82. Existe a possibilidade de relacionar os índices hematimétricos com a intensidade dos achados morfológicos?...................................... 201
Marcos Kneip Fleury

83. Quais interferentes podem afetar as contagens automatizadas da Série Vermelha? 204
Maria de Fátima Pereira Gilberti

84. Como solucionar as alterações causadas por lipemia acentuada e qual a importância? 207
Maria Silvia C. Martinho

85. Como solucionar as alterações causadas pela presença de crioaglutininas e qual sua importância?.. 209
Maria de Fátima Pereira Gilberti

86. Qual o significado de uma Concentração de Hemoglobina Corpuscular Média (CHCM) aumentada? O que deve ser verificado?.............. 210
Maria Silvia C. Martinho

87. Como são quantificados os reticulócitos nas diferentes tecnologias?........... 212
Raimundo Antônio Gomes Oliveira

88. É confiável a contagem de eritroblastos (NRBCs) em equipamentos automatizados? Qual é a vantagem em relação à quantificação manual?...... 214
Flavo Beno Fernandes

89. Existe mais de um tipo de RDW e quais as diferenças?................ 216
Samuel Ricardo Comar

Série Branca

90. Quais são as situações em que a contagem global de leucócitos automatizada pode sofrer interferências? 220
Maria de Fátima Pereira Gilberti

91. Quais são as situações em que a contagem diferencial de leucócitos automatizada pode sofrer interferências? 223
Maria de Fátima Pereira Gilberti

92. Qual contagem diferencial é melhor: manual ou automatizada? 224
Dimario A. Pesce Castro

93. Qual a importância dos bastonetes? Algum analisador hematológico realiza a contagem destas células? 225
Maria Silvia C. Martinho

94. É confiável a contagem automatizada de células imaturas? Quais células estão incluídas nesta quantificação? 227
Claudia C. Rodrigues Vasconcellos

95. Em que se baseia a contagem automatizada de Granulócitos Imaturos (IG) e qual sua aplicação? 229
Helena Z. W. Grotto

96. Quando é necessário realizar contagem diferencial manual? 231
Maria Silvia C. Martinho

97. O que é leucoagregação e o que fazer para liberar o resultado? 233
Dalton Kittler de Mello

98. Como a análise visual dos escatergramas (gráficos) da contagem diferencial pode fornecer informações sobre o resultado do exame? 234
Leila J. Borracha Gonçalves

Série Plaquetária

99. Além da contagem de plaquetas por impedância, quais informações adicionais são disponibilizadas pelos analisadores hematológicos e qual a importância? 238
Claudio José de Freitas Brandão

100. A contagem de plaquetas automatizada sempre é correta? 241
Terezinha Paz Munhoz

101. Qual o procedimento a ser seguido em casos de plaquetopenia? 244
Claudio José de Freitas Brandão

102. Quais são as principais interferências na contagem automatizada de plaquetas? 246
Antonio C. C. D'Almeida

103. Como os analisadores hematológicos se comportam na presença de agregados plaquetários? Qual procedimento pode ser realizado para conseguir liberar uma contagem nestes casos? 248
Terezinha Paz Munhoz

104. O que são macrotrombócitos e plaquetas gigantes e quais considerações devem ser levadas em conta no momento de liberar a observação de sua presença? 250
Claudio José de Freitas Brandão

105. A que se deve a grande dificuldade encontrada pelos analistas na análise correta de plaquetas? 253
Claudio José de Freitas Brandão

Liberação Automática de Resultados

106. O que compreende a fase pós-analítica do hemograma e qual sua importância?.. 256
Maria Silvia C. Martinho

107. Quais os principais problemas na liberação dos resultados do hemograma?.. 257
João Francisco Molina

108. O que são critérios ou regras de liberação automática? 259
João Francisco Molina

109. Existe alguma padronização com relação aos critérios para liberação automática? Como defini-los?.. 260
Marcos Kneip Fleury

Interface de Equipamentos de Hematologia Automatizados

110. Quais os principais cuidados que devemos ter quando realizamos a interface de um equipamento de hematologia? 264
João Francisco Molina

111. Como é o fluxo de informações entre os analisadores hematológicos e o LIS (*Laboratory Information System*) ou SIL (Sistema de Informação Laboratorial) nos sistemas bidirecionais?............................... 266
José de Sá

112. Qualquer sistema de informática de laboratório pode ser interfaceado com os equipamentos automatizados?.. 268
João Francisco Molina

113. No interfaceamento há a possibilidade de gravação de um valor errado ou a troca de resultados?.. 269
João Francisco Molina

114. O que é um *middleware*? 270
João Francisco Molina

115. Quais são os pontos principais que devem ser observados em um *middleware* eficiente?.. 271
João Francisco Molina

IV – Principais Alterações do Hemograma

116. Como fazer a classificação laboratorial das anemias? 275
Helena Z. W. Grotto

117. Como o RDW pode auxiliar na diferenciação de uma anemia?................ 278
Paula Loureiro

118. Quais alterações na morfologia dos eritrócitos estão presentes nos diferentes tipos de anemia? 282
Marcos Kneip Fleury

119. Quais as causas da anemia normocítica normocrômica e as correspondentes alterações no hemograma e em exames correlatos? 284
Marcelo Luide Pereira Gonçalves

120. Quais parâmetros utilizar no hemograma para diferenciar as anemias hipocrômicas microcíticas? Que exames devem ser solicitados para definir os diagnósticos? 286
Helena Z. W. Grotto

121. O que são anemias macrocíticas e quais as alterações laboratoriais encontradas? 288
Paula Loureiro

122. O que é Anemia de Doença Crônica (ADC) e como é realizado o diagnóstico diferencial com relação à Anemia Ferropriva (AF)? 292
Helena Z. W. Grotto

123. O que são e como se classificam as Talassemias? 294
Dalton Kittler de Mello

124. Como fazer o diagnóstico laboratorial das Talassemias? Quais os achados hematológicos de cada tipo? 296
Dalton Kittler de Mello

125. O que sugere a presença de eritrócitos falcizados no esfregaço sanguíneo? Esta informação pode ser relatada sem a realização de testes adicionais? 298
Marcos Kneip Fleury

126. Como podem ser classificadas as anemias hemolíticas e quais alterações podem ser observadas no hemograma? 300
Helena Z. W. Grotto

127. Qual é a importância da liberação da quantidade de eritroblastos circulantes? 302
Flavo Beno Fernandes

128. Que alterações clínicas e laboratoriais podem ser encontradas em casos de malária? 304
Fabio Lima Sodré

129. Quais as causas de leucopenia? Como interpretar a leucopenia isolada? Em que casos deve ser solicitado hemograma pós-exercício? 306
Marjorie Paris Colombini

130. Como fazer para analisar os leucócitos em leucopenias muito acentuadas, principalmente em casos de controle de quimioterapia, quando se investiga a presença de blastos? 309
Leila J. Borracha Gonçalves

131. Quais as principais alterações e anomalias que podem ser observadas no citoplasma dos neutrófilos e em que situações ocorrem? 311
Leila J. Borracha Gonçalves

132. Quais as principais alterações e anomalias que podem ser observadas no núcleo dos neutrófilos e em que situações ocorrem? 313
Leila J. Borracha Gonçalves

133. O que é desvio à esquerda, qual a importância clínica e como pode ser quantificado? 315
Marcos Kneip Fleury

134. O que é anomalia de Pelger-Huët, quais os achados laboratoriais e em que situações pode ser observada? 317
Regina Biasoli Kiyota

135. O que são linfócitos atípicos e em quais situações são encontrados? 319
Thais Elisa S. Miura

136. Qual a definição de neoplasias hematológicas e como se classificam? 321
Marcos Kneip Fleury

137. O que são e como se classificam as Leucemias Agudas? 324
Leila J. Borracha Gonçalves

138. O que são e como se classificam as Síndromes Mielodisplásicas (SMD)? 326
Marcelo Luide Pereira Gonçalves

139. O que são Síndromes Mieloproliferativas e quais doenças se classificam como tal? 329
Marcelo Luide Pereira Gonçalves

140. É possível a classificação do tipo de leucemia apenas com a análise do hemograma? Que outros testes devem ser realizados? 332
Leila J. Borracha Gonçalves

141. O que fazer quando encontrar blastos na análise da distensão sanguínea, mas não tiver condições de realizar testes adicionais? Como liberar este resultado? 335
Leila J. Borracha Gonçalves

142. Como diferenciar uma Leucemia Mieloide Crônica (LMC) de uma reação leucemoide? 336
Paula Loureiro

143. Qual a diferença entre desvio à esquerda e reação leucemoide? 338
Marcos Kneip Fleury

144. Qual quadro celular pode ser encontrado na Leucemia Linfocítica Crônica (LLC) e como referir estes achados? 340
Marcelo Luide Pereira Gonçalves

145. Como diferenciar uma leucemia linfocítica de um linfoma? 342
Flavo Beno Fernandes

146. O que é Mieloma Múltiplo (MM) e quais informações laboratoriais podem levar ao diagnóstico?.. 344
Flavo Beno Fernandes

147. Quais as principais causas das trombocitopenias? 346
Antonio C. C. D'Almeida

148. Quais alterações na morfologia das plaquetas são associadas a doenças e quais são elas? 349
Terezinha Paz Munhoz

149. O que é trombocitose, qual sua importância e em que situações pode ocorrer? 351
Regina Biasoli Kiyota

150. Qual o significado de plaquetose na infância e em que situações deve ser investigada?... 353
Antonio C. C. D'Almeida

151. Em quais situações clínicas os parâmetros VPM (Volume Plaquetário Médio) e o IPF (Fração de Plaquetas Imaturas) podem estar alterados? 356
Maria Silvia C. Martinho

152. O que é pancitopenia e qual sua importância? 358
Marjorie Paris Colombini

153. Quais valores e achados críticos no hemograma fazem com que seja necessário o contato imediato com o médico assistente? 360
Marjorie Paris Colombini

154. Quais os achados laboratoriais nos casos de pacientes com Dengue?........ 362
Paula Loureiro

155. Quais alterações podem ser encontradas na análise microscópica do esfregaço de pacientes grávidas e quando devem ser relatadas? 364
Paula Loureiro

156. Quais as principais diferenças encontradas na análise do sangue de recém-nascidos? 367
Dalton Kittler de Mello

I

QUESTÕES GERAIS

1 Como são formadas as células sanguíneas?

Maria Silvia C. Martinho

As células sanguíneas são formadas a partir de uma célula hematopoiética pluripotencial, comum às diversas linhagens, denominada de célula progenitora, célula-tronco hematopoiética ou ainda *stem cell*. O processo de produção, diferenciação e maturação dessas células é chamado de Hematopoiese e ocorre principalmente na medula óssea, mas também nos nódulos linfáticos, no timo, fígado e baço. A produção no fígado e no baço ocorre principalmente na vida intrauterina, mas pode ocorrer depois no nascimento até a vida adulta em situações de estresse hematopoiético.

A *stem cell* é uma célula de origem embrionária, que tem capacidade de autorrenovação, isto é, produzir células com características semelhantes às suas, de diferenciação em diversos tipos celulares e uma grande capacidade de amplificação. Essa célula é progenitora das duas principais linhagens celulares: a linfocítica e a não linfocítica. As *stem cells* linfocíticas são precursoras dos linfócitos maduros T, B/células plasmáticas. O precursor mais jovem da linhagem não linfocítica ou mieloide é a CFU-GEMM (Unidade Formadora de Colônia das linhagens Granulocítica – G, Eritrocítica – E, Monocítica – M e Megacariocítica – M).

Todo esse processo é mediado por fatores de crescimento e pelo microambiente. Os ossos são encarregados de proporcionar um microambiente adequado à Hematopoiese, formado por uma rede de células estromais e vasos.

Os fatores de crescimento são hormônios que regulam a proliferação e a diferenciação das células progenitoras e as funções das células maduras. Os fatores de crescimento têm origens variadas e atuam em mais de uma linhagem celular, sempre em conjunto com as interleucinas. Interleucinas são citocinas que agem independentes ou em conjunto com outras interleucinas estimulando os fatores de crescimento hematopoiético. A descrição dos fatores de crescimento e das interleucinas envolvidas no processo hematopoiético podem ser vistas na Foto 1, p. 369 e encontradas mais detalhadas em diversas fontes bibliográficas.

No processo maturativo, cada elemento celular tem características morfológicas próprias de cada etapa de desenvolvimento:

- Relação nucleocitoplasmática (N/C): é importante na determinação do estágio de desenvolvimento.
- Características nucleares: a presença de nucléolos e o padrão de cromatina variam nos diferentes tipos celulares e na escala maturativa.
- Características do citoplasma: a cor, os restos de basofilia citoplasmática e a presença de grânulos são importantes na diferenciação celular quanto à linhagem e à maturação da célula.

Todas essas características são observadas ao microscópio por analistas treinados e auxiliam na identificação e na determinação do estágio de maturação das células presentes no sangue periférico.

A Hematopoiese, através da célula progenitora e após processos de divisão mitótica e de maturação, origina as células maduras presentes no sangue periférico: leucócitos, eritrócitos e plaquetas.

Cada etapa desse processo está descrita nas perguntas seguintes que discorrem sobre Eritropoiese, Granulocitopoiese, Linfopoiese, Monocitopoiese e Trombopoiese.

Bibliografia Consultada

GROTTO HZW. Interpretação Clínica do Hemograma. São Paulo: Atheneu, 2009.

TURGEON ML. Clinical Hematology: theory and procedures. 3rd ed. Philadelphia: Lippincott Williams & Wilkins, 1999.

2 O que é o Hemograma e qual a sua utilidade na prática clínica?

Helena Z. W. Grotto

O hemograma é um dos exames diagnósticos mais frequentemente requisitados nas práticas clínica e cirúrgica. Por meio da análise das diversas células que circulam pelo sangue podem ser obtidas informações a respeito de condições fisiológicas ou patológicas, relacionadas não só ao sistema hematopoiético, mas também aos outros órgãos e sistemas. Para a realização do hemograma, o sangue deve ser colhido com um anticoagulante que vai preservar a integridade das células e do plasma, local em que as células circulam normalmente pelo sistema vascular. As séries celulares que compõem o sangue são: eritrocitária, representada pelas hemácias e reticulócitos, leucocitária, representada pela linhagem granulocítica (englobando os neutrófilos segmentados, eosinófilos e basófilos), as linhagens linfocítica e monocítica e, finalmente, a plaquetária. Cada uma das células está envolvida em uma ou mais funções, o que explica por que alterações quantitativas e qualitativas de uma célula em particular podem ser indicativas de um determinado processo. Por exemplo: as células da linhagem vermelha têm como função principal o transporte de oxigênio, que é carreado pela hemoglobina contida no interior das hemácias. Havendo um distúrbio na disponibilidade de oxigênio aos tecidos, o indivíduo vai apresentar anemia, representada no hemograma por uma queda nos níveis de hemoglobina. Da mesma maneira, diante de um estado infeccioso, é comum o paciente apresentar aumento no número de neutrófilos, célula fagocítica, comprometida com a resposta a agentes microbianos. De maneira geral, a análise do sangue periférico pretende responder duas questões principais: 1. a medula óssea está produzindo um número suficiente de células maduras de diferentes linhagens?; e 2. os processos de proliferação, diferenciação e aquisição de funções de cada tipo celular estão desenvolvendo-se de maneira adequada em todas as linhagens celulares? Alterações nesses dois quesitos básicos estão relacionadas com numerosas condições patológicas e o hemograma tem como finalidade fornecer respostas a essas questões. Por exemplo: na vigência de um processo inflamatório ou infeccioso, sinalizadores celulares e plasmáticos vão atuar na medula óssea, podendo haver a liberação de um número elevado de leucócitos com variados graus de imaturidade. Essas células recrutadas da medula vão atuar no local do processo inflamatório ou infeccioso e as alterações na população leucocitária poderão ser observadas ao hemograma. Numa situação oposta, fatores intra e extramedulares podem agir negativamente sobre as células precursoras, interferindo na proliferação e diferenciação de uma ou mais linhagens celulares. O primeiro indício dessa condição de hipoproliferação medular é observado ao hemograma, com redução no número das células no sangue periférico. São poucas as condições onde o resultado do hemograma indica um diagnóstico de certeza, mas a interpretação correta dos dados por ele fornecidos pode ser uma ferramenta muito importante no direcionamento na solicitação de outros exames complementares mais específicos ou mesmo na exclusão de determinadas doenças. Daí a requisição de grande volume desse exame na prática médica.

Bibliografia Consultada

BAIN BJ. Diagnosis from the blood smear. N Engl J Med 2005;353:498-507.

GROTTO HZW; LOPES AC. Interpretação Clínica do Hemograma. São Paulo: Atheneu, 2009.

LEWIS SM; BAIN BJ; BATES I. Dacie and Lewis Practical Haematology. 8th ed. London: Churchill Livingston, 2001.

3 Como ocorre a Eritropoiese?

Fabio Lima Sodré

A eritropoiese ocorre através da diferenciação celular de uma célula-tronco pluripotente em um eritrócito (Foto 2, p. 369). Em seres humanos adultos, esse processo acontece principalmente na medula óssea do esqueleto central (vértebras, costelas, esterno, regiões sacral e pélvica) e em alguns ossos longos (fêmur e úmero). Na medula óssea uma série de outros tipos celulares (células adiposas, endoteliais, fibroblastos, macrófagos e osteoblastos) e de estímulos moleculares endócrinos e parácrinos rege esse processo. No primeiro estágio da diferenciação celular, a célula-tronco pluripotente transforma-se em uma unidade formadora de colônia mista (CFU-GEMMeg). Essa célula ainda é capaz de se diferenciar em outros tipos celulares (granulócitos, monócitos e megacariócitos), além dos eritrócitos. A primeira célula comprometida exclusivamente com a linhagem eritroblástica é unidade formadora de "células em erupção" (BFU-E). Essa célula é assim nominada, pois em meio de cultura celular semissólido forma estruturas semelhantes a erupções vulcânicas. Devido a sua intensa capacidade de divisão celular, uma única BFU-E é capaz de formar uma colônia com milhares de clones. A célula seguinte no processo de diferenciação celular é a unidade formadora de colônias eritrocitárias (CFU-E). A CFU-E já está contida na unidade histológica básica da eritropoiese, a ilha eritroblástica*, e responde ao principal estímulo molecular da eritropoiese, a eritropoietina (EPO). A partir desse ponto, a célula diferencia-se progressivamente em pró-eritroblasto, eritroblasto basofílico, eritroblasto policromatófilo e eritroblasto ortocromático. Essas células distinguem-se uma das outras pelo seu tamanho, relação nucleocitoplasmática

---

*A ilha eritroblástica consiste em um ou dois macrófagos circundados por células eritroides em maturação.

(N/C), morfologia nuclear (resultante da atividade de síntese de RNA) e pela morfologia citoplasmática (resultante da atividade das organelas citoplasmáticas). A tabela 1 apresenta as características morfológicas de cada uma destas células. Em seguida, na penúltima fase da maturação celular eritrocitária, ocorre a expulsão nuclear, quando o núcleo celular é liberado através da membrana celular. Nesse momento, o eritroblasto ortocromático converte-se em um reticulócito. A expulsão do núcleo pode acontecer com a célula ligada ao macrófago da ilha eritroblástica ou na passagem da célula para a corrente circulatória através do endotélio vascular. O núcleo é prontamente fagocitado por macrófagos medulares. O reticulócito presente na circulação sanguínea é uma célula de 8 a 12µm de diâmetro, anucleada e ainda com capacidade de síntese de hemoglobina (aproximadamente 20% da hemoglobina é sintetizada nesse estágio de maturação celular). Seu citoplasma apresenta regiões levemente basofílicas devido à presença de organelas para a síntese proteica e coloração discretamente diferente de um eritrócito maduro, o que permite, em conjunto com o seu tamanho, diferenciá-lo. Por fim, 24 a 48 horas após sua liberação na corrente sanguínea, o reti-

Tabela 1 - Características morfológicas celulares.

Tipo celular	Características morfológicas			
	Tamanho (diâmetro µm)	Relação N/C	Citoplasmáticas	Nucleares
Pró-eritroblasto	22 a 25	5/1	Extremamente basofílico	2 a 4 nucléolos; cromatina fina
Eritroblasto basofílico	16 a 18	4/1	Basofílico	1 a 2 nucléolos Cromatina heterogênea
Eritroblasto policromático	12 a 15	1/1	Policromático – áreas basofílicas e acidófilas	Ausência de nucléolos
Eritroblasto ortocromático	8 a 12	1/3	Acidófilo	Picnótico

culócito diferencia-se em eritrócito com o término da síntese de hemoglobina, redução do seu diâmetro e maturação do citoesqueleto. Esses fatores dão ao eritrócito suas principais características: a grande capacidade de transporte de oxigênio e a resiliência para atravessar os capilares sanguíneos.

Bibliografia Consultada

BEUTER E et al. William`s Hematology. New York, NY: McGraw-Hill – Medical Publish Division, 2001.

BURTIS CA; ASHWOOD ER; BURNS DE. Tiets Textbook of Clinical Chemistry and Molecular Diagnostics. Philadelphia: Elsevier Saunders, 2006.

GROTTO HZW. Interpretação Clínica do Hemograma. São Paulo: Atheneu, 2009.

4 Quais as principais características e funções dos eritrócitos?

Fabio Lima Sodré

Os eritrócitos humanos são células anucleadas caracterizadas morfologicamente pelo seu formato de disco bicôncavo e diâmetro médio de 7,2μm em um esfregaço sanguíneo. Os fatores que determinam essa forma característica do eritrócito são seu citoesqueleto, sua membrana celular e seu conteúdo coloide. Quimicamente, o conteúdo dos eritrócitos é constituído de 66% de água e 33% de uma única proteína, a hemoglobina. Os outros componentes juntos, como outras proteínas, enzimas e alguns lipídios, somam o 1% restante. Outra importante característica do eritrócito é sua resiliência, a capacidade de se deformar para percorrer a microcirculação e retornar ao seu formato original. A principal função dos eritrócitos é o transporte de oxigênio para os tecidos. Nos pulmões, a hemoglobina contida nessas células liga-se rapidamente ao oxigênio, permitindo uma grande captação desse gás pelo sangue. Em seguida, o oxigênio é transportado dentro dos eritrócitos pelos vasos sanguíneos até alcançar os tecidos periféricos. Nesse local, devido a uma série de estímulos químicos e físicos (queda do pH, aumento da temperatura, aumento da concentração de 2,3-difosfoglicerato e aumento da pressão parcial de dióxido de carbono), a afinidade do oxigênio pela hemoglobina é reduzida, levando à liberação desse gás e consequente captação tecidual periférica. Os eritrócitos também estão envolvidos no transporte de gás carbônico (CO_2) da periferia para os pulmões. Essa função está diretamente relacionada à presença de uma enzima no seu citoplasma que converte este gás em bicarbonato, a anidrase carbônica. O bicarbonato é altamente solúvel, sendo a principal forma de transporte do CO_2 até os pulmões. Apesar de secundários, os eritrócitos também têm papel na hemostasia: eles compõem parte substancial do trombo que é formado após lesões vasculares.

Bibliografia Consultada

BEUTER E; WILLIAM J; COLLER BS et al. William`s Hematology. 6th ed. New York: McGraw-Hill – Medical Publish Division, 2001.

CORMACK DH; HAM AW. Histologia. 9ª ed. Rio de Janeiro: Guanabara Koogan, 1991.

KOEPPEN BM; STANTON BA. Berne & Levy Fisiologia. 6ª ed. Rio de Janeiro: Elsevier, 2009.

5 Qual a função e a importância dos reticulócitos?

Fabio Lima Sodré

A função dos reticulócitos é a reposição dos eritrócitos removidos da circulação sanguínea. Em média, um eritrócito permanece na circulação sanguínea 120 dias e, para cada eritrócito removido da circulação de um indivíduo adulto normal, um reticulócito é liberado na corrente sanguínea.

A importância laboratorial da determinação do número de reticulócitos é a avaliação da eritropoiese. No diagnóstico diferencial das anemias é um importante parâmetro para auxiliar na avaliação. Sendo assim, uma anemia com elevação da contagem de reticulócitos sugere destruição periférica de hemácias (por exemplo, anemia hemolítica) ou perda sanguínea (por exemplo, sangramento do trato gastrintestinal), enquanto uma anemia com redução ou manutenção do número de reticulócitos sugere distúrbio medular (por exemplo, anemia aplásica) ou anemia carencial (por exemplo, deficiência de ferro ou de folato), respectivamente. A técnica utilizada na maioria dos laboratórios de nosso país é a contagem microscópica após a coloração com azul de cresil brilhante (Foto 3, p. 370). Esse corante promove a agregação de ribossomos, mitocôndrias e outras organelas. Esses agregados coram-se com um azul intenso em um padrão reticular. O nome reticulócito é derivado dessa formação. Outro corante que pode ser utilizado na contagem microscópica de reticulócitos é o novo azul de metileno. A técnica de contagem microscópica, apesar de simples e bastante difundida em nosso meio, apresenta como limitação o elevado coeficiente de variação, podendo alcançar valores de até 50%. A contagem automatizada de reticulócitos tornou-se uma realidade recentemente. Equipamentos para a realização de hemogramas de uma grande variedade de fabricantes dispõem de sistemas automatizados de contagem dessa célula. Eles utilizam corantes fluorescentes para a coloração do RNA, logo células da linhagem eritrocítica, anucleadas e, com elevada concentração de RNA, são classificadas como reticulócitos. Esses equipamentos permitiram também a determinação de uma série de parâmetros reticulocitários. Esses parâmetros são referentes ao grau de maturidade do reticulócito, tamanho celular e seu conteúdo de hemoglobina. Sua nomenclatura pode variar em função do fabricante de cada equipamento. Os parâmetros relacionados com maturidade celular podem encontrar-se elevados, principalmente em crises hemolíticas ou na recuperação medular após quimioterapia. Outra utilidade clínica desse parâmetro é como preditor da coleta de células progenitoras na mobilização celular precedente ao transplante autólogo de medula óssea. Os parâmetros que medem o tamanho e o conteúdo de hemoglobina dos reticulócitos podem indicar, antes da instalação de anemias carenciais, o estado de déficit de ferro ou de vitaminas. Especificamente, o parâmetro de conteúdo de hemoglobina nos reticulócitos tem sido útil na determinação de deficiência de ferro em pacientes submetidos à hemodiálise, auxiliando no manejo da terapêutica com eritropoietina recombinante. Outras aplicações desses parâmetros são a avaliação de uso de eritropoietina em atletas e a predição da resposta terapêutica com hidroxiureia em pacientes com anemia falciforme.

Um importante aspecto que deve ser considerado, quando da interpretação do resultado da contagem de reticulócitos, é o valor de referência. A padronização do valor de referência em valores absolutos de células por μL reduziria falhas de interpretação dos resultados. Resultados expressos em valores percentuais devem ser corrigidos. A forma mais usual de correção é pelo hematócrito. Nesse caso, o valor percentual de reticulócitos encontrado deve ser multiplicado pela razão entre o hematócrito do paciente e o hematócrito normal.

Bibliografia Consultada

BEUTER E; WILLIAM J; COLLER BS et al. William`s Hematology. 6th ed. New York: McGraw-Hill – Medical Publish Division, 2001.

BURTIS CA; ASHWOOD ER; BURNS DE. Tiets Textbook of Clinical Chemistry and Molecular Diagnostics. 4th ed. St. Louis: Elsevier Saunders, 2006.

GROTTO HZW. Interpretação Clínica do Hemograma. São Paulo: Atheneu, 2009.

HEIMPEL H; DIEM H; NEBE T. Counting reticulocytes: new importance of an old method. Med Klin 2010;105(8):538-43.

TSAGALIS G. Renal anemia: a nephrologist's view. Hippokratia 2011;15 (Suppl 1).

6 O que são leucócitos?

Maria Silvia C. Martinho

Os leucócitos ou glóbulos brancos são células produzidas na medula óssea e no tecido linfático, responsáveis pela defesa do organismo diante das infecções e agentes tóxicos. Esse sistema de defesa é formado pelos leucócitos e por células teciduais derivados desses leucócitos, que trabalham em conjunto para destruir os agentes invasores por fagocitose e pela formação de anticorpos.

Os leucócitos produzidos na medula óssea ficam armazenados até que sejam necessários na corrente sanguínea, quando são liberados; os linfócitos, na sua grande maioria, são armazenados nos tecidos linfoides e liberados gradualmente na circulação, onde por diapedese voltam para os tecidos e depois de algum tempo reentram na linfa e retornam ao sangue várias vezes.

Entre as linhagens de leucócitos produzidas, estão a granulocítica, a mononuclear-fagocítica e a linfocítica-plasmocitária.

A linhagem granulocítica é responsável pela produção dos granulócitos maduros: neutrófilos, eosinófilos e basófilos.

O sistema mononuclear-fagocítico é responsável pela produção dos monócitos do sangue e dos macrófagos livres e fixados a tecidos. Macrófagos são monócitos que migraram do sangue para os tecidos, fazem parte do sistema reticuloendotelial e assumem funções específicas em cada órgão.

A linhagem linfocítica-plasmocitária vai originar os linfócitos T e B. Os plasmócitos são linfócitos B completamente diferenciados. Essas células estão ligadas ao reconhecimento dos antígenos e à produção de anticorpos.

Bibliografia Consultada

GROTTO HZW. Interpretação Clínica do Hemograma. São Paulo: Atheneu, 2009.

TURGEON ML. Clinical Hematology: theory and procedures. 3rd ed. Philadelphia: Lippincott Williams & Wilkins, 1999.

7 Quais as escalas maturativas das linhagens leucocitárias e quais as principais características das células que a compõem?

Maria Silvia C. Martinho

A escala maturativa da linhagem granulocítica apresenta-se da seguinte forma:

- Mieloblasto (Foto 4, p. 370): é o precursor mais jovem da linhagem dos neutrófilos, eosinófilos e basófilos identificável. Tem um tamanho médio de 10 a 18μm. A cromatina nuclear é delicada, com 1 a 5 nucléolos visíveis. Apresenta alta relação nucleocitoplasmática (N/C), e frequentemente bastões de Auer, isolados ou em grupos, em seu citoplasma.
- Promielócito (Foto 5, p. 370): célula normalmente de maior tamanho, com diâmetro médio de 14 a 20μm. A relação N/C é menor que no mieloblasto, a cromatina mais condensada e o nucléolo é aparente. Apresenta intensa granulação primária azurofílica, rica em enzimas mieloperoxidase e esterase.
- Mielócitos (Foto 6, p. 370): a partir dessa etapa, aparece a granulação secundária específica que diferencia os neutrófilos dos eosinófilos e dos basófilos. Medem em média 12 a 18μm, apresentam relação N/C menor que seu antecessor, o núcleo é mais ovalado. A cromatina do núcleo mais condensada não permite a visualização do nucléolo.
- Metamielócito (Foto 7, p. 370): diferencia-se do mielócito por apresentar núcleo mais indentado ou riniforme, que vai alongando-se no processo de maturação. A cromatina nuclear continua a se condensar.
- Bastonete (Foto 8, p. 370) e Segmentado (Foto 9, p. 371): são as duas formas maduras da série granulocítica e encontradas circulando no sangue periférico. O bastonete ou neutrófilo bastonado

apresenta núcleo característico em forma de bastão, com a cromatina bem condensada. Nos neutrófilos segmentados, o núcleo é multilobulado, com os lóbulos unidos por filamentos. Já nos eosinófilos maduros o núcleo é geralmente bilobulado. O formato do núcleo do basófilo é difícil de visualizar, devido à intensa granulação que o recobre.

A escala maturativa da série monocítica apresenta Monoblastos, Promonócitos (também denominados monócitos jovens) e Monócitos. A identificação morfológica dessas células é mais difícil que da série granulocítica. O promonócito apresenta maior relação N/C que o monócito maduro, que apresenta núcleo tipicamente convoluto, com citoplasma azul acinzentado, podendo apresentar vacúolos.

A escala maturativa da linhagem linfocítica apresenta os seguintes estágios:

- Linfoblasto (Foto 10, p. 371): é a célula mais jovem dessa série identificada na medula óssea. Apresenta um tamanho médio de 15 a 20μm e uma relação nucleocitoplasmática de 4:1. O núcleo tem forma redonda ou oval, com cromatina delicada, que permite a visualização de 1 ou 2 nucléolos. O citoplasma não tem grânulos, é azulado e pode apresentar bordas mais escuras.
- Prolinfócito (Foto 11, p. 371): pode ser encontrado na medula óssea, timo e tecidos linfoides secundários. Apresenta tamanho semelhante ao do linfoblasto, porém com menor relação N/C. O formato do núcleo é oval ou ligeiramente indentado e pode apresentar um nucléolo. Alguns grânulos azurófilos podem ser visualizados no citoplasma azul.
- Linfócito maduro: pode variar de tamanho, grande – 17 a 20μm e pequeno – 6 a 9μm. Apresenta cromatina muito condensada, não permitindo a visualização de nucléolos e núcleo redondo ou oval.
- Plasmócito (Foto 12, p. 371) – não é normalmente encontrado no sangue periférico, mas sim na medula óssea em quantidades inferiores a 2%. Aparece no estágio final da diferenciação das células B e sua função é a síntese e excreção das imunoglobulinas. Quando, por algum motivo, é encontrado na circulação, apresenta ta-

manho médio de 14 a 20µm, núcleo pequeno e excêntrico com cromatina muito condensada. O citoplasma tem coloração característica azul-escura, demonstrando a síntese e excreção dos anticorpos, e apresenta uma área perinuclear esbranquiçada. O citoplasma é oval, sem grânulos, frequentemente com vacúolos.

Com todas essas variações morfológicas, é necessário intenso treinamento e experiência do morfologista, com a finalidade diferenciar adequadamente os tipos celulares e assim fornecer informações relevantes.

Bibliografia Consultada

GROTTO HZW. Interpretação Clínica do Hemograma. São Paulo: Atheneu, 2009.

TURGEON ML. Clinical Hematology: theory and procedures. 3rd ed. Philadephia: Lippincott Williams & Wilkins, 1999.

8 Como ocorre a Granulocitopoiese?

Thais Elisa S. Miura

A granulocitopoiese é responsável pela formação e desenvolvimento de três tipos celulares que constituem a série granulocítica: neutrófilos, eosinófilos e basófilos. Essas células são derivadas de uma célula primordial comum (CFU-GEMM) que, sob influência de diversos fatores de crescimento e interleucinas, dará origem a CFU-GM e CFU-Baso (CFU: unidade formadora de colônia, GEMM: (G) linhagem granulocítica, (E) eritroide, (M) monocitoide e (M) megacariocítica, (Baso) basofílica. Aparentemente, essas células perdem a capacidade de autorrenovação e tornam-se comprometidas com uma determinada linhagem celular, o que dependerá da aquisição e da receptividade a determinados fatores de crescimento celulares e da existência de um microambiente adequado.

O processo de saída das células produzidas na medula óssea para a circulação é um processo muito complexo, que envolve alteração das características desses leucócitos e mediação por reguladores fisiológicos, incluindo as interleucinas. Esses leucócitos vão, através dos sinusoides do tecido medular, até o sangue periférico, graças às características de flexibilidade e mobilidade dessas células quando maduras. Há uma grande redução no tamanho da célula e diminuição da relação nucleocitoplasmática.

O neutrófilo maduro, após ser liberado da medula óssea para o sangue periférico, permanece em circulação de 6 a 10 horas, quando então migra para os tecidos onde fica por vários dias, a menos que encontre antígenos, toxinas e microrganismos. Além dos fatores de crescimento, outros elementos participam do processo de proliferação e maturação, como a IL-1 (interleucina), a IL-5 (para eosinófilos), a IL-6 e a IL-11. Em processo infeccioso, células estromais e linfócitos T estimulados por endotoxinas, IL-1 ou TNF-α, induzem a produção de neutrófilos e monócitos. O eosinófilo origina-se da CFU-Eo e sua maturação segue a mesma sequência de maturação dos neutrófilos segmentados, sendo sua diferenciação possível nos estágios de promielócitos ou mielócitos eosinófilos. A proliferação e diferenciação dos eosinófilos são promovidas pela IL-3, IL-5 e GSF-GM. Já a IL-5 participa da maturação final dos eosinófilos, que migraram da medula óssea para o sangue, onde têm uma vida média de 18 horas, para em seguida migrar para os tecidos, acreditando-se que fiquem por vários dias. Os basófilos derivam de uma mesma célula primordial comum aos granulócitos e monócitos (CFU-GEMM) e sua produção e função são moduladas pela IL-3. Os basófilos têm meia-vida curta, de apenas algumas horas.

Os granulócitos passam dos capilares sanguíneos para os tecidos periféricos, atravessando as paredes dos capilares. Esse processo é denominado diapedese e ocorre na presença de agentes invasores, quando, uma vez nos tecidos, os neutrófilos, principalmente, iniciam o processo de fagocitose.

Na circulação periférica, os granulócitos são divididos em dois *pools* de igual tamanho, o *pool* em circulação e o *pool* marginal. Os granulócitos marginais aderem ao endotélio dos vasos sanguíneos e alguns podem ser encontrados no baço.

Bibliografia Consultada

FAILACE R; FERNANDES FB. Hemograma Manual de Interpretação. 5ª ed. Porto Alegre: Artmed, 2009.

GROTTO HZW. Interpretação Clínica do Hemograma. São Paulo: Atheneu, 2009.

TURGEON ML. Clinical Hematology: theory and procedures. 3rd ed. Philadelphia: Lippincott Williams e Wilkins, 1999.

ZAGO MA; FALCÃO RP; PASQUINI R. Hematologia Fundamentos e Prática. São Paulo: Atheneu, 2005.

9 Quais as principais características e funções dos granulócitos?

Thais Elisa S. Miura

Os granulócitos neutrófilos são os leucócitos mais abundantes no sangue periférico de adultos. O neutrófilo maduro mede de 12 a 15μm de diâmetro, apresenta citoplasma acidófilo com muitos grânulos finos e é assim chamado pela tonalidade neutra do citoplasma diante da coloração de Romanowisky. Os neutrófilos maduros são células altamente especializadas no exercício da fagocitose e destruição intracelular de bactérias, papel crucial na defesa do organismo e é sua principal função. Fatores quimiotáticos presentes na corrente sanguínea e nos tecidos orientam os neutrófilos para o local da infecção, onde ele tanto pode fagocitar o microrganismo como liberar o conteúdo de seus grânulos ricos em enzimas antimicrobianas e superóxidos de oxigênio para o meio extracelular. Esse processo pode ser dividido em três fases:

- Quimiotaxia e motilidade: os neutrófilos são atraídos para os locais de infecção por fatores quimiotáticos liberados pelos patógenos. Por meio da emissão de pseudópodes, a célula movimenta-se até o local da infecção onde anticorpos e complemento recobrem o microrganismo, preparando-o para a ingestão.
- Ingestão ou fagocitose: o neutrófilo ingere o microrganismo, englobando-o com seus pseudópodes que se fundem formando o fagossomo.
- Destruição do material fagocitado: dois mecanismos são responsáveis pela destruição de microrganismos. Um pela geração de radicais de oxigênio, potencialmente microbicida, e outro por mecanismos independentes de oxigênio. O que não for digerido será eliminado por exocitose.

Os eosinófilos originam-se na medula óssea, representam 3 a 5% dos leucócitos em circulação e têm a característica de apresentar no citoplasma grânulos laranja-avermelhados devido à alta afinidade pela eosina, corante ácido utilizado na coloração do tipo Romanowisky. Eles são ligeiramente maiores que os neutrófilos (diâmetro de 12 a 17µm), núcleo geralmente bilobulado ou mais raramente trilobulado. Estão presentes predominantemente no sangue periférico e têm função importante na mediação de processos inflamatórios associados à alergia, à defesa contra parasitas e em distúrbios cutâneos alérgicos e neoplásicos. Na resposta alérgica, os eosinófilos estão associados à resposta imunomediada por linfócios Th2, cujas citocinas estão relacionadas à inflamação alérgica. Para a defesa no caso da presença de parasitas, os eosinófilos utilizam sua propriedade da fagocitose. Seus grânulos liberam seu conteúdo por exocitose e a peroxidase eosinofílica vai exercer uma função tóxica para os parasitas, destruindo-os. No processo inflamatório, o eosinófilo secreta diversas citocinas e quimiocinas que atuam nesse processo.

Os basófilos também se originam e amadurecem na medula óssea e são os mais escassos do sangue periférico. Eles têm tamanho semelhante ao dos neutrófilos (10 a 14µm) e são caracterizados pela presença de grânulos metacromáticos citoplasmáticos que se tingem com corantes básicos em cor purpúrea escura, ricos em histamina, serotonina, sulfato de condroitina e leucotrienos. A granulação pode estar reduzida em casos de síndromes mieloproliferativas e mielodisplásicas. Em processos alérgicos agudos e durante a hiperlipidemia pós-prandial, pode haver degranulação. Em algumas situações essa degranulação pode ser artefatual devido à hidrossolubilidade dos grânulos, exigindo atenção e conhecimento do microscopista. Os basófilos produzem diversos mediadores inflamatórios, sendo um dos principais a histamina, além de também possuírem receptores de IgE na membrana plasmática. As reações de hipersensibilidade e inflamação ocorrem com a liberação de histamina após ligação do complexo alérgeno-IgE ao receptor de superfície celular. A histamina também é um potente agente quimiotático para os eosinófilos, contribuindo para atraí-los para o foco inflamatório. Várias outras substâncias são liberadas pelos basófilos e participam como mediadoras do processo inflamatório.

Bibliografia Consultada

BAIN BJ. Células Sanguíneas: um guia prático. 4ª ed. Porto Alegre: Artmed, 2007.

FAILACE R; FERNANDES FB. Hemograma Manual de Interpretação. 5ª ed. Porto Alegre: Artmed, 2009.

GROTTO HZW. Interpretação Clínica do Hemograma. São Paulo Atheneu, 2009.

ZAGO MA; FALCÃO RP; PASQUINI R. Hematologia Fundamentos e Prática. São Paulo: Atheneu, 2005.

10 Como ocorre a Linfopoiese?

Marjorie Paris Colombini

O sistema imune humano tem início na fase embrionária, associado ao tecido intestinal. As células pluripotentes hematopoiéticas – *stem cells*, primeiramente, aparecem no saco vitelínico ao redor da 2,5 a 3 semanas de idade gestacional, migram para o fígado na quinta semana e, por último, para a medula óssea, onde permanecem por toda vida. A *stem cell* linfoide desenvolve-se a partir da célula precursora e diferencia-se em células B, T ou *natural killer* (NK), dependendo do órgão ou tecido pelo qual transita.

O desenvolvimento dos órgãos linfoides primários – timo e medula óssea – tem início durante a metade do primeiro trimestre gestacional e rapidamente prossegue. Os órgãos linfoides secundários, como o baço, linfonodos, tonsilas, amígdalas, placa de Peyer e lâmina própria desenvolvem-se logo a seguir. Esses órgãos servem como sítio de diferenciação dos linfócitos B, T e NK a partir da *stem cell* por toda a vida. Ambas as organogêneses iniciais, como a continuada diferenciação celular, ocorrem como consequência da interação de uma vasta gama de moléculas de superfície linfocíticas e de células do microambiente e das proteínas secretadas pelas células envolvidas. A complexidade e o número de moléculas de superfície na célula linfoide levaram ao desenvolvimento de uma nomenclatura internacional para os *clusters* de diferenciação (CD). Linfócitos T e B são os únicos componentes do sistema imune com capacidade de reconhecimento antígeno-específico e são responsáveis pela imunidade adaptativa. As células NK são linfócitos que também derivam da *stem cells* e têm papel na defesa do hospedeiro contra infecções virais, vigilância tumoral, regulação imune, mas não apresentam receptores antigênicos. Proteínas não anticorpos sintetizadas e secretadas pelas células B, T e NK, e pelas células com as quais interagem, agem como mediadores intercelulares e apresentam habilidade para agir de maneira autócrina, parácrina ou endócrina na promoção e facilitação da diferenciação e proliferação das células do sistema imune, e são denominadas citocinas ou interleucinas (IL).

A lista de classificação dos CD relacionados às moléculas da superfície dos linfócitos, assim como a classificação funcional das citocinas podem ser encontradas nas referências citadas.

Bibliografia Consultada

BUCKLLEY RH. T lymphocytes, B lymphocytes, and natural killer cells. In: Kliegman. Nelson Textbook of Pediatrics. 19th ed. Philadelphia: Saunders Elsevier, 2011. Cap. 122.

LeBIEN TW; TEDDER TF. B lymphocytes: how they develop and function. Blood 2008;112:1570-80.

11 Qual a importância dos linfócitos, suas alterações e funções?

Marjorie Paris Colombini

Linfócitos são células imunologicamente competentes responsáveis pela fagocitose na defesa contra agentes infecciosos ou demais invasores e agregam especificidade a esse "ataque".

A resposta imune depende dos linfócitos B, T e *natural killer* (NK). Devido à enorme complexidade funcional dessas células, uma descrição completa está além do escopo deste livro. O quadro 1 aborda, resumidamente, os principais aspectos funcionais dos linfócitos B e T.

As alterações envolvendo os linfócitos podem ser quantitativas e/ou morfológicas, ambas de causas benignas ou associadas à malignidade. Entre as benignas temos a linfocitose, mais comum em crianças e adolescentes, geralmente em resposta a um processo infeccioso que pode ser agudo (mononucleose, rubéola, sarampo, hepatite infecciosa, citomegalovírus, herpes simples ou zóster, HIV) ou crônico (tuberculose, toxoplasmose, brucelose, sífilis), enquanto a linfopenia ocorre em uma variedade de síndromes imunodeficientes, sendo a mais importante a aids. Das alterações morfológicas benignas, destaca-se a atipia linfocitária, na qual são observados linfócitos com maior volume, menor relação núcleo citoplasma, núcleo geralmente regular, com cromatina densa ou pouco frouxa (exceção na mononucleose), citoplasma mais abundante, basofílico, podendo apresentar granulações (tipo linfócitos *natural killer* – NK), achados morfológicos semelhantes aos observados nas fases de transformação linfocítica reacional.

Nos quadros de malignidade, a linfocitose está presente nas leucemias linfocítica crônica e pró-linfocítica, leucemia linfoide aguda, alguns tipos de linfoma não Hodgkin, leucemia *hairy cell* e a linfopenia pode ocorrer nos casos de falência medular grave e nas terapias imunossupressoras, incluindo os corticosteroides. Os achados morfológi-

Quadro 1 – Aspectos funcionais dos linfócitos B e T.

	Linfócitos T	Linfócitos B
Origem	Timo	Medula óssea (*stem cells*)
Distribuição	Áreas parafoliculares do córtex dos gânglios e periarteriolar no baço	Centros germinativos dos linfonodos, baço, intestino, trato respiratório. Cordões medulares e subcapsulares dos linfonodos
Sangue	80% de linfócitos. CD4 > CD8	20% de linfócitos
Receptores de membrana	Para fatores de crescimento, células T, para antígenos e fito-hemaglutinina	Para a porção Fc da IgG, complexos imunes e C3, para fatores de crescimento, células B e antígenos
Medula óssea	CD8 > CD4	
Função	Imunidade da célula mediada, por exemplo, contra organismos intracelulares, como bactérias, vírus, protozoários e fungos, e órgãos transplantados	Imunidade humoral, por exemplo, contra bactérias
Marcadores de superfície	CD1, CD2, CD3, CD4 ou 8, CD5, CD6, CD7, MHC classes I e II	CD19, CD20, CD22, CD9 (pré-B), CD10, receptores para Fc Ig, C3, MHC classes I e II
Fatores de crescimento e de diferenciação	IL-1, IL-2, IL-3, IL-4, IL-6, IL-7, IL-9	TNF, IL-1, IL-4, IL-6, IL-7, IL-10, IL-2e IFN-γ

Fonte: Hoffbrand AV e Pettit JE, 1993.

cos incluem todas as possibilidades de alterações, com algumas características comuns a quadros agudos, e outras, a crônicos. São elas: volume (pequeno, médio e grande); relação N/C (baixa, moderada, alta); contorno nuclear irregular (clivado, convoluto, bi ou trinuclear etc.); cromatina variando de densa (por exemplo, "terra rachada") a francamente frouxa (nas células blásticas), presença de nucléolos (únicos, múltiplos, proeminentes, diminutos) ou não; citoplasma de escasso a abundante, basofílico ou não, com contorno irregular (franjado, com *blebs*, projeções) ou não.

Idade, sexo, quadro clínico, presença de hepatosplenomegalia, linfadenopatia, febre, dor óssea, hemograma e outros exames, perda de peso, sudorese noturna, prurido são informações complementares de vital importância quando se estudam as alterações morfológicas dos linfócitos.

Bibliografia Consultada

HOFFBRAND AV; PETTIT JE. The white cells 2: lymphocytes and their benign disorders. In: Hoffbrand AV, Pettit JE. Essential Haematology. 3rd ed. London: Blackwell Science, 1993. Cap. 9, p.161-85.

SILVA GVP. Leucemia linfoide crônica e doenças relacionadas. In: Hamerschlak N. Manual de Hematologia. São Paulo: Manole, 2010. Cap. 15, p.113-25.

12 Como ocorre a Monocitopoiese?

Maria de Fátima Pereira Gilberti

Os monócitos, como todas as células sanguíneas, têm origem em uma célula comum chamada célula-tronco hematopoiética pluripotente. Essa célula, semelhante morfologicamente a um linfócito, tem grande capacidade de autorrenovação, localiza-se na medula óssea, mas também pode circular livremente no sangue periférico e têm o potencial de se diferenciar em diversos tipos celulares.

O primeiro passo na diferenciação da célula-tronco envolve seu comprometimento em uma das duas principais subdivisões: célula progenitora linfoide ou célula progenitora mista mieloide. O precursor mais jovem da linhagem mieloide, CFU-GEMM, dará origem às linhagens granulocítica (G), megacariocítica (M), eritroide (E) e monocítica (M).

Para que ocorra essa diferenciação três componentes fisiológicos são essenciais: população de células progenitoras, citocinas hematopoiéticas e microambiente formado por vasos e células do estroma.

As células progenitoras permanecem aderidas ao estroma até que o fator ativador de célula progenitora faça com que ela se desligue do nicho, perdendo a capacidade de se autorrenovar e inicie o processo de diferenciação e proliferação.

As citocinas estimulam a diferenciação e a proliferação das linhagens celulares específicas e agem em conjunto com os fatores de crescimento. Estes são hormônios produzidos por vários tipos celulares e agem em mais de uma linhagem. Os fatores de crescimento relacionados à monocitopoiese são:

- CSF-GM produzido por linfócitos T, monócitos, fibroblastos e células endoteliais e que tem como célula-alvo CFU-GM (unidade formadora de colônia granulócitos-monócitos) e células tardias das linhagens G e M. Estimula a hematopoiese precoce, produção e função dos monócitos, neutrófilos eosinófilos e basófilos.

- CSF-M produzido por monócitos, fibroblastos e células endoteliais, tendo como alvo os progenitores e os monócitos maduros. Estimula a produção e a função dos monócitos.

Entre as interleucinas envolvidas com a produção de monócitos em fase precoce ou tardia, podemos citar IL-3, IL-10, IL-13 e IL-18.

Os monoblastos são derivados da CFU-GM, que é a mesma célula que dá origem à linhagem granulocítica. O monoblasto dá origem ao promonócito que sofrerá 2 ou 3 divisões mitóticas em cerca de 2 a 2,5 dias. Entre 12 e 24 horas após a última divisão, os monócitos são liberados para o sangue periférico, onde ocupam os *pools* circulante e marginal na proporção de 1:3,5 e têm vida média de 8,5 horas.

Bibliografia Consultada

GROTTO HZW. Interpretação Clínica do Hemograma. São Paulo: Atheneu, 2009.

HOFFBRAND V; MOSS PAH; PETTIT J. Essential Haematology. 5th ed. Oxford: Blackwell Publishing, 2006.

13 Quais as principais características dos monócitos e suas funções?

Maria de Fátima Pereira Gilberti

Os monócitos são os maiores leucócitos do sangue, com diâmetro de 15 a 18µm. Apresentam morfologia variada com um núcleo irregular que pode ser redondo, oval ou alongado, porém sem segmentação, e geralmente é excêntrico. A cromatina é fina, rendilhada e mais homogênea que a dos neutrófilos. O citoplasma é azul acinzentado e pode conter grânulos azurófilos e vacúolos.

Os monócitos são parte do sistema mononuclear fagocítico constituído de monoblastos e promonócitos na medula óssea, monócitos no sangue periférico e macrófagos livres e fixados a tecidos. Suas principais funções são:

- Quimiotaxia: mobilização e migração celulares. A célula é atraída para a bactéria ou para o sítio de inflamação por substâncias quimiotáticas liberadas dos tecidos lesados ou por componentes do complemento e ainda pela interação das moléculas de adesão dos leucócitos com ligantes dos tecidos lesados.
- Fagocitose: o material estranho (geralmente bactérias ou fungos) ou as células degeneradas ou mortas do hospedeiro são fagocitados. O reconhecimento da partícula estranha é auxiliado pela sua opsonização com imunoglobulina ou complemento, pois os monócitos têm receptor Fc e C3b. Os macrófagos, além de apresentar os antígenos, também secretam uma grande quantidade de fatores de crescimento e quimiocinas que controlam a inflamação e a resposta imune.
- Morte e digestão dos microrganismos por processos dependentes e não dependentes de oxigênio.
- Citotoxicidade como a eliminação de algumas células tumorais.

Quando os monócitos migram para os tecidos, transformam-se em macrófagos e assumem funções específicas de cada órgão, fazendo parte do sistema reticuloendotelial (SRE). A vida média dos macrófagos nos tecidos pode variar de meses a anos.

Bibliografia Consultada

GROTTO HZW. Interpretação Clínica do Hemograma. São Paulo: Atheneu, 2009.

HOFFBRAND V; MOSS PAH; PETTIT J. Essential Haematology. 5th ed. Oxford: Blackwell Publishing, 2006.

14 Como ocorre a Trombopoiese?

Terezinha Paz Munhoz

As plaquetas desenvolvem-se e são liberadas na circulação a partir de sua célula precursora na medula óssea, o megacariócito, que é derivado de uma *stem cell* pluripotente. Durante a maturação, os megacariócitos aumentam consideravelmente de tamanho e sofrem repetidos ciclos de replicação do DNA, tornando-se poliploides, em um processo chamado endomitose, onde o núcleo se divide, sem a divisão do citoplasma. Essa replicação do DNA dirige a síntese de proteínas e lipídios que preenchem o citoplasma com grânulos específicos, proteínas do citoesqueleto e uma extensa membrana interna chamada de sistema de demarcação de membrana (DMS) que abastece a membrana durante a formação de pró-plaquetas. No modelo atual do processo de trombopoiese, demonstrado tanto *in vitro* quanto *in vivo*, a DMS dilata formando feixes de túbulos, extensões citoplasmáticas do megacariócito, originando as pró-plaquetas, que liberam as plaquetas através dos sinusoides medulares até a circulação sanguínea. A trombopoietina (TPO) é o principal regulador humoral do desenvolvimento das plaquetas, produzida no fígado, e atua sobre a proliferação e maturação citoplasmática do megacariócito. Outras citocinas também estão envolvidas na trombopoiese, como a IL-3, IL-6, IL-11, GM-CSF, *kit-ligand*, e atuam em sinergismo com a TPO. O microambiente da medula óssea tem participação importante no processo de produção de plaquetas. Proteínas da matriz extracelular, como vitronectina, colágeno, fibrinogênio, lamina, fibronectina e fator von Willebrand, são promotores da formação de pró-plaquetas. As pró-plaquetas servem como transporte para exportar todos os componentes da plaqueta como grânulos, mitocôndria, Golgi e retículo endoplasmático rugoso, através dos microtúbulos do final das pró-plaquetas que, fragmentadas, formam as plaquetas.

Bibliografia Consultada

HARRISON P. Platelet development. Sysmex J Intern 2007;17(2):73-80.

ITALIANO JE; PATEL-HETT S; HARTWING JH. Mechanics of proplatelet elaboration. J Thromb Haem 2007;5:18-23.

THON JN; ITALIANO JE. Platelet formation. Sem Hematol 2010;47(3):220-226.

15 Quais as principais características das plaquetas e suas funções?

Terezinha Paz Munhoz

As plaquetas são fragmentos celulares anucleados com um diâmetro de 2 a 4μm e um volume médio de 7 a 11fL, têm forma discoide e circulam de 7 a 10 dias na corrente sanguínea, sendo então removidas por macrófagos. Em condições normais, o número de plaquetas é de 150×10^3 a $400 \times 10^3/\mu L$ no sangue periférico. Dois terços circulam na corrente sanguínea e um terço fica retido no baço. A membrana plaquetária é formada por uma dupla camada de fosfolipídios onde estão incorporados colesterol, glicolipídios e glicoproteínas. Além de algumas organelas, as plaquetas contêm os grânulos alfa e grânulos densos que fornecem várias substâncias participantes do processo hemostático. Os grânulos alfa contêm β-tromboglobulina, fator plaquetário 4, vários fatores de coagulação (fibrinogênio, fator V, fator XIII, fator von Willebrand), fator de crescimento de plaquetas, vitronectina, trombospondina. Os grânulos densos contêm cálcio, ADP, ATP, magnésio e serotonina. A função principal das plaquetas é a participação no mecanismo hemostático, estando também envolvidas em outros processos fisiopatológicos como a vasoconstrição e reparo tecidual, inflamação, defesa do hospedeiro e crescimento tumoral e metástases. Entre as funções das plaquetas está a propriedade de adesão que se segue a uma lesão vascular, onde as plaquetas aderem ao subendotélio exposto em um evento de interação entre fator von Willebrand e glicoproteínas GPIb/IX/V. Essa propriedade de adesão é seguida pelo recrutamento de plaquetas adicionais que formam grumos, em um processo de agregação, que envolve o fibrinogênio, os receptores de superfície e o complexo GpIIb-IIIa. A ligação com fibrinogênio acontece por uma mudança conformacional que ocorre nas plaquetas ativadas, o que não ocorre em plaquetas inativas. Plaquetas ativadas fazem a liberação do conteúdo de seus grânulos que provocam a agregação de mais plaquetas. Pela mudança conformacional da plaqueta ativada, que deixa de ser discoide e passa a ser arredondada com pseudópodes, fosfolipídios de membrana expõe cargas negativas na sua superfície, um passo importante para acelerar reações de ativação dos fatores de coagulação. Essa é a contribuição das plaquetas para a ativação dos fatores de coagulação participantes da cascata de coagulação, que resulta na formação de fibrina.

Bibliografia Consultada

ARNOLD DM; RAO AK. Disorders of platelet number and function. In: American Society of Hematology Self-Assessment Program. New York, 2010.

HARRISON P. Platelet function analyisis. Blood Rev 2005;19:11-123.

II

HEMOGRAMA
MANUAL

16 Como realizar a distensão ou esfregaço sanguíneo? Quais os principais cuidados que devem ser tomados para a confecção e coloração de lâminas de hematologia?

Leila J. Borracha Gonçalves

As distensões do sangue devem ser realizadas em lâminas de vidro limpas e totalmente desengorduradas. Podem ser realizadas com sangue fresco, sem anticoagulante ou com sangue anticoagulado com EDTA.

As distensões podem ser feitas de modo manual ou por instrumentos automatizados, separados ou integrados a uma plataforma hematológica. As lâminas ideais são aquelas que possuem a borda fosca que permite, de modo apropriado, a identificação do paciente seguindo as recomendações internacionais com data/número ou iniciais do nome do paciente e numeração do laboratório. O essencial na realização da distensão sanguínea é utilizar lâminas limpas e de boa qualidade para a obtenção de um esfregaço uniforme e com distribuição adequada das células. Há necessidade de ter um distensor apropriado cuja borda deve ser totalmente lisa. Colocar uma pequena gota de sangue na linha central de uma lâmina, em seguida aplicar o distensor em frente à gota, em um ângulo aproximadamente de cerca de 30°, e puxá-lo para a frente, até a gota se espalhar pela linha de contato. Com movimento rápido da mão, distender o sangue no sentido do comprimento da lâmina; o distensor não deve ser levantado até que os traços de sangue terminem. Para que a distensão fique boa, é necessário sempre observar o valor do hematócrito, pois sangue com valor do hematócrito (Ht) muito alto requer um ângulo mais agudo para a obtenção de uma distensão satisfatória e o sangue com Ht abaixo do normal requer um ângulo mais obtuso, conforme figura 1. Atenção especial é necessária com a limpeza da lâmina extensora, que deve ser realizada após cada confecção de lâmina.

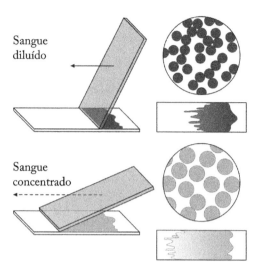

Figura 1 – Confecção do esfregaço.

As lâminas devem estar secas para que a coloração seja realizada. Os corantes do tipo Romanowsky são universalmente empregados para as colorações de rotina de distensões de sangue para rotina hematológica. Sua propriedade de corar grânulos de modo diferenciado decorre de dois componentes, o azur B e a eosina Y. Existem coradores semiautomatizados que agilizam a coloração das lâminas. As lâminas são dispostas horizontalmente e as soluções são liberadas pelo equipamento a cada passagem de lâmina, que assim são coradas. No conjunto, as colorações são satisfatórias, desde que os corantes utilizados sejam cuidadosamente controlados e os usuários apliquem todos os controles pertinentes aos controles do corante e às manutenções desses equipamentos.

Qualquer que seja a maneira de realizar a distensão e a coloração das lâminas, deve ser considerada a possibilidade de contaminação de corantes, de alteração do pH (que deve ser neutro) e principalmente o tempo de coloração nos métodos manuais, assim como a configuração adequada dos coradores automatizados, para que não ocorra precipitação de corante, o que vai prejudicar e dificultar a leitura da lâmina.

Bibliografia Consultada

BAIN BJ. Células Sanguíneas: um guia prático. 2ª ed. Porto Alegre: Artes Médicas, 1997.

17 Como realizar a análise microscópica da distensão sanguínea?

Maria de Fátima Pereira Gilberti

A análise microscópica da distensão sanguínea deve ser realizada em esfregaço não muito espesso nem delgado e a cauda ser homogênea e sem franjas. Como sabemos, neutrófilos e monócitos tendem a se acumular nas margens e na cauda dos esfregaços, enquanto os linfócitos ficam no centro da distensão. Essa diferença é aceitável quando a contagem é realizada em esfregaço de boa qualidade e da seguinte maneira:

- Inicialmente observar o esfregaço ao microscópio com objetiva de pequeno aumento com a finalidade de verificar se a distribuição das células está homogênea, se a coloração está adequada, se não há presença de grumos celulares e de plaquetas, para observar a presença de *rouleaux* intenso e de autoaglutinação.
- Após constatar a boa qualidade do esfregaço, com a objetiva de imersão de 50×, proceder à contagem diferencial dos leucócitos e à análise morfológica das células das séries vermelha e branca. Para a contagem diferencial de casos comuns pode ser utilizada a objetiva de 40× a seco, mas essas objetivas não têm a mesma qualidade de visão que as de imersão. Alguns morfologistas costumam utilizar a objetiva de imersão de 100× para a análise morfológica em casos especiais. A contagem diferencial dos leucócitos deve ser realizada em uma faixa longitudinal (comprimento da lâmina) em toda a extensão da lâmina e se não completar 100 leucócitos examinar outra faixa e assim sucessivamente, até que a contagem de no mínimo 100 células seja completada. Evitar as bordas. Outra maneira de contagem é aquela que conta no sentido transversal da lâmina, também utilizando quantas faixas forem necessárias para completar a contagem de 100 leucócitos (Figura 1). Esse tipo de contagem diminui o erro devido à distribuição desigual das células no centro e bordas.

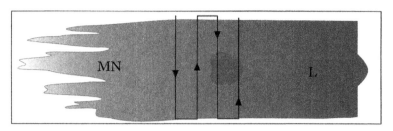

Figura 1 – Contagem no sentido transversal da lâmina.

Em pacientes com contagem muito alta de leucócitos, como em casos de leucemias, os locais para contagem devem ser escolhidos de maneira que seja possível a análise adequada das células. Em casos de hemogramas com leucocitose e com presença de células anormais, é recomendável que seja realizada a contagem de 200 ou mais leucócitos. Quanto maior o número de leucócitos contados, maior a precisão do resultado.

A análise morfológica dos componentes sanguíneos deve ser realizada em um local adequado do esfregaço em que as hemácias estejam próximas, porém sem sobreposição e sem deformidades.

Bibliografia Consultada

HOFFBRAND AV; MOSS P; PETTIT J. Essential Haematology. 5th ed. Oxford: Blackwell Publishing, 2006.

LEWIS SM; BAIN BJ; BATES I. Hematologia Prática de Dacie e Lewis. 3ª ed. Porto Alegre: Artmed, 2006.

18 Como relatar as alterações encontradas na análise microscópica da série vermelha? Como mensurá-las?

Marcos Kneip Fleury

Os resultados dos índices hematimétricos fornecidos pelos equipamentos automatizados são bastante precisos e confiáveis. A tecnologia empregada por esses equipamentos para avaliar o tamanho das células, sua concentração de hemoglobina e outras características morfológicas é cada vez mais precisa e sensível. O número de células avaliadas para a expressão dos resultados é muito grande, fornecendo consequentemente resultados com precisão cada vez maior. Com base nesses fatos, os órgãos normatizadores internacionais (WHO, ISLH, ICSH, CLSI) publicam periodicamente recomendações a respeito da correlação entre os valores determinados eletronicamente e o que pode ser evidenciado visualmente durante a hematoscopia.

Fica cada vez mais patente a diferença entre o que é medido pelos equipamentos e o que é observado ao microscópio. Nos últimos anos, há crescente preocupação desses órgãos internacionais para uma uniformização na emissão de laudos de hematoscopia. Nesse sentido, algumas considerações podem ser feitas, porém é necessário que se esclareça que, no momento, não existem regras para o relato das alterações morfológicas.

- Hipocromia: essa característica deve ser comentada quando estiver presente na maioria dos campos observados. Não há obrigatoriedade da anotação de hipocromia no laudo baseada exclusivamente nos valores da Hemoglobina Globular Média (HGM). A capacidade do equipamento em determinar a hipocromia é bem maior que a do olho humano. Variações proporcionais do tamanho e do conteúdo de hemoglobina produzem hemácias de aspecto normal, embora esses parâmetros possam estar anormais individualmente.

- Anisocitose: a anotação das alterações de tamanho das hemácias também deve obedecer ao critério da presença na maioria dos campos. É importante observar que a faixa de normalidade do Volume Globular Médio (VGM) é bastante ampla. Dessa forma, os valores desse índice podem variar bastante, sem que ultrapassem o limite inferior ou superior da normalidade. Devemos também considerar que o VGM expressa o valor médio da população de células analisada. Sendo assim, é perfeitamente possível que se observe uma parcela da população eritrocitária com volume anormal sem que essa anormalidade esteja refletida no valor médio expresso pelo equipamento.
- Poiquilocitose: essa característica é talvez a que apresente maior dificuldade na sua anotação. As várias alterações de forma das hemácias, sejam elas fisiológicas ou patológicas, não têm a mesma importância clínica e, por esse motivo, sua expressão deve obedecer a um critério preestabelecido pelo laboratório ou adotado internacionalmente. Do mesmo modo que as alterações morfológicas descritas anteriormente, a poiquilocitose deve ser anotada se presente na maioria dos campos. Deve-se priorizar a anotação das três principais alterações observadas e a intensidade da poiquilocitose deve ser o resultado da soma de todas as alterações.

Bibliografia Consultada

BRIDGES KR; PEARSON HA. Anemias and Other Red Cell Disorders. New York: McGraw-Hill Medical, 2008.

HOUVEN B. Blood film preparation and staining procedures. Lab Hematol 2000;6:1-7.

HOOKEY L; DEXTER D; LEE DH. The use and interpretation of quantitative terminology in reporting of red blood cell morphology. Lab Hematol 2001;7:85-8.

KOTTKE-MARCHANT K; DAVIS BH. Laboratory Hematology Practice. Oxford: Willey-Blackwell, 2012.

LEWIS SM; BAIN BJ; BATES I. Dacie and Lewis Practical Haematology. 11th ed. Philadelphia: Churchill Livingstone, 2012.

19 O que são corpúsculos de Howell-Jolly e em que situações são encontrados no sangue periférico?

Marcelo Luide Pereira Gonçalves

Os corpúsculos de Howell-Jolly são inclusões eritrocitárias puntiformes (Foto 13, p. 371) remanescentes no processo de perda do núcleo pelos precursores eritroides. Portanto, são fragmentos nucleares, compostos por DNA, que apresentam as mesmas características de coloração do núcleo. Podem ser encontrados em eritrócitos na medula óssea de indivíduos normais, porém são removidos pelo baço.

Seu aparecimento em esfregaços sanguíneos está associado principalmente a estados relacionados à ausência do baço ou à hipofunção esplênica (como na doença falciforme, doença celíaca). Também são observados, fisiologicamente, em recém-nascidos, por apresentarem o baço funcionalmente imaturo, e nas anemias hemolíticas graves, nas anemias megaloblásticas, nas síndromes mielodisplásicas e na esferocitose hereditária.

Em alguns esfregaços com problemas de coloração, essas inclusões podem ser confundidas com precipitados do corante. É muito importante que o microscopista saiba como fazer essa diferenciação, já que esse é um achado que deve ser referido no laudo do hemograma.

Bibliografia Consultada

BAIN BJ. Blood Cells: a practical guide. 3rd ed. London: Blackell Science, 2002.

SEARS DA; UDDEN MM. Howell-Jolly bodies: a brief historical review. Am J Med Sci 2012;343(5):407-9. Review.

TAVASSOLI M; CROSBY WH. Fate of the nucleus of the marrow erythroblast. Science 1973;179:912-3.

20 O que são corpos de Heinz e qual técnica permite sua visualização?

Antonio C. C. D'Almeida

Os corpos de Heinz são precipitados de hemoglobina desnaturada que geralmente se encontram fixados na membrana celular. Um número considerável de hemoglobinas mutantes é instável, sofre um processo de desnaturação nos eritrócitos circulantes e forma os corpos de Heinz quando são aquecidas a 50°C.

São encontrados em portadores de hemoglobinopatias, possuem apresentação fenotípica diversa das cadeias de globinas normais alfa ou beta e estrutura molecular instável.

Essas hemoglobinas instáveis são decorrentes de mutações por substituição de aminoácidos em determinadas posições das cadeias globínicas e que em algumas situações determinam sua precipitação quando expostas a produtos químicos como drogas oxidantes, cloratos, fenil-hidrazinas. Os corpos de Heinz também são encontrados em pacientes com deficiências enzimáticas intraeritrocitárias, entre elas a deficiência de glicose-6-fosfato-desidrogenase.

Os pacientes que apresentam essas hemoglobinas mutantes manifestam uma síndrome conhecida por Anemia Hemolítica Congênita com corpos de Heinz, que consiste em anemia hemolítica crônica, presença de eritrócitos circulantes com corpos de Heinz, mais evidentes após esplenectomia, e excreção de urina escura pela presença de pigmentos pirrólicos.

Os corpos de Heinz não são visualizados nas colorações normalmente utilizadas na análise do hemograma. A técnica que permite sua visualização é a da coloração de azul de cresil brilhante a 1%. Misturam-se três gotas de sangue fresco com uma gota de azul de cresil brilhante a 1% em solução de cloreto de sódio a 0,9%. Incuba-se por 30 minutos a 37°C, homogeneiza delicadamente e confecciona um esfrega-ço. A leitura é realizada ao microscópio, por imersão (Foto 14, p. 372).

Bibliografia Consultada

CAPPELINI MD; FIORELLI G. Glucose-6-phosphate dehydrogenase deficiency. Lancet 2008;371:64-74.

NAOUM PC; QUERINO SS; CURY NM et al. Avaliação laboratorial da toxicidade molecular em eritrócitos talassêmicos. Rev Bras Hematol Hemoter. São José do Rio Preto 2006;28(4). Disponível em: <http://www.scielo.br/scielo.php?script=sci_arttext&pid=S1516-84842006000400017&lng=en&nrm=iso>. Acessado em 26 Junho 2012. http://dx.doi.org/10.1590/S1516-848420060004 00017

ORLANDO GM; NAOUM PC; SIQUEIRA FAM; BONINI-DOMINGOS CR. Diagnóstico laboratorial de hemoglobinopatias em populações diferenciadas. Rev Bras Hematol Hemoter São José do Rio Preto 2000;22(2). Disponível em: <http://www.scielo.br/scielo.php?script=sci_arttext&pid=S1516-848420000 00200007&lng=en&nrm=iso>. Acessado em 26 Junho 2012. http://dx.doi.org/10.1590/S1516-84842000000200007

RIFKIND RA. Heinz body Anemia: an ultrastructural study. II. Red cell sequestration and destruction. Blood 1965;26(4):433-48.

21 Quais inclusões, quando presentes no eritrócito, podem ser evidenciadas pela coloração de novo azul de metileno (*new methylene blue*) e quais suas características?

Adriano M. Del Vale

As principais inclusões eritrocitárias evidenciadas pelo *new methylene blue* são:

- Pontilhado basófilo: seu aparecimento é decorrente da persistência de RNA nos eritrócitos. São grânulos pequenos e irregulares ou esféricos. Podem ser finos e amplamente distribuídos nos eritrócitos ou grosseiros e em menor número próximos à membrana celular. Seu aparecimento é indicativo de eritropoiese acentuada sem tempo adequado de maturação dos eritrócitos. Estão relacionados a doenças como talassemia, deficiência genética de pirimidina 5 nucleotidase, intoxicação por chumbo, anemias hemolíticas, alcoolismo e processos de regeneração medular.

- Corpos de Heinz: caracterizam-se por precipitados de um ou mais corpúsculos esféricos e escuros de tamanho variado, geralmente aderidos à membrana celular. Sua precipitação é decorrente de processos oxidativos que transformam a oxi-hemoblobina em meta-hemoglobina que se degrada em subcompostos, os hemicromos, finalmente levando à desagregação das globinas alfa e beta e sua precipitação. Não aparecem nos reticulócitos.

- Anéis de Cabot: inclusão eritrocitária rara, são constituídos por restos de membrana nuclear em forma de filamento que permanece nos eritrócitos. Podem apresentar aspecto de nó, oito e anel. Seu aparecimento ocorre em processos regenerativos medulares, anemias graves, leucemias e intoxicação por chumbo.

- Hemoglobina H: a precipitação de hemoglobina H ocorre devido ao desequilíbrio da síntese de globinas alfa (diminuídas) e de globinas beta (normais). As globinas beta formam tetrâmeros estáveis, conhecidos como hemoglobina H, que se precipitam. Aparecem como múltiplos corpúsculos homogeneamente distribuídos nos eritrócitos. Seu aparecimento está associado com a alfa-talassemia hereditária e secundária a quimioterápicos utilizados no tratamento de cânceres, linfomas e leucemias.

Bibliografia Consultada

ERICHSEN ES; VIANA LG. Medicina Laboratorial para o Clínico. Belo Horizonte: Coopmed, 2009, p. 233-337.

GROTTO HZW. Interpretação Clínica do Hemograma. São Paulo: Atheneu, 2009, p.143.

LEWIS SM; BAIN BJ; BATES I. Dacie and Lewis Practical Haematology. 8th ed. London: Churchill Livingstone, 2001.

LICHTMAN MA; KAUSHSKY K; KIPPS TJ et al. William's Hematology. 8th ed. New York: McGraw-Hill Medical, 2010, p. 2438.

22 Como realizar a contagem manual de reticulócitos? Quais os principais cuidados que essa contagem exige?

Adriano M. Del Vale

A contagem manual de reticulócitos é realizada por grande parte dos laboratórios. A contagem de reticulócitos automatizada apresenta mais exatidão que a manual, mas não é viável para todos os laboratórios devido ao aumento de custo.

Para a coloração de reticulócitos podemos utilizar os seguintes corantes: azul cresil brilhante, novo azul de metileno ou ainda o azure B.

O corante novo azul de metileno apresenta vantagens sobre o azul cresil brilhante, porque oferece uma coloração mais uniforme e com melhor visualização das células. Já o corante azure B pode ser utilizado como substituto do novo azul de metileno, oferecendo resultados semelhantes a esse, tendo como vantagens a possibilidade de ser utilizado em forma pura e não apresentar precipitados.

O preparo desses corantes é simples, conforme as proporções definidas: dissolver 1 grama de *new methylene blue* ou azure B em 100mL de tampão fosfato iso-osmótico, pH 7,4.

- Preparo do esfregaço para contagem:

  a) Colocar 2 a 3 gotas de solução corante em tubo plástico ou de vidro com dimensões 75 × 10mm.
  b) Adicionar 2 a 4 gotas de sangue colhido em EDTA.
  c) Homogenizar suavemente.
  d) Incubar a 37°C durante 15 a 20 minutos.
  e) Realizar esfregaços, como os de rotina, para hemograma.
  f) Não realizar contracoloração.
  g) Proceder à microscopia.

- Técnica de contagem:
  a) Com o aumento de imersão de 100×, escolher áreas homogêneas do esfregaço e que apresentem pouca precipitação de material.
  b) Realizar a contagem de reticulócitos e hemácias em cada campo.
  c) Contar o número de campos necessários para obter 500 a 1.000 hemácias.

- Cálculo:

  RET% = [RET/(RET + HEM)] × 100
  Onde: Ret = total de reticulócitos; Hem = total de hemácias.

- Valores de referência:

  Recém-nascidos: 2 a 5%.
  Demais idades: 0,5 a 2,5%.

O método manual tem algumas limitações que devem ser consideradas:

- Qualidade de corantes utilizados para a obtenção de boa coloração dos reticulócitos, ausência de precipitados e fácil visualização das hemácias.
- Realização da contagem em campos homogêneos evitando campos com empilhamento de hemácias e com poucas células.
- A experiência do examinador é fator preponderante para a adequação do método, uma vez que o coeficiente de variação entre examinadores é muito grande. Com isso, é necessário treinamento da equipe de examinadores para a obtenção de baixa variabilidade entre microscopistas do mesmo laboratório.

Bibliografia Consultada

ERICHSEN ES; VIANA LG. Medicina Laboratorial para o Clínico. Belo Horizonte: Coopmed, 2009, p. 233-337.

GROTTO HZW. Interpretação Clínica do Hemograma. São Paulo: Atheneu, 2009, p. 143.

LEWIS SM; BAIN BJ; BATES I. Dacie and Lewis Practical Haematology. 8th ed. London: Churchill Livingstone, 2001.

LICHTMAN MA; KAUSHSKY K; KIPPS TJ et al. William's Hematology. 8th ed. New York: McGraw-Hill Medical, 2010, p. 2438.

23 Como realizar a contagem de eritroblastos (NRBC) na lâmina corada e como reportar o resultado?

Flavo Beno Fernandes

Eritroblastos são células vermelhas nucleadas cujo local de desenvolvimento e maturação é a medula óssea. No recém-nascido circulam no sangue periférico, normalmente até o 10º dia de vida. Podem, eventualmente, sob algumas condições ligadas a doenças como a mielofibrose, invasão neoplásica tumoral ou necrose medular, ou ainda ligadas à regeneração medular, circular no sangue periférico em diferentes estágios de maturação.

Eles são reconhecidos pela morfologia característica: presença de citoplasma basofílico (raras vezes com alguma granulação, na maioria escassa e fina) e presença de núcleo excêntrico de cromatina homogênea, que não toca a borda interna da célula. Se estiverem em um estágio final de maturação apresentam o núcleo em picnose e por vezes já sendo expulso da célula (Foto 15, p. 372). Quase sempre a circulação aumentada de eritroblastos é acompanhada por reticulocitose e policromatofilia.

Na contagem diferencial dos leucócitos, devemos ir contando em separado, em contador com tecla específica (que não os inclua na contagem do total de leucócitos), ou mesmo anotando manualmente os eritroblastos identificados ao longo da varredura da lâmina. É importante repetir que eles não devem ser incluídos na contagem diferencial dos leucócitos e sim contados em paralelo. Ao final teremos um diferencial da população de leucócitos e o número de eritroblastos identificados. Neste momento há duas possibilidades que podem ocorrer:

- Se o número de eritroblastos for ≤ 10/100 leucócitos: devemos liberar o número de leucócitos contado pelo equipamento e o número de eritroblastos que contamos. Essa é a forma de liberação: eritroblastos (1-10)/100 leucócitos.

- Se o número de eritroblastos for > 10/100 leucócitos: se o equipamento automatizado com que trabalhamos não fizer a contagem automatizada dos eritroblastos e já os descontar do total de leucócitos, devemos, manualmente, fazer essa correção. Este é o cálculo a ser feito: leucócitos ajustados = (leucócitos totais × 100)/(100 + número de eritroblastos). Os eritroblastos serão calculados então: eritroblastos = leucócitos totais − leucócitos ajustados. Essa é a forma de liberação: eritroblastos: número/µL.

Bibliografia Consultada

FAILACE R. Hemograma – Manual de Interpretação. 5ª ed. Porto Alegre: Artmed, 2011.

KIL TH; HAN JY; KIM JB et al. Um estudo sobre a medição do glóbulo vermelho nucleado (eritroblastos). Contagem baseada no peso ao nascer e sua correlação com o prognóstico perinatal em recém-nascidos com muito baixo peso. Korean J Pediatr 2011;54(2):69-78.

24 Qual a quantidade ideal de leucócitos a serem contados na diferencial manual? Como é a reprodutibilidade destas contagens?

Maria Silvia C. Martinho

A contagem diferencial é a quantificação de cada um dos elementos leucocitários e é expressa em porcentagem e em valores absolutos. Os valores absolutos são obtidos pela multiplicação do valor percentual pelo valor da contagem global de leucócitos e é a contagem recomendada pelo ICSH (*International Council for Standardization in Hematology*). Os analisadores hematológicos com contagem diferencial de 5 partes fornecem ambas as contagens, mas em algumas situações a contagem manual é necessária. A contagem diferencial manual é realizada no microscópio por meio da quantificação das diferentes populações leucocitárias em uma distensão sanguínea preparada manualmente ou em preparador automatizado de lâminas. É também denominada "fórmula leucocitária manual" e está sujeita a variações técnicas e estatísticas. As variações por motivos técnicos, decorrem principalmente da má distribuição das células na distensão sanguínea e da sua identificação equivocada. As células maiores, tais como granulócitos imaturos e monócitos, localizam-se mais nas bordas e na cauda dos esfregaços, ocasionando algumas vezes contagens falsamente diminuídas desses elementos celulares. Para evitar erros na identificação das células é necessário treinamento continuado dos analistas, além da padronização dos conceitos dos tipos celulares, principalmente no que diz respeito à diferenciação entre neutrófilos bastonetes e segmentados. Há também possibilidade de confundir células desgranuladas e degeneradas, causando erros na fórmula manual, daí a necessidade de pessoal capacitado para a execução da microscopia. As células em degeneração, desde que se possa precisar a qual população leucocitária pertence, devem ser incluídas na contagem diferencial dessas populações, como no caso da Leucemia Linfocítica Crônica, em que temos a presença de *restos nucleares de Gumprecht,* que são característicos dessa doença e que devem ser classificados como pertencentes às células linfoides presentes nesses casos. Além disso, é necessário que a distensão seja bem feita, que tenha cauda e margem bem definidas e que esteja muito bem corada. A variação estatística ocorre devido à baixa quantidade de células contadas que vai acarretar baixa reprodutibilidade nas contagens diferenciais manuais. O intervalo de aceitação em contagens de 100 células é muito grande (Tabela 1).

Tabela 1 – Reprodutibilidade das contagens diferenciais em variadas contagens globais de leucócitos.

Porcentagem de células observadas	Número de células contadas (*n*)				
	100	200	500	1.000	10.000
0	0-4	0-2	0-1	0-1	0-0,04
1	0-6	0-4	0-3	0-2	0,8-1,2
2	0-8	0-6	0-4	1-4	1,7-2,3
3	0-9	1-7	1-5	2-5	2,7-3,3
4	1-10	1-8	2-7	2-6	3,6-4,4
5	1-12	2-10	3-8	3-7	4,6-5,4
6	2-13	3-11	4-9	4-8	5,5-6,5
7	2-14	3-12	4-10	5-9	6,5-7,5
8	3-16	4-13	5-11	6-10	7,4-8,6
9	4-17	5-15	6-12	7-11	8,4-9,6
10	4-18	6-16	7-14	8-13	9,4-10,6
15	8-24	10-21	12-19	12-18	14,6-15,4
20	12-30	14-27	16-24	17-23	19,6-20,4
25	16-35	19-32	21-30	22-28	24,6-25,4
30	21-40	23-37	26-35	27-33	29,5-30,5
35	25-46	28-43	30-40	32-39	34,5-35,5
40	30-51	33-48	35-45	36-44	39,5-40,5
45	35-56	38-53	40-50	41-49	44,5-45,5
50	39-61	42-58	45-55	46-54	49,5-50,5

Limites de confiança de 95% da porcentagem observada de células quando o número total (n) varia de 100 a 10.000. As variações de n = 100 a n = 1.000 são derivadas de Rümke.

É possível melhorar a precisão da contagem manual quando se conta maior quantidade de células, mas isto não é viável para todos os casos em uma rotina hematológica. Segundo o CLSI, nos casos em que se necessite uma contagem mais exata, o procedimento adequado é realizar duas contagens de 200 células cada, por dois analistas experientes, em uma mesma lâmina. Dessa maneira, teremos um total de 400 células, de onde se utiliza o valor médio dessas contagens diferenciais.

Bibliografia Consultada

BAIN BJ. Células Sanguíneas: um guia prático. 4ª ed. Porto Alegre: Artmed, 2007.

KOEPKE JA; Van ASSENDELFT OW; BRINDZA LJ et al. CLSI – H20-A2. Reference Leukocyte (WBC) Differential Count (Proportional) and Evaluation of Instrumental Methods; Approved Standard. 2nd ed. Clinical and Laboratory Standards Institute, 2007. Vol. 27, nº 4.

RUMKE CL. Variability of results in differential cell counts on blood smears. Triangle 1960;44154-57.

25 Como relatar as alterações encontradas na análise microscópica da série branca? Como mensurá-las?

Marcos Kneip Fleury

As alterações quantitativas e qualitativas da série branca podem ser observadas tanto por meio dos equipamentos automatizados como pelos métodos manuais tradicionais. Não existem regras determinadas para o relato das alterações morfológicas dos leucócitos, mas sim recomendações de órgãos internacionais de normatização, como a Organização Mundial da Saúde (OMS), o *Clinical and Laboratory Standard Institute* (CLSI), o *International Council for Standardization in Haematology* (ICSH) e a *International Society for Laboratory Hematology* (ISLH). Uma das alterações leucocitárias que mais causam dúvidas ao profissional do laboratório são as atipias linfocitárias, bastante comuns durante as viroses que acometem crianças e adultos. Essas atipias geralmente se apresentam como um aumento do citoplasma acompanhado ou não de uma coloração mais azulada ou basófila. O núcleo pode exibir a cromatina mais frouxa e os nucléolos podem ser observados com certa frequência (Foto 16, p. 372). A anotação da presença de linfócitos atípicos é quase sempre motivo de interpretações diversas, pois essas células apresentam uma grande variabilidade morfológica, principalmente quando se trata de crianças. Nessa faixa etária, os linfócitos exibem comumente características reativas, que são consideradas normais até o quarto ou quinto ano de vida. Sendo assim, é muito importante que se considere a idade do paciente ao se relatar a presença dessa atipia celular. As anormalidades dos neutrófilos, como a presença de granulações grosseiras, vacuolização do citoplasma e degeneração nuclear, também são características que devem ser citadas na hematoscopia. A maioria dos órgãos normatizadores recomenda que as alterações morfológicas dos leucócitos sejam citadas quando ocorrerem em uma parcela considerável das células. Alguns deles, por exemplo, indicam a anotação da atipia dos linfócitos quando mais de 20% dessas células apresentarem essa característica. Outros indicam que a anotação deve ser feita quando pelo menos dois terços dos campos microscópicos apresentarem células alteradas. As recomendações abaixo descritas representam os pontos em comum entre as instituições normatizadoras e visam orientar os comentários da hematoscopia.

- Sempre que estiver alterado ou com alarme comparar os resultados automatizados com as contagens e a avaliação microscópica das amostras.
- Atentar para a idade do paciente quando relatar a presença de linfócitos reativos ou atípicos.
- O CLSI recomenda que os linfócitos reativos sejam contados em qualquer quantidade e em todas as amostras. Dessa forma, a contagem diferencial teria o campo "linfócitos reativos" incluído em todas as amostras. Caberia então ao médico assistente interpretar esse valor de acordo com as características clínicas e a idade do paciente.
- As alterações morfológicas dos leucócitos devem ser relatadas quando forem observadas em frequência moderada ou intensa.
- A anotação de granulações grosseiras deve obedecer ao critério de frequência.
- A presença de hipersegmentação nos neutrófilos deve ser anotada mesmo em pequena frequência.

Bibliografia Consultada

HOWEN B. White blood cell morphology in the balance. Lab Hematol 2005;11:79-82.

KOTTKE-MARCHANT K; DAVIS BH. Laboratory Hematology Practice. Oxford: Willey-Blackwell, 2012.

LEWIS SM; BAIN BJ; BATES I. Dacie and Lewis Practical Haematology. 11th ed. Philadelphia: Churchill Livingstone, 2012.

PETERSON P; BLOMBERG DJ; RABINOVITCH A; CORNBLEET PJ. Physician review of the peripheral blood smear: when and why. An opinion. Lab Hematol 2001;7:175-9.

Van DES MEER W; VAN GELDER W; DE KEIJZER R; WILLEMS H. The divergent morphological classification of variant lymphocytes in blood smears. J Clin Pathol 2007;60(7):838-9.

26 Como é realizada a contagem manual de plaquetas? Essa contagem é confiável?

Claudio José de Freitas Brandão

A contagem manual de plaquetas é realizada por métodos diretos e indiretos. Os métodos indiretos, como o de Fonio por exemplo, não devem ser considerados recursos para a quantificação de plaquetas e sim para estimar sua quantidade e avaliar a morfologia e a distribuição no esfregaço sanguíneo corado. Isto se justifica pela elevada imprecisão para a quantificação devido a: confecção e coloração inadequadas dos esfregaços sanguíneos, distribuição heterogênea de células, eventual presença de macroplaquetas e grumos plaquetários, dificuldade de padronização de campos para a leitura nos esfregaços, além da diversidade de sistemas ópticos utilizados (oculares e objetivas).

A contagem manual de plaquetas por métodos diretos é realizada por meio de hemocitômetros, como a câmara de Neubauer, que utiliza uma diversidade de soluções diluentes. Esse método foi considerado o padrão-ouro para a contagem de plaquetas, mas problemas operacionais e de padronização dificultam seu emprego na rotina laboratorial. Atualmente, sua utilização está restrita ao controle de qualidade de contagens automatizadas e como referência para a calibração de analisadores hematológicos automatizados, apesar de alguns trabalhos científicos condenarem sua utilização na calibração*. As variáveis que dificultam a utilização rotineira desses métodos incluem: consumo excessivo de tempo para sua realização, dificuldade de padronização, variação na estabilidade e eficácia dos líquidos diluentes utilizados, diferenças nas habilidades e experiências dos analistas, entre outros. A associação de variáveis que influenciam esses métodos resulta em re-

---

*Born, GV (Nature 1962) e Bray, PF (Thromb Haemost 1999)
Harrison, P; Horton, A e Grant, D et al. (Br J Haematol 2000)

produtibilidade insatisfatória e em imprecisão de até 25% nas quantificações de plaquetas do sangue periférico. Por isso, os métodos diretos manuais não mais se adequam às rotinas de trabalho dos laboratórios modernos.

Bibliografia Consultada

CARVALHO WF. Técnicas Médicas de Hematologia e Imuno-Hematologia. 7ª ed. Belo Horizonte: COOPMED, 2002.

FELLE P; MCMAHON C; ROONEY S et al. Platelets in the paediatric population: the influence of age and the limitations of automation. Clin Lab Haematol 2005;27:250-25.

HARRISON P; HORTON A; GRANT D et al. Immunoplatelet counting: a proposed new reference procedure. Br J Haematol 2000;108:228-35.

NORFOLK DR; ANCLIFF PJ; CONTRERAS M et al. Consensus conference on platelet transfusion – Royal College of Physicians of Edinburgh. Br J Haemathol 101:609-67, 1998.

27 O que é pseudotrombocitopenia EDTA dependente e como identificar a presença de plaquetas agregadas na lâmina?

Terezinha Paz Munhoz

Na pseudotrombocitopenia EDTA dependente há um número reduzido de plaquetas sem nenhuma manifestação clínica, causada por aglutinação plaquetária em amostras de sangue anticoaguladas com EDTA, que tem como consequência um falso resultado na contagem realizada pelos analisadores hematológicos. A formação de agregados ou grumos plaquetários é um fenômeno *in vitro*, atribuída a autoanticorpos que reconhecem antígenos modificados ou expostos pela ação do EDTA e baixa temperatura na membrana plaquetária. Vários estudos têm tentado explicar esse fenômeno, mas a hipótese mais provável, até agora, é que a ligação ocorra no complexo GpIIb/IIIa e que o epítopo de ligação do anticorpo ao antígeno, normalmente oculto, seja modificado ou exposto em presença do EDTA. As aglutininas podem ser do tipo IgG, IgM ou IgA e reagem mais fortemente à temperatura ambiente ou ao frio, embora algumas possam reagir independente da temperatura ou até ter reação mais forte à temperatura de 37ºC. A fisiopatologia da produção dos anticorpos não é bem esclarecida, mas pode dever-se tanto a anticorpos naturais como aos observados na destruição plaquetária em algumas condições como sepse, toxemia da gravidez, púrpura trombocitopênica trombótica ou mielodisplasia. O satelitismo plaquetário é outra forma de apresentação de agregados plaquetários; também ocorre *in vitro* em amostras de sangue anticoaguladas com EDTA, mas são eventos mais raros. As plaquetas aderem aos polimorfonucleares neutrófilos maduros de modo circular, e isto também resulta em falsa redução na contagem de plaquetas. Algumas vezes, pode estar relacionado a um processo autoimune, mas, na maioria das vezes, não está associado a nenhuma doença específica. Vale ressaltar que agregados plaquetários podem estar presentes em amostras com outros anti-coagulantes, como citrato, oxalato ou heparina, e o satelitismo plaquetá-rio também já foi descrito ocorrendo em outras células, como basófilos, monócitos ou linfócitos. Tanto os agregados plaquetários, como a pre-sença de satelitismo, podem ser identificados na observação microscópi-ca da lâmina corada com corantes hematológicos. Esse procedimento deve ser realizado sempre que houver alarme ou alteração no histograma plaquetário nos analisadores automatizados ou ainda quando a conta-gem de plaquetas estiver abaixo do valor mínimo de normalidade.

Bibliografia Consultada

PENA F; PEREIRA S; NIEMAYER R; NIEMAYER B. EDTA – Dependent platelet clumping in a patient with hypothyroidism. East J Med 2010;15:31-3.

ZANDECKI M; GENEVIEVE F; GERARD J; GORDON A. Spurious counts and spurious results on haematology analysers: a review. Part I: platelets. Int Jnl Lab Hem 2007;29:4-20.

28 Quais células não hematopoiéticas ou microrganismos podem ser encontrados na análise do sangue periférico?

Fabio Lima Sodré

As células não hematopoiéticas encontradas na análise do sangue periférico são, em geral, microrganismos patogênicos. Eles podem ser visualizados na análise microscópica do esfregaço do sangue periférico preparado com corantes hematológicos convencionais. O mais frequentemente visualizado é o protozoário do gênero *Plasmodium,* microrganismo causador da malária. Outros protozoários também podem ser visualizados na análise do sangue periférico, como algumas espécies do gênero dos *Trypanosoma* e das *Babesia.* Espécies do gênero *Leishmania* são mais frequentemente visualizadas em estudos de amostras da medula óssea. Apesar de pouco frequentes em nosso meio, metazoários também podem ser visualizados na análise do sangue periférico, entre eles podemos citar *Wulcheria bancrofti, Brugia malayi, Loa loa* e espécies do gênero *Mansonella.* Fungos e bactérias, apesar de estarem presentes no sangue periférico em estados de sepse, dificilmente são observados nas análises convencionais desse material quando corado pelos métodos hematológicos tradicionais. Raramente, células humanas não hematopoiéticas podem ser encontradas na análise do sangue periférico. A presença de células carcinomatosas que invadem a corrente sanguínea e disseminam-se pelo organismo, ou de células que podem ser fixadas e coradas no esfregaço de sangue durante sua confecção e/ou coloração, como, por exemplo, células da mucosa oral implantadas em esfregaços através de perdigotos, é extremamente rara e incomum na prática laboratorial.

Bibliografia Consultada

BAIN BJ. Diagnosis from the blood smear. N Engl J Med 2005;353(5):498-507.

HAYHOE FGJ; FLEMANS RJ. Atlas colorido de Citologia Hematológica. Barcelona: Artes Médicas, 2000.

HUGHES AD; MATTISON J; WESTERN LT et al. Microtube device for selectin-mediated capture of viable circulating tumor cells from blood. Clin Chem 2012;58(5):846-53.

McPHERSON RA; PINCUS MR. Henry`s Clinical Diagnosis and Management by Laboratory Methods. Philadelphia: Saunders Elsevier, 2007.

NEEVES KB. Catch me if you can: isolating circulating tumor cells from flowing blood. Clin Chem 2012;58(5):803-4.

29 O que é malária e quais os tipos de parasitas existentes? Qual a importância na diferenciação do tipo do parasita?

Fabio Lima Sodré

Malária é uma doença causada por algumas espécies de protozoário do gênero *Plasmodium,* transmitida através de picadas de mosquitos do gênero *Anopheles.* As espécies que parasitam o ser humano são *Plasmodium falciparum, Plasmodium malariae, Plasmodium vivax* e *Plasmodium ovale.* Este último não apresenta registro de transmissão autóctone no Brasil. A importância na diferenciação entre as espécies é a escolha do esquema terapêutico a ser utilizado. O Ministério da Saúde publicou em 2010 o Guia prático de tratamento da malária no Brasil, nele a decisão de como tratar o paciente com malária é baseada primariamente na espécie do microrganismo infectante e, secundariamente, no quadro clínico do doente. Os dados do quadro clínico que orientam o tratamento são:

- Idade do paciente, pela maior toxicidade para crianças e idosos.
- História de exposição anterior à infecção, uma vez que indivíduos primoinfectados tendem a apresentar formas mais graves da doença.
- Condições associadas, tais como gravidez e/ou doenças prévias.
- Gravidade da doença, pela necessidade de hospitalização e de tratamento com esquemas especiais de antimaláricos.

O Ministério da Saúde preconiza, a depender do quadro clínico e da espécie do parasita, mais de 10 esquemas terapêuticos diferentes. A identificação da espécie do plasmódio é a mais importante informação necessária para a aplicação da terapêutica adequada, pois o *Plasmodium falciparum* pode desenvolver resistência à cloroquina, droga de primeira linha no tratamento das infecções causadas pelas outras espécies.

Bibliografia Consultada

Brasília (Distrito Federal). Ministério da Saúde. Guia prático de tratamento da malária no Brasil. Série A. Normas e Manuais Técnicos. Brasília, 2010. v.1. Disponível em: http://portal.saude.gov.br/portal/arquivos/pdf/guia_pratico_tratamento_malaria_brasil_2602.pdf. Acessado em 01 de julho de 2012.

30 Qual o principal método utilizado para a pesquisa de malária e como realizá-la?

Maria Silvia C. Martinho

O diagnóstico da malária é realizado pela demonstração do parasita ou pela presença dos antígenos a ele relacionados no sangue periférico.

O exame microscópico do sangue pode ser feito em esfregaço comum, corado por corante do tipo Romanovsky ou pela técnica da gota espessa, corada pela técnica de Walker, que utiliza corantes azul de metileno e Giemsa. A pesquisa do parasita no esfregaço tem baixa sensibilidade, que é cerca de 30 vezes melhor na gota espessa. Além do baixo custo, ambas permitem identificar a espécie do plasmódio (Foto 17, p. 372).

O método mais utilizado para o diagnóstico da malária no Brasil é o da gota espessa, pois a concentração do sangue possibilita encontrar mais facilmente o parasita. A grande dificuldade é conseguir analistas capacitados e bem treinados, capazes de identificar e de diferenciar os diferentes tipos dos parasitas e estágios de desenvolvimento. Essa técnica pode ser realizada por punção digital ou venosa e baseia-se na visualização do parasita por análise microscópica em preparado, de acordo com a figura 1, que depois de bem seco é desemoglobinizado por solução de azul de metileno e corado pelo Giemsa. As técnicas de desemoglobinização e de coloração podem ser encontradas no Manual do Ministério da Saúde, especificado na bibliografia consultada e disponível na Internet.

A quantificação dos parasitas é útil para a avaliação prognóstica e deve ser feita em todas as análises positivas, especialmente nos casos de *Plasmodium falciparum*. A verificação da densidade parasitária pode ser realizada pelas duas técnicas, tanto esfregaço como gota espessa. Com a gota espessa pode ser liberada uma avaliação semiquantitativa, onde são contados 100 campos microscópicos.

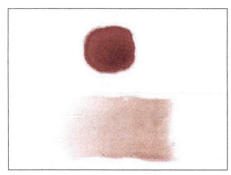 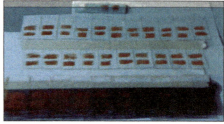

Figura 1 – Lâminas de gota espessa sem corar e corada e esfregaço sanguíneo.

O resultado é liberado em cruzes, da seguinte maneira:

- 1 parasita/campo: +
- 2 a 20 parasitas/campo: ++
- 21 a 200 parasitas/campo: +++
- Mais de 200 parasitas/campo: ++++

No esfregaço sanguíneo, os plasmódios apresentam as características morfológicas demonstradas no quadro 1.

Na Amazônia, onde a grande maioria dos casos acontece, os profissionais de laboratório têm muita prática na identificação desses parasitas, o que já não ocorre em serviços que não têm grande demanda. No Estado de São Paulo, todos os casos de malária encontrados nos laboratórios devem ser notificados ao SUCEN – Superintendência de Controle de Endemias, que é o órgão que realiza o exame confirmatório.

Bibliografia Consultada

Secretaria de Vigilância em Saúde, Mato Grosso do Sul. Manual de diagnóstico laboratorial da malária. Disponível em: http://bvsms.saude.gov.br/bvs/publicacoes/malaria_diag_manual_final.pdf; Acessado em 03 de agosto de 2012.

SOARES I, 2005. Disponível em: http://www.fcf.usp.br/Ensino/Graduacao/Disciplinas/LinkAula/Malaria; Acessado em 03 de agosto de 2012.

Quadro 1 – Características morfológicas dos plamódios em esfregaços sanguíneos.

Estágio	*P. falciparum*	*P. vivax*	*P. malariae*	*P. ovale*
Células vermelhas infectadas	Tamanho normal, granulações de Maurer e pigmento malárico	Aumentadas, presença de grânulos de Schüffner	Tamanho normal ou menores do que o normal	Aumentadas, podem ser ovais com fímbria, presença de grânulos de Schüffner
Estágio de anel (trofozoíta jovem)	Pequeno e delicado, frequente 2 grânulos na cromatina, frequente 2 ou mais anéis por célula vermelha do sangue	Pouco aumento, 1 ou 2 grânulos na cromatina, podem ser 2 anéis por célula vermelha	Compacto, 2 anéis por célula vermelha do sangue, raro	Compacto, 2 anéis por célula vermelha do sangue, raro
Trofozoíta	Tamanho moderado, normalmente compacto, pigmento granular	Aumentado, ameboide, pigmento visto em bastões finos	Pequeno, compacto, frequente, forma de banda, pigmento grosseiro	Pequeno, não ameboide, pigmento grosseiro
Esquizonte maduro	Raro em sangue periférico, merozoítas pequenos (8-16)	Grandes, merozoítas grandes (12-24)	Pequenos, merozoítas grandes (6-12), pigmento grosseiro	Menores do que *P. vivax*, 6-12 merozoítas, pigmento mais escuro do que *P. vivax*
Gametócitos	Forma crescente, núcleo único	Esféricos, compactos, núcleo único, pigmento difuso e grosseiro	Similares a *P. vivax*, porém menores e menos numerosos, grânulos de Schüffner ausentes	Similares a *P. vivax*, porém menores

Adaptado de livro Parasitologia Humana, 10ª edição, David Pereira Neves, p. 140.

31. Existem testes que não utilizam a análise da distensão sanguínea e que são rápidos na informação da presença do *Plasmodium*?

Maria Silvia C. Martinho

Nos últimos anos, métodos alternativos e/ou complementares ao exame da gota espessa têm sido disponibilizados. Testes imunocromatográficos para a detecção de antígenos, testes de ELISA e imunofluorescência indireta para a detecção de anticorpos e também testes de PCR para a detecção do DNA do parasita.

Métodos de diagnóstico rápido da malária foram desenvolvidos utilizando anticorpos monoclonais e policlonais dirigidos contra a proteína Pf-HRP2 e contra a enzima desidrogenase láctica (pDHL) das quatro espécies de plasmódio. Esses testes têm a vantagem de diferenciar o *Plasmodium falciparum* das demais espécies, as quais são identificadas como não *P. falciparum*.

Alguns desses testes são exclusivos para o diagnóstico do *P. falciparum*, tais como ParaCheck-Pf®, Malar-Check® e ParaSight F (BD) (Fig. 1), detectam a proteína Pf-HRP2 através de anticorpos monoclonais e outros que discriminam o *P. falciparum* das outras espécies, por meio da detecção da enzima pDHL, específica para o gênero *Plasmo-*

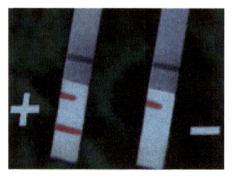

Figura 1 – Teste ParaSight F, com controle negativo.

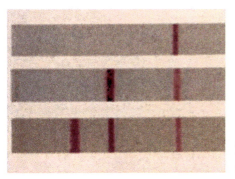

Figura 2 – Teste OptiMal®, com controle negativo, *P. vivax* e *P. falciparum*.

dium, e a Pf-DHL, específica do *P. falciparum*. Os nomes comerciais desses testes são ICT-PfPv® e OptiMal® (Fig. 2).

O teste PCR para o plasmódio apresenta grande eficácia, mas geralmente é apenas realizado por grandes laboratórios devido ao custo elevado.

Bibliografia Consultada

Secretaria de Vigilância em Saúde, Mato Grosso do Sul. Manual de diagnóstico laboratorial da malária. Disponível em: http://bvsms.saude.gov.br/bvs/publicacoes/malaria_diag_manual_final.pdf; Acessado em 03 de agosto de 2012.

SOARES I. 2005. Disponível em: http://www.fcf.usp.br/Ensino/Graduacao/Disciplinas/LinkAula/Malaria; Acessado em 03 de agosto de 2012.

32 Quais as principais diferenças entre o hemograma manual e o automatizado?

Dimario A. Pesce Castro

O hemograma é o exame mais solicitado e o principal responsável pela avaliação das células do sangue, sendo dividido de forma didática em três componentes: série vermelha (avalia os eritrócitos), série branca (avalia os leucócitos) e plaquetas. Independentemente de a análise realizada ser manual ou automatizada, devemos estabelecer critérios para sua avaliação.

A análise da série vermelha deve ter obrigatoriamente as seguintes determinações básicas: contagem de eritrócitos, dosagem de hemoglobina, hematócrito, volume corpuscular médio (VCM), hemoglobina corpuscular média (HCM) e concentração da hemoglobina corpuscular média (CHCM).

A análise morfológica deve ser feita em relação a tamanho dos eritrócitos (normocitose, microcitose e macrocitose), forma (poiquilocitoses), conteúdo hemoglobínico (normocromia e hipocromia), inclusões (pontilhado basófilo, corpúsculo de Howel Jolly etc.) e distribuição (aglutinação ou *rouleaux*). Todas essas condições devem ser relacionadas à clínica do paciente para a construção do laudo final da análise eritrocitária.

A série branca é analisada normalmente de forma quantitativa e qualitativa por meio das seguintes células diferenciadas: neutrófilos (bastonetes e segmentados), basófilos, eosinófilos, linfócitos e monócitos.

As células brancas podem conter granulações tóxicas e vacuolização citoplasmática, indicando a associação com a presença de neutrofilia e aumento do número de bastões a uma possível infecção bacteriana. A presença de células imaturas deve ser analisada com muito cuidado, podendo indicar processos leucêmicos.

A avaliação das plaquetas deve ser feita também de forma quantitativa e qualitativa, tendo sempre o cuidado de identificar e diferenciar as plaquetopenias das pseudoplaquetopenias.

Com o início e consequente avanço da automatização do hemograma, passamos a ter uma capacidade produtiva e analítica com grande benefício para nossos pacientes. São inúmeros os avanços e facilidades que permitem uma análise muito mais rápida e correta do hemograma automatizado em relação ao manual.

Historicamente, podemos citar a identificação e leitura de códigos de barras, homogeinização automática das amostras, interfaceamento, controle de qualidade, maior acurácia e reprodutibilidade, entre outros. De forma específica, a série vermelha incorporou histogramas e gráficos de distribuição de células, o índice de RDW, que avalia a presença de anisocitose, sendo, por exemplo, importante na diferenciação entre anemias ferroprivas e talassemias. Equipamentos atuais fornecem índices de contagem de eritroblastos (NRBC) e reticulócitos (IRF e RET-He).

A série branca é emitida em % (valor relativo) e em valor absoluto (por mm^3). O valor absoluto tem melhor expressão diagnóstica em relação ao valor relativo. Um novo parâmetro de contagem dos granulócitos imaturos (IG) permite identificar e monitorar sepse em pacientes críticos.

As plaquetas, com o uso dos contadores automatizados, fornecem os índices de PDW (amplitude da distribuição das plaquetas) e MPV (volume médio plaquetário).

Atualmente, podemos também utilizar o IPF (fração de plaquetas imaturas), permitindo uma avaliação precoce da resposta medular, evitando transfusões de plaquetas desnecessárias.

Mesmo que de forma resumida, fica claro que o hemograma automatizado trouxe avanços imprescindíveis para a prática médica nos dias atuais. Os recursos disponíveis nos equipamentos mais avançados possibilitam identificar e monitorar os casos hematológicos com qualidade muito superior do que o hemograma manual.

É óbvio que laboratórios de pequeno porte podem ter dificuldades em automatizar seus processos devido aos custos, mas nesses casos é interessante que o responsável pelo Serviço faça um estudo comparativo de seus custos atuais e os custos com a automação, para verificar a viabilidade da implementação desses equipamentos. Existem equipamentos no mercado adequados para todos os tamanhos de laboratórios e o importante é escolher o que melhor se adapte às necessidades do Serviço. A automação é uma importante conquista para os laboratórios, já que padronizam e otimizam suas rotinas, contribuindo para a melhoria da qualidade.

Bibliografia Consultada

HOFFBRAND AV; PETIT JE; MOSS PAH. Essential Haematology. 4th ed. Oxford: Blackwell Science, 2002.

LORENZI TF. Manual de hematologia. Propedêutica e Clínica. 3ª ed. São Paulo: Médica Científica, 2003.

NAOUM PC; NAOUM FA. Hematologia laboratorial. Eritrócitos. São José do Rio Preto: Academia de Ciência e Tecnologia, 2005.

STIENE-MARTIN EA; STEININGER CAL; KOEPKE JA. Clinical Hematology. 2nd ed. Philadelphia: Lippincott, 1998.

33 O que são valores de referência e como defini-los? É importante que sejam reportados?

Thais Elisa S. Miura

Por definição, valor de referência é obtido pela observação ou mensuração quantitativa de um analito de um indivíduo selecionado, com base em critérios bem definidos, segundo a OMS (Organização Mundial da Saúde), a IFCC (Federação Internacional de Química Clínica) e o CLSI (*Clinical and International Standard Institute*). No Brasil, a ANVISA (Agência Nacional de Vigilância Sanitária) e o PALC (Programa de Acreditação de Laboratórios Clínicos), da Sociedade Brasileira de Patologia Clínica/Medicina Laboratorial (SBPC/ML), definem que o laboratório deve possuir valores de referência e fornecê-los no laudo dos exames.

Para definir o intervalo de referência de um método laboratorial, deve ser realizada ampla revisão na literatura internacional e nacional para cada parâmetro a ser analisado e definir se o laboratório criará seus próprios valores ou validará dados de bulas reagentes, ou se utilizará dados disponíveis na literatura.

Para a escolha de valores de referência próprios, deve ser feita uma avaliação global das variáveis biológicas. Fatores constitucionais, como gênero, idade, genética, bem como extrínsecos, como postura, dieta, exercício físico, utilização de drogas terapêuticas ou não, gravidez, entre outros, são fatores que podem interferir nessa determinação, exigindo do laboratório uma atenção especial. A escolha da amostragem para a determinação dos intervalos de referência também é de suma importância, podendo o número de amostras variar de 30 a 700. Os critérios pré-analíticos, como tipo de amostra, processamento, transporte e conservação, bem como os procedimentos analíticos, como método, equipamentos, calibração, harmonização e características próprias da metodologia, também devem estar sob estrito controle. A determinação de intervalos de referência próprios é trabalhosa e tem um custo elevado.

A segunda opção para a definição de valores de referência é a validação de valores da bula, onde o CLSI preconiza a utilização dos dados de 20 indivíduos saudáveis. Os laboratórios que utilizam esses dados devem verificar a adequação da utilização desses valores às características da população atendida pelo Serviço.

A terceira opção é obter os valores de referência a partir de dados fornecidos pela literatura com base em estudos amplos e variados. Alguns desses dados são definidos para populações específicas, como a pediátrica e a geriátrica. Essa opção é a mais utilizada pelos laboratórios clínicos devido às dificuldades em se obter valor de referência próprio. No Brasil, onde as diferenças populacionais são tão grandes, é impossível utilizar um mesmo valor de referência para toda a população. Dessa maneira, é importante escolher os valores a serem utilizados que mais se adequem à população atendida. O clínico, ao interpretar o resultado do hemograma, sempre deve considerar os valores de refe-

Tabela 1 – Valores de referência para população caucasiana e para população afro-caribenha.

Parâmetro	População caucasiana		População afro-caribenha	
	Homem	Mulher	Homem	Mulher
HGB (g/dL)	12,7-17,0	11,6-15,6	11,3-16,4	10,5-14,7
RBC	4,0-5,6	3,8-5,2	3,8-5,7	3,6-5,2
VCM (fL)	81,2-101,4	81,1-99,8	77,4-103,7	74,2-100,9
RDW (%)	11,8-15,6	11,9-15,5	–	–
PLT	143-332	169-358	115-290	125-342
WBC	3,6-9,2	3,5-10,8	2,8-7,2	3,2-7,8
Neutrófilos	1,7-6,1	1,7-7,5	0,9-4,2	1,3-4,2
Linfócitos	1,0-2,9	0,95-3,3	1,0-3,2	1,1-3,6
Monócitos	0,18-0,62	0,14-0,61	0,15-0,58	0,15-0,39
Eosinófilos	0,03-0,48	0,04-0,44	0,02-0,79	0,02-0,41
Basófilos	0-0,3	0,03		

Fonte: Mayo Clinic; Bain B; NHANES-II.

rência de forma criteriosa, devido às diferenças populacionais. Como exemplo importante temos os valores de referência de hemograma para uma população caucasiana comparada a uma população afro-caribenha: os valores de leucócitos, hemoglobina, serão sistematicamente mais baixos nesses últimos, sendo esses valores normais para eles.

Para os cálculos matemáticos utilizados nas avaliações estatísticas em computador, muitos são os programas disponíveis, como, o Office (Excel) e o EP Evaluator. Todos os valores de referência, limitações técnicas e dados de interpretação devem ser reportados segundo a Agência Nacional de Vigilância Sanitária (RDC 302), bem como o PALC (Programa de Acreditação e Laboratórios Clínicos).

O fato é que a forma como serão definidos os valores de referência para os laboratórios clínicos é fundamental para auxiliar o clínico na interpretação do hemograma.

Bibliografia Consultada

ANDRIOLO A; ROCHA MH. Características e interpretação dos resultados dos exames laboratoriais. In: Andriolo A; Carraza FR. Diagnóstico Laboratorial em Pediatria. 2ª ed. São Paulo: Sarvier, 2007. Cap. 1, p. 3-13.

BAIN B. Células Sanguíneas: um guia prático. 4ª ed. São Paulo: Artmed, 2007.

BRASIL, Ministério da Saúde. Agência Nacional de Vigilância Sanitária (ANVISA). Dispõe sobre regulamentação técnica para o funcionamento de laboratórios clínicos. Resolução da Diretoria Colegada-RDC nº 302, 2005.

FERREIRA CE; ANDRIOLO A. Intervalos de referência no laboratório clínico. Bras Patol Med Lab 2008;44(1)11-6.

III

HEMOGRAMA
AUTOMATIZADO

34 Como escolher um equipamento automatizado para a realização do hemograma?

Raimundo Antônio Gomes Oliveira

Sua escolha deve basear-se, hierarquicamente, em 4 pontos essenciais: 1. para qual volume de amostras/dia ele será necessário; 2. sua finalidade: apenas rotina ambulatorial, rotina hospitalar e ambulatorial, atendimento a centro hematológico especializado ou pesquisa hematológica, apenas para atividades didáticas; 3. disponibilidade de assistência técnica em sua região (cidade); 4. relação custo/benefício, incluindo custo dos reagentes para rotina e para controle diário da qualidade, bem como tipo de aquisição, se por meio de um contrato de comodato ou compra do equipamento pelo laboratório.

Para grandes rotinas destinadas eminentemente a pacientes ambulatoriais, a escolha deve ter como foco um equipamento completamente automatizado, incluindo, necessariamente, a contagem diferencial de 5 partes (no mercado atual, independente do fabricante, os equipamentos disponíveis com contagem diferencial completa são de alta precisão em amostras normais sem interferentes). Nesse caso, a escolha fica direcionada para um equipamento robusto (resistente), com processamento rápido de amostras/hora (100 ou mais amostras/hora), mesmo sem tantos parâmetros adicionais, com assistência técnica qualificada e de pronto atendimento, e que tenha boa relação custo/benefício de reagentes. Para rotinas intermediárias nesse mesmo grupo de pacientes, a escolha aponta para um aparelho que também possua contagem diferencial completa, mas com processamento mais lento de amostras/hora, sempre levando em conta a assistência técnica e a relação custo/benefício. Para pequenas rotinas em um laboratório que atenda amostras essencialmente ambulatoriais, a escolha pode ser direcionada para um contador de 18 parâmetros, os quais se utilizam de tecnologias semelhantes (determinação essencialmente volumétrica das células) e são de boa precisão em amostras normais, lembrando que o baixo número de amostras/dia deva permitir um tempo suficiente para a contagem diferencial por microscopia complementar.

Para grandes rotinas que também incluam grande número de pacientes internos (hospitalizados), a escolha deve direcionar-se para um equipamento completamente automatizado, incluindo, necessariamente, a contagem diferencial em 5 partes, robusto (resistente), também com processamento rápido de amostras/hora (100 ou mais amostras/hora), e que tenha elevada sensibilidade e especificidade para deflagração dos alarmes (*flags*), ou seja, baixo número de alarmes falso-negativos e alta sensibilidade para detectar alarmes nos casos positivos, visando menor número de lâminas a serem revisadas na rotina por microscopia complementar (de acordo com seu procedimento operacional-padrão para coloração e revisão de lâminas). Um limite bastante razoável a ser pretendido pelo laboratório é um equipamento com confiabilidade suficiente que lhe permita a revisão microscópica de apenas 15 a 20% das amostras/dia. Nesse grupo de pacientes internos, também deve ser considerada a escolha de um equipamento que sofra o menor número de erros por interferentes, como hiperleucocitoses, hiperlipemias, paraproteinemias, eritrócitos resistentes a lise, eritroblastos etc., e com linearidade mais ampla para as contagens das células. Para casos específicos, em que o laboratório queira investir e oferecer um serviço mais diferenciado para diagnóstico e monitorização clínica terapêutica, a escolha pode ser direcionada para um aparelho que possua novos parâmetros de importância clínica (novos marcadores em automação), como a plaqueta óptica ou por índice de refração, plaqueta reticulada, perfil reticulocitário, incluindo as frações de reticulócitos, por exemplo. Em casos de rotinas extremamente grandes, há equipamentos com sistemas integrados para coloração automatizada de lâminas. Para rotinas intermediárias em laboratórios que atendam a pacientes hospitalizados, a escolha direciona-se para um aparelho com contagem diferencial completa, com processamento mais lento de amostras/hora, com confiabilidade nos alarmes (*flags*), e necessidade de menor número de lâminas a ser revisado. Essas máquinas para menores rotinas, em geral, apresentam mais ação de interferentes e possuem linearidade de menor amplitude. Para pequenas rotinas, mesmo em um laboratório que atenda amostras provenientes de pacientes hospitalizados, a sugestão ainda é a escolha de uma máquina de 18 parâmetros, posto que o pequeno número de amostras/dia permite tempo suficiente para revisão de lâminas e correção de possíveis interferentes no hemograma automatizado.

Para laboratórios que dão suporte a centros especializados para diagnóstico e monitorização de doenças onco-hematológicas, é mandatória a revisão de lâminas dessas amostras enviadas para avaliação de células neoplásicas, displásicas, entre outras. Para esse perfil de laboratório é essencial que o aparelho possua, principalmente, uma contagem de plaquetas confiável (com parâmetros adicionais além da análise volumétrica simples das plaquetas, muito sujeita a erros, principalmente em plaquetopênicos leucêmicos submetidos a quimioterapias). Laboratórios que visem eminentemente à pesquisa de subpopulações eritrocitárias nas anemias, a escolha deve vislumbrar um equipamento com maior número de parâmetros eritrocitários e capacidade de determinar subpopulações de eritrócitos alterados, incluindo a realização do reticulograma.

Para atividades didáticas, não vemos necessidade de um aparelho com mais de 18 parâmetros, mesmo porque os alunos que se formam em cursos superiores com atribuição profissional para atuar em laboratório clínico devem, obrigatoriamente, reconhecer a morfologia celular por microscopia para liberação de hemogramas complexos, bem como aprender a corrigir hemogramas com interferentes.

Apesar disso, o conhecimento das tecnologias utilizadas para a realização do hemograma pode preparar melhor o profissional para o trabalho que vai desenvolver.

Bibliografia Consultada

OLIVEIRA RAG. Hemograma: como fazer e interpretar. São Paulo: LMP, 2007.

35 Quais as diferenças entre os equipamentos que realizam o hemograma com contagem diferencial de 3 partes e os que realizam a diferencial de 5 partes?

Claudia C. Rodrigues Vasconcellos

Os equipamentos que realizam a contagem diferencial leucocitária de 3 partes submetem as células à ação de um reagente especial cuja função é, primeiramente, lisar os eritrócitos antes de realizar a contagem dos leucócitos e depois causar a contração do citoplasma de cada um dos leucócitos. O grau dessa contração depende das propriedades, forma e tamanho dos núcleos e do tamanho e densidade dos grânulos presentes no citoplasma dos leucócitos. Após a reação com esse reagente lisante, os leucócitos são diferenciados de acordo com seu tamanho utilizando a metodologia conhecida por impedância. O princípio de impedância está baseado na quantificação dos pulsos gerados pelas células ao passar por um orifício onde flui uma corrente elétrica contínua. As células sanguíneas não conduzem bem a eletricidade e ao passar por uma pequena abertura ocorre aumento da impedância elétrica que pode ser medido. O pulso elétrico é proporcional ao tamanho da célula analisada e, assim, essas células são diferenciadas e quantificadas.

A figura 1 corresponde a um histograma da série leucocitária (WBC), que é a representação gráfica da medição dos leucócitos em um analisador hematológico de 3 partes. O primeiro pico representa os linfócitos, que são as células que apresentam o maior grau de contração diante da ação do reagente lisante, ou seja, são as células de menor tamanho. O segundo pico equivale às células de tamanho médio e que se comportam de maneira semelhante quando reagem com o lisante. Em alguns equipamentos, podemos encontrar, nessa região, as células mononucleares e, em outros, essa é a região das células mistas que corres-

86

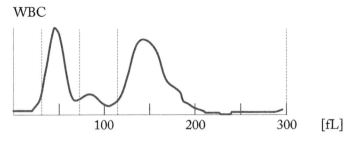

Figura 1 – Histograma da contagem diferencial de 3 partes.

ponde à soma da população de monócitos, eosinófilos e basófilos. O terceiro pico equivale às células com menor grau de contração, ou seja, células de maior tamanho que em alguns equipamentos representam somente os granulócitos, e em outras, os neutrófilos. Essa diferença entre equipamentos de vários fabricantes é devido às características do reagente lisante usado na reação.

Durante as últimas décadas, observou-se grande evolução tecnológica na realização do hemograma e particularmente na contagem diferencial dos leucócitos. Essa grande evolução ocorreu a partir dos anos 1980, quando novas tecnologias, como a citometria de fluxo e a citoquímica, foram incorporadas aos analisadores hematológicos. Daí surgiram os equipamentos com contagem diferencial de 5 partes que reportam resultados em porcentagem e número absoluto das cinco classes leucocitárias: linfócitos, monócitos, neutrófilos, basófilos e eosinófilos. Atualmente, temos disponíveis analisadores que realizam a contagem diferencial de 6 partes com a inclusão da contagem de granulócitos imaturos em sua fórmula leucocitária, outros que sugerem contagens de linfócitos atípicos e células jovens, sempre visando à otimização do processo e mais informações para os analistas. Além disso, os analisadores hematológicos atuais contam uma grande quantidade de células, melhorando, dessa maneira, a precisão dessas contagens. Os fornecedores de analisadores hematológicos têm um portfólio bem abrangente, proporcionando a escolha adequada à rotina de cada laboratório.

Essas inovações mudaram a rotina dos laboratórios, tornando-os mais eficientes e rápidos, além de apresentarem melhor qualidade nos resultados. Além disso, novos parâmetros clínicos são continuamente implementados na rotina para ampliar e melhorar as informações fornecidas pelo hemograma e, assim, auxiliar no diagnóstico de várias doenças.

Bibiografia Consultada

FAILACE R. Hemograma: manual de interpretação. 4ª ed. Porto Alegre: Artmed, 2003, p. 16.

GROTTO HZW. O hemograma: importância para a interpretação da biópsia. Rev Bras Hematol Hemoter 2009;31(3):178-82.

36 Quais os cuidados necessários na realização do hemograma automatizado?

Raimundo Antônio Gomes Oliveira

O objetivo maior a ser almejado em um laboratório clínico é a busca incessante pela qualidade dos resultados de seus exames. Nesse sentido, para que isso seja alcançado no hemograma automatizado, devem ser conhecidos os princípios tecnológicos do seu equipamento, respeitadas suas características técnicas, comprovada sua boa precisão, linearidade, exatidão e reconhecidas suas possíveis limitações (interferentes) para revisão ou correção de resultados. Para isso é essencial que, inicialmente, o manual do fabricante do equipamento seja lido.

Logo ao se adquirir um contador de células, ele deve ser instalado e calibrado pela assistência técnica do fabricante, por meio do uso de calibradores específicos. Em seguida, deve ser validado, para só então entrar na rotina do seu laboratório. É muito comum que, na aquisição de um novo equipamento, a validação seja feita pelo estudo comparativo com o aparelho antigo (que já houvera sido validado), por meio das análises de reprodutibilidade, teste t, teste Z e análise de correlação linear.

Antes que o contador seja colocado na rotina, deverá ser escrito seu procedimento operacional-padrão (POP) para utilização, bem como os critérios para a confecção de lâminas (esfregaços corados) para microscopia complementar, os quais devem incluir amostras com *flags* (alarmes) específicos.

No seu uso rotineiro, devem-se utilizar diariamente sangues controles comerciais específicos para seu aparelho, preferencialmente em três níveis distintos (normal, alto e baixo) duas vezes ao dia ou, no mínimo, em dois diferentes níveis uma vez ao dia.

Outro ponto importante de referência na análise do dia a dia na rotina dos resultados dos seus hemogramas por automação, mais especificamente para o eritrograma, é o conhecimento das médias móveis de Bull para o VCM, HCM e CHCM (calculadas diariamente pela maioria dos contadores hematológicos), em que, a cada 20 amostras passadas no aparelho, são calculadas as médias do VCM, HCM e CHCM. Ao final de 400 amostras se têm 20 pontos distintos de médias (faz-se a avaliação do gráfico com as variações das médias móveis). Nesse processo diário, você passa a conhecer o perfil de amostras dos pacientes atendidos em seu laboratório (da sua população) e, caso certo dia essas médias mudem drasticamente, sem uma justificativa aceitável, como, por exemplo, a passagem em um dia específico de excessivo número de amostras pediátricas (o VCM e a HCM de crianças são significativamente menores que os de adultos), é um sinal de que sua máquina possa estar mal aferida e necessite de mudança no fator diário de correção ou mesmo de nova calibração pela assistência técnica.

A análise de sensibilidade e especificidade dos alarmes (*flags*) do seu equipamento é crítica, pois amostras com alarmes devem ser separadas para confecção de lâminas e revisão morfológica por microscopia complementar. Um equipamento que tenha um mínimo de alarmes falso-negativos e alta sensibilidade para deflagrar alarmes nos casos realmente positivos (alterados) permite a confecção de lâminas apenas dos casos realmente necessários, o que diminui de modo seguro o percentual de casos a serem revisados pela microscopia.

Atualmente, há empresas que oferecem no próprio contrato de comodato ou compra do aparelho um sistema muito interessante de controle de qualidade *on line*, no qual os resultados gerados pelo seu modelo de equipamento para aquele lote e nível de sangue controle são enviados *on line* em tempo real e comparados com os emitidos por centenas de aparelhos em um mesmo país ou em um mesmo continente e qualquer correção necessária é gerenciada pela própria empresa fabricante. Esse novo modelo de controle de qualidade deve ser incorporado pela grande maioria dos fabricantes do mercado.

Todos esses procedimentos citados correspondem a um conjunto de ações usadas para garantir que um contador reproduza resultados verdadeiros (reais). Eles devem ser usados rotineiramente para verificar se um contador requer recalibração.

Os interferentes na automação em hematologia correspondem aos fatores específicos de uma determinada amostra, os quais promovem erros em uma ou mais determinações do hemograma para aquela amostra específica (mas não em várias amostras da rotina), mesmo que seu equipamento esteja bem calibrado e aferido e com resultados satisfatórios dos sangues controles diários. Referem-se às limitações de cada contador. Merecem avaliação do dado sob suspeita por métodos de referência.

Por fim, o cuidado com a fase pré-analítica e a qualidade das amostras que chegam para serem analisadas pelo seu equipamento é indispensável. É sabido que 70% dos erros laboratoriais são originados na fase pré-analítica dos exames. De nada vale ter um aparelho bem aferido se a amostra em si é inapropriada para o exame.

Bibliografia Consultada

OLIVEIRA RAG. Hemograma: como fazer e interpretar. São Paulo: LMP, 2007.

SYSMEX™ E-Check™. Hematology control for Sysmex XE-2100D analyzers in blood centers closed mode assay.

37 Como sabemos pelo resultado do analisador hematológico quando tem interferência em algum parâmetro e o que fazer para solucionar?

Maria Silvia C. Martinho

Os analisadores hematológicos disponíveis no mercado não são mais apenas contadores eletrônicos ou equipamentos comuns. Eles realmente *analisam* as amostras e fornecem informações além da simples quantificação dos parâmetros. Esses analisadores são configurados pelos fabricantes para gerar alarmes ou *flags* em situações de interferência em seus parâmetros ou até mesmo dúvida em relação a eles.

Cada analista deve conhecer as tecnologias utilizadas pelo equipamento com que trabalha e o significado dos alarmes gerados por ele. Esses alarmes variam de fabricante para fabricante e também variam as importâncias desses avisos em cada instrumento. Por exemplo, em alguns equipamentos o asterisco significa que a amostra deve ser reprocessada, em outros pode significar que deve ser confeccionada uma lâmina para análise ao microscópio. De qualquer maneira, esse aviso significa que o resultado pode estar errado, mesmo que os valores estejam normais. Isto acontece muito em contagem de plaquetas, quando o equipamento libera um valor dentro do normal com um *flag*. Há uma predisposição em considerar que o valor normal está correto, mas pode haver interferência nessa determinação e o valor real estar alterado.

É muito importante que esses avisos sejam levados em consideração e que ações sejam tomadas para que os resultados não sejam liberados de forma inadequada.

38 O que fazer quando o valor de algum parâmetro extrapolar sua linearidade no equipamento? Como saber se o resultado automatizado está correto?

Maria Silvia C. Martinho

Todos os analisadores hematológicos vêm de fábrica com a definição de sua linearidade para os seguintes parâmetros: Global de Eritrócitos – E, Hemoglobina – HGB, Hematócrito – HT, Global de Leucócitos – L e Plaquetas – PLT. A linearidade depende da tecnologia utilizada pelos equipamentos e consta sempre do manual.

O CLSI (*Clinical and Laboratory Standards Institute*) preconiza que, apesar dos valores de linearidade constarem do manual, se faça o estudo da linearidade para o instrumento a ser utilizado. Isto porque esses valores podem variar de equipamento para equipamento, mas sempre respeitando os valores previamente definidos. O que observamos quando realizamos uma avaliação da linearidade no laboratório, de maneira geral e com os analisadores em condições perfeitas de uso, é que, sistematicamente, encontramos valores mais amplos do que os relatados pelo fabricante, aumentando assim a linearidade do equipamento em questão.

Quando na rotina algum valor extrapolar a linearidade do equipamento, vai ser gerado um alarme no parâmetro comprometido. Nesses casos, ações devem ser tomadas para a correção desses valores; nunca se deve liberar o valor alarmado.

As amostras que apresentam valores acima dos preestabelecidos para o analisador necessitam ser diluídas com solução fisiológica ou com o diluente do equipamento. O fator de diluição deve ser escolhido de acordo com o valor do parâmetro em questão e o valor obtido após diluição só deve ser utilizado para esse parâmetro. Os demais parâmetros do hemograma a serem utilizados são os da amostra sem diluição.

Essa diluição serve para que se obtenha um valor localizado na parte mais central da curva de distribuição, diminuindo assim as variações nessas determinações.

Vamos usar como exemplo uma contagem de leucócitos de 300.000/mm^3 em um equipamento cuja linearidade para esse parâmetro seja de 200.000/mm^3. Na frente do valor comprometido vai aparecer um símbolo indicando que a linearidade foi extrapolada. Essa amostra deve ser diluída 1:3, gerando contagem próxima a 100.000, caindo numa faixa confiável da curva de distribuição. Nunca se esquecer de multiplicar o valor obtido pelo fator de diluição.

É interessante que, ao escolher o analisador hematológico a ser utilizado pelo laboratório, verifique-se se a linearidade deste atende às necessidades do setor. Para serviços de onco-hematologia ou hospitais de urgência são interessantes analisadores com linearidade mais ampla, com a finalidade de evitar procedimentos manuais, que aumentam o tempo da realização do exame (TAT – *turn around time*) e podem propiciar erros.

39 O que é sensibilidade e especificidade na geração de alarmes pelos analisadores hematológicos (*flags*) e qual a importância?

Maria Silvia C. Martinho

Nos analisadores hematológicos automatizados podem ser obtidos dois tipos de alarmes:

- Alarmes gerados pela configuração do equipamento com valores inferiores e superiores para cada parâmetro, definidos pelo usuário. Esses valores podem ser colocados no equipamento e/ou no *middleware* e avisam quando o resultado de algum parâmetro estiver fora do intervalo de aceitabilidade. Eles seguem os critérios de cada laboratório.
- Alarmes dos fabricantes, que já vêm configurados nos equipamentos, são predeterminados e independem dos usuários.

No momento da validação do equipamento, deve ser realizado um estudo da sensibilidade destes para a geração dos alarmes e só assim pode ser definida a maneira de trabalhar. Alguns analisadores permitem ajustes na sensibilidade dos *flags*, os quais devem ser baseados na microscopia, realizada por analista considerado referência. Esses ajustes devem ser realizados em conjunto com o profissional de serviços do fornecedor e não devem de maneira alguma ser realizados de forma indiscriminada.

Um equipamento que tem boa sensibilidade é o que detecta as alterações nas determinações e gera alarmes que fazem com que ações sejam tomadas para identificar ou solucionar essas alterações. É essencial para a liberação de um resultado correto, principalmente em laboratórios que trabalham com liberação automática de resultados. Não é possível liberar automaticamente resultados de equipamentos que não emitem alarmes em casos de amostras alteradas. Nesses casos, é necessária, ao menos, a avaliação dos resultados impressos ou na tela por profissionais bem treinados na análise dos gráficos e histogramas do equipamento. Assim, esse profissional pode definir os casos que necessitam de análise da lâmina ao microscópio.

Especificidade dos alarmes não é sempre encontrada nos analisadores hematológicos, mas não é um problema tão sério, desde que isto seja do conhecimento dos usuários. O mais importante é que o equipamento avise que o exame está alterado e que o analista pesquise qual é a alteração.

A maneira ideal é trabalhar com uma pequena quantidade de falso--positivos, que impactam apenas na rotina do laboratório, e sem a ocorrência de falso-negativos, que causam impactos aos pacientes.

Bibliografia Consultada

OLIVEIRA RAG. Hemograma: como fazer e interpretar. São Paulo: LMP, 2007.

40 Todos os analisadores hematológicos disponíveis no mercado têm boa sensibilidade na geração de alarmes (*flags*)?

Raimundo Antônio Gomes Oliveira

É consenso que os atuais contadores do mercado são de boa precisão e exatidão para amostras normais. O mesmo não pode ser afirmado com relação a amostras patológicas ou com interferentes. Os diferentes modelos dos vários fabricantes disponíveis no mercado atual são bastante heterogêneos em relação à precisão e à exatidão de resultados nas diferentes condições patológicas do dia a dia, bem como na sua capacidade de não gerarem valores inexatos para um ou mais parâmetros diante dos interferentes. Também há grande heterogeneidade na capacidade dos diferentes modelos de contadores em relação à sensibilidade e à especificidade em deflagrar alarmes (*flags*) em amostras alteradas.

Em nossa experiência com a automação, os alarmes devem ser respeitados, como motivo obrigatório para revisão morfológica da amostra, mas jamais serem tidos como verdade a ponto de influenciá-los no resultado final do exame. De modo geral, há certa tendência de que as máquinas disparem alarmes em excesso, o que em nossa opinião é relativamente melhor do que a omissão dos *flags* em um resultado positivo. O pior dos resultados para um laboratório clínico é o falso-negativo, pois omite um problema patológico real de um paciente.

De modo mais específico, apesar de sensibilidade satisfatória para deflagração de alarmes em amostras com blastos ou com linfócitos atípicos, nenhuma das máquinas atuais do mercado possui especificidade suficiente nos *flags* para tais células. É comum um contador apontar alarme para blastos e serem linfócitos atípicos, ou o inverso, outras vezes apontar alarmes para blastos e linfócitos atípicos e não ter nenhum dos dois, mais raramente não apontar nenhum alarme e a amostra possuir um baixo número de uma dessas células. Por conta disso, como um dos critérios de remissão de leucemias agudas no sangue é a ausência de blastos em uma contagem diferencial de 200 células, a informação ou não de alarmes para blastos nesse grupo de pacientes deve ser ignorada e a revisão morfológica por microscopia procedida.

Bibliografia Consultada

OLIVEIRA RAG. Hemograma: como fazer e interpretar. São Paulo: LMP, 2007.

OLIVEIRA RAG. Is the automated platelet counts still a problem in thrombocytopenic blood? São Paulo Med J/Rev Paul Med 2003;121(11):19-23.

41 Existe alguma situação ou doença em que os analisadores hematológicos, mesmo com boa sensibilidade na geração dos alarmes e bem calibrados, não emitem nenhum aviso da alteração?

Raimundo Antônio Gomes Oliveira

A maior limitação dos contadores talvez ainda sejam as alterações morfológicas qualitativas reacionais (granulações tóxicas, vacúolos citoplasmáticos e corpos de Döhle) ou displásicas (das mielodisplasias, parte das leucemias mieloides agudas e pós-quimioterapias) nos neutrófilos. Apesar de as máquinas detectarem pelos alarmes (com satisfatória segurança) a provável presença de bastões ou granulócitos imaturos, eles não possuem a capacidade para aquelas avaliações qualitativas, de cunho eminentemente morfológico.

Outra limitação perene nos contadores é a incapacidade e avaliar a forma dos eritrócitos (os subtipos de poiquilocitoses), motivo pelo qual a microscopia ainda é indispensável na avaliação da morfologia eritrocitária em pacientes anêmicos.

Apesar de os contadores que se utilizam unicamente da contagem de plaquetas por volumetria (impedância elétrica simples) estarem suscetíveis a erros nessas contagens em pacientes trombocitopênicos (por exemplo, leucêmicos submetidos à quimioterapia) ou em amostras com interferentes, eles possuem boa sensibilidade na deflagração dos alarmes nesses casos. Desse modo, deve-se ter a prudência em revisar cada caso e, se necessário, proceder à contagem de plaquetas por método de referência.

Bibliografia Consultada

OLIVEIRA RAG. Hemograma: como fazer e interpretar. São Paulo: LMP, 2007.

OLIVEIRA RAG. Is the automated platelet counts still a problem in thrombocytopenic blood? São Paulo Med J/Ver Paul Med 2003;121(1):19-23.

42 Quais parâmetros da série vermelha são fornecidos pelos analisadores hematológicos disponíveis no mercado e quais informações oferecem?

Raimundo Antônio Gomes Oliveira

Para o eritrograma, todos os aparelhos do mercado fornecem: contagem de eritrócitos (volumetria por impedância ou difração de luz); dosagem espectrofotométrica da hemoglobina (reagentes à base de cianeto de potássio ou livres de cianeto); hematócrito calculado indiretamente (para a grande maioria dos modelos) ou hematócrito determinado diretamente como uma proporção do volume correspondente ao somatório do total de pulsos elétricos acumulados em relação ao volume total da amostra aspirada (que corresponde a 100%) para modelos de fabricantes específicos; determinação direta do VCM por volumetria (impedância elétrica ou princípio óptico de difração da luz, para os contadores que calculam indiretamente o Ht) ou por cálculo indireto do VCM (para os aparelhos que determinam diretamente o Ht); cálculo indireto das HCM e CHCM (para todos os modelos e fabricantes); RDW para todos os modelos e fabricantes (exceto para raros modelos semiautomatizados ainda de diluição externa, cujos *softwares* não determinam nem o desvio padrão nem o coeficiente de variação do volume dos eritrócitos).

Há modelo específico de fabricante que determina: 1. a CHCM direta por *laser* (dispersão de luz *laser* a altos ângulos para eritrócitos); 2. a HCM derivada do cálculo do volume eritrocitário × concentração interna de hemoglobina de cada eritrócito (CHCM direta); 3. o HDW como desvio padrão da CHCM direta por *laser*; 4. o CHCW como desvio padrão da HCM derivada do *laser*.

O significado dos parâmetros do eritrograma comuns a todos os aparelhos estão dispostos no quadro 1.

Quadro 1 - Parâmetros comuns do eritrograma automatizado disponíveis em todos os aparelhos do mercado e seus significados.

Parâmetro	Significado
RBC (E): em milhões/mL ou mm³	**Contagem Absoluta de Eritrócitos:** não caracteriza o conceito de anemia, mas é importante para sua classificação, pois é por meio da contagem de eritrócitos em proporção ao hematócrito que as anemias são classificadas em microcíticas, normocíticas e macrocíticas
Hb: em g/dL	**Dosagem de Hemoglobina:** Hb diminuída para idade e sexo, em normovolêmicos, define o verdadeiro conceito de uma anemia (apesar de isoladamente não definir sua classificação morfológica)
Ht: em %	**Hematócrito:** corresponde à proporção entre o volume total de eritrócitos empacotados e o volume total de sangue, que corresponde a 100%. Ht diminuído corresponde à anemia, mas um Ht ainda normal não exclui necessariamente anemia
VCM: em fL	**Volume Corpuscular Médio:** corresponde ao volume médio de uma população de eritrócitos. É o índice hematimétrico mais importante na clínica, pois divide as anemias em seus três grupos morfológicos – anemias microcíticas, normocíticas e macrocíticas
HCM: em pg	**Hemoglobina Corpuscular Média:** corresponde ao conteúdo médio em peso de hemoglobina em uma população de eritrócitos. É um índice mais sensível à queda nas anemias ferroprivas que a CHCM, pois a HCM diminui à proporção que o VCM cai, mas não traduz a hipocromia (cor) dos eritrócitos
CHCM: em g/dL	**Concentração de Hemoglobina Corpuscular Média:** corresponde à média da concentração interna de hemoglobina de uma população de eritrócitos. É o verdadeiro parâmetro da cor dos eritrócitos. Quando os eritrócitos estão verdadeiramente hipocrômicos possuem baixa concentração interna de hemoglobina e diminuem proporcionalmente a CHCM como média
RDW: em %	**Coeficiente de Variação do Volume dos Eritrócitos:** corresponde ao grau de anisocitose observado à morfologia dos eritrócitos. É um marcador sensível que se eleva desde o início das anemias ferroprivas

Bibliografia Consultada

OLIVEIRA RAG. Hemograma: como fazer e interpretar. São Paulo: LMP, 2007.

43 Quais parâmetros das séries branca e plaquetária são fornecidos pelos analisadores hematológicos disponíveis no mercado e quais informações oferecem?

Raimundo Antônio Gomes Oliveira

Para o leucograma, todos os aparelhos do mercado fornecem:

- **WBC – contagem global de leucócitos:** pela soma de todos os subtipos de leucócitos contados, obtidos por diversos princípios:
  - **Contadores com diferencial de 3 partes**: oferecem contagem diferencial limitada apenas a 3 grupos de leucócitos e não separam os granulócitos em neutrófilos eosinófilos e basófilos, pois diferenciam os leucócitos apenas com base em seus volumes por impedância elétrica.
  - **Contadores com diferencial de 5 partes:** fornecem contagem diferencial completa de leucócitos e utilizam os mais diferentes princípios associados, tais como volumetria associada ou não a condutância, dispersão de luz *laser* a altos ângulos, luz *laser* à 90° polarizada, luz *laser* a 90° despolarizada, citoquímica leucocitária para peroxidase, lobularidade, resistência celular a pH ácido, fluorescência, entre outras.

A contagem global de leucócitos determina a produção basal dos leucócitos na medula óssea ou dos linfócitos nos órgãos linfoides secundários de um indivíduo normal ou seu aumento ou diminuição dinate dos estados infecciosos benignos ou neoplasias hematológicas em geral. A contagem diferencial determina qual linhagem específica ou linhagens específicas estão aumentadas ou diminuídas nessas condições clínicas.

Com relação à série plaquetária, todos os aparelhos contam as PLT (plaquetas) por volumetria (a maioria por impedância elétrica tradicional, alguns por difração de luz) no mesmo canal destinado à contagem de eritrócitos. Alguns aparelhos usam sistemas integrados que associam a análise volumétrica anteriormente referida com a dispersão óptica de luz traduzida como índice de refração plaquetário (por alguns modelos) ou plaqueta óptica (por outros fabricantes), ambas com capacidade segura de diferenciar as plaquetas de outras partículas de mesmo volume, incluindo os fragmentos eritrocitários, as plaquetas gigantes dos eritrócitos e os *debris* leucocitários. Adicionalmente, todos os contadores do mercado também determinam o VPM como volume plaquetário médio (elevado no aumento da produção medular de plaquetas) e o PDW que corresponde à variação do volume das plaquetas, que se eleva tanto nos aumentos de produção quanto nas doenças mieloides associadas.

Bibliografia Consultada

OLIVEIRA RAG. Hemograma: como fazer e interpretar. São Paulo: LMP, 2007.

44 Além dos parâmetros tradicionais, quais informações adicionais o hemograma pode fornecer e qual a aplicabilidade clínica desses novos índices?

Helena Z. W. Grotto

Nas duas últimas décadas os contadores de células automatizados passaram por uma evolução tecnológica importante, o que possibilitou a introdução de novos parâmetros, melhor eficiência e incremento nas informações fornecidas. No entanto, a utilização desses novos parâmetros requer um bom conhecimento e potencial aplicação clínica de cada um deles. Esses novos recursos analíticos podem ser utilizados como auxiliares diagnósticos em diferentes condições.

O quadro 1 lista os parâmetros cuja aplicabilidade clínica tem sido testada e cujos resultados têm sido publicados em revistas científicas.

Quadro 1 – Parâmetros com aplicações clínicas.

Parâmetro	Siglas e unidades	Significado	Aplicações clínicas	Limitações
Red cell distribution width	RDW (%)	Medida da anisocitose da população eritrocitária	Diagnóstico diferencial das anemias, em especial as anemias microcíticas	Variabilidade dos valores de referência dependendo do método utilizado
Fração Imatura dos Reticulócitos	IRF (%)	População reticulocitária recém-lançada na circulação com maior conteúdo de RNA	Classificação das anemias Monitoramento de terapêutica nas anemias nutricionais Indicador de recuperação medular pós-quimioterapia ou transplante	Falta padronização e os valores de referência variam dependendo do equipamento utilizado

III. HEMOGRAMA AUTOMATIZADO

Quadro 1 – Parâmetros com aplicações clínicas. (*Continuação*)

Parâmetro	Siglas e unidades	Significado	Aplicações clínicas	Limitações
Volume Reticulocitário Médio	VCMr (fL)	Como o VCM da população eritrocitária madura, o VCMr mede o tamanho médio dos reticulócitos	Diagnóstico da eritropoiese deficiente de ferro Monitoramento de terapêutica nas anemias nutricionais Indicador de recuperação medular pós-quimioterapia ou transplante	Falta padronização e os valores de referência variam dependendo do equipamento utilizado
Conteúdo de Hemoglobina dos Reticulócitos	CHr, Ret-He, MCHr, (pg) RSf (fL)	Reflete a síntese de hemoglobina nos precursores medulares e a disponibilidade de ferro para a eritropoiese	Diagnóstico da deficiência absoluta e funcional de ferro Indicador precoce da deficiência de ferro em pacientes renais submetidos a tratamento com eritropoietina Monitoramento da resposta à reposição de ferro	Falta padronização e os valores de referência variam dependendo do equipamento utilizado
Volume Plaquetário Médio	VPM (fL)	Corresponde ao VCM da população eritrocitária madura, sendo medido na população plaquetária	Auxiliar no diagnóstico diferencial das trombocitopenias de origem medular (hipoprodução) da de origem periférica (hiperdestruição) Indicador indireto da ativação plaquetária	Influenciado por fatores pré-analíticos, como o tempo entre a coleta e a análise do sangue Falta padronização e os valores de referência variam dependendo do equipamento utilizado
Eritrócitos nucleados	NRBC (%)	Determinação do número de eritroblastos circulantes	Auxiliar no diagnóstico de doenças hematológicas como anemias hemolíticas, leucemias, mielofibrose, entre outras Fator prognóstico para RN prematuros e pacientes graves	Não substitui a análise do esfregaço sanguíneo

Quadro 1 – Parâmetros com aplicações clínicas. (*Continuação*)

Parâmetro	Siglas e unidades	Significado	Aplicações clínicas	Limitações
Granulócitos Imaturos	IG (%)	Determinação do número de granulócitos anteriores aos bastonetes	Indicador de processos infecciosos/ inflamatórios	Deve ser usado somente como teste de triagem, e como indicador da necessidade de revisão microscópica do sangue
Hemácias fragmentadas	FRC (%)	Contagem de esquisócitos	Diagnóstico e monitoramento das microangiopatias	Partículas como restos de membrana celular ou hemácias muito pequenas podem ser incluídas nas contagens

Bibliografia Consultada

BRIGGS CJ et al. Improved flagging rates on the Sysmex XE-5000 compared with the XE-2100 reduce the number of manual film reviews and increase laboratory productivity. Am J Clin Pathol 2011;136:309-16.

BUTTARELO M; PLEBANI M. Automated blood cell counts. State of the art. Am J Clin Pathol 2008;130:104-16.

GROTTO HZW; LOPES AC. Interpretação clínica do hemograma. São Paulo: Atheneu, 2009.

LESESVE JF; SALIGNAC S; LECOMPTE T. Laboratory measurement of schistocytes. Int J Lab Hematol 2007;29:149-51.

45 Em que se baseiam os novos índices eritrocitários?

Helena Z. W. Grotto

Entre os índices referidos na pergunta anterior, alguns são novos e outros já estão disponíveis há algum tempo no mercado.

1. Distribuição das hemácias por volume – RDW (*red cell distribution width*): representa a variabilidade da população eritrocitária quanto ao tamanho, ou seja, é uma medida da anisocitose.

2. Fração imatura dos reticulócitos (IRF): a sua determinação baseia-se no fato que células mais imaturas e com maior conteúdo de RNA são mais fluorescentes que células maduras. Dessa maneira, os contadores de células que usam essa tecnologia conseguem separar os reticulócitos por graus de maturidade. A fração de reticulócitos imaturos corresponde à soma das frações de média e alta fluorescência (MFR + HFR). Em condições de estresse hematopoiético, como nas crises hemolíticas ou na recuperação medular após quimioterapia ou transplante de medula óssea, há uma elevação considerável do número de reticulócitos (RTCs) imaturos. Um aumento abrupto do número de RTCs imaturos tem sido considerado útil como preditor do período mais indicado para a coleta de células CD34+ no processo de mobilização que antecede o transplante de medula óssea. O IRF também auxilia no diagnóstico diferencial das anemias:
   - Anemia com aumento de IRF = anemia regenerativa – anemias hemolíticas; sucesso de tratamento de reposição.
   - Anemia com diminuição de IRF = medula não responsiva – aplasia de medula, anemias carenciais.

   A vantagem sobre a contagem de reticulócitos em número absoluto é a precocidade da informação, já que a contagem total dos

RTCs fornece informação sobre a população geral dessas células, ou seja, RTC de diferentes "idades", enquanto o IRF representa os RTCs muito jovens, portanto é uma medida indireta da atividade da medula em "tempo real".

3. Volume corpuscular médio dos RTCs (VCMr) e conteúdo de Hb dos RTCs (CHr, Ret-He, MCHr, RSf): os índices reticulo-citários referentes ao conteúdo de Hb e tamanho dos RTCs têm sido apontados como auxiliares no diagnóstico das anemias e no seu acompanhamento do tratamento. Como a vida média dos eritrócitos é de cerca de 4 meses e a renovação diária da massa eritrocitária corresponde a 1% das hemácias circulantes, alterações nos índices hematimétricos nas anemias, excetuando as hemolíticas, levam semanas para ser detectadas. Os índices referentes às hemácias maduras (VCM, HCM e CHCM) não fornecem informações precoces sobre alterações na atividade eritropoiética. Vários estudos têm demonstrado que as alterações reticulocitárias precedem as dos outros índices hematimétricos em diversos tipos de anemia. Assim, o conteúdo de Hb e o tamanho dos RTCs estarão reduzidos antes do VCM e HCM das hemácias maduras, indicando precocemente, por exemplo, a instalação da deficiência de ferro. O mesmo acontece na deficiência de folato ou vitamina B_{12}: macrorreticulócitos seriam preditores da deficiência desses dois elementos, antes que a anemia fosse manifestada.

O conteúdo de Hb dos RTCs é uma medida direta do estado do ferro nos RTCs e vários estudos têm apontado como sendo o melhor indicador da deficiência de ferro em pacientes submetidos à hemodiálise, com maior sensibilidade e especificidade do que as determinações de ferritina sérica e saturação da transferrina. A avaliação do estado do ferro nesse grupo de pacientes é particularmente importante para monitorar a resposta à terapêutica com EPO recombinante. É estimado que a perda anual de ferro em pacientes submetidos a regime de diálise é de 1.500 a 2.000mg, decorrente da perda de sangue a cada procedimento dialítico e das flebotomias frequentes para os exames laboratoriais de rotina, além das possíveis deficiências de ingestão ou menor absorção intestinal. A administração de eritropoietina e consequente aumento da atividade eritropoiética levam a maior consumo do ferro de estoque que, se não for devidamente reposto, torna a terapêutica de recomposição ineficaz. É importante lembrar que valores reduzidos de volume e conteúdo de Hb dos RTCs também acontecem em outras condições que cursam com déficit de hemoglobinização, como na β-talassemia heterozigótica.

4. Eritrócitos nucleados (NRBC): a contagem de eritroblastos circulantes anteriormente feita no esfregaço de sangue corado, atualmente, pode ser automatizada. Além de ser mais precisa do que a contagem visual, é bastante mais rápida, o que pode agilizar a rotina laboratorial. O uso de substâncias lisantes e corantes fluorescentes para RNA e DNA permite a separação dessas células das hemácias maduras e dos leucócitos.

No recém-nascido (RN) a termo, sua contagem pode variar de 0 a 13% e desaparecem da circulação após 7 dias de nascimento. Situações de hipóxia ou estresse hemodinâmico no feto ou no RN prematuro levam à maior síntese de eritropoietina e, consequentemente, à maior produção e liberação de NRBC. Por isso, a determinação do número de NRBC tem sido reconhecida como um preditor útil de morbidade e mortalidade pós-natal. Assim, são exemplos de condições associadas ao aumento do número de NRBC: RN de baixo peso, asfixia neonatal, síndrome da membrana hialina, RN com epilepsia precoce, encefalopatia isquêmica (hipóxia) e hematopoiese extramedular devido à anemia hemolítica do RN.

No adulto, o número de NRBC está associado ao aumento da atividade eritropoiética ou lesão do microambiente medular. Alguns exemplos: anemia falciforme, talassemias, síndromes mieloproliferativas como mieloesclerose e carcinomatose, leucemia, infecção grave, hipóxia e hemorragia aguda grave.

5. Hemácias fragmentadas (FRC): são identificadas à microscopia como esquisócitos, onde podem ser contadas. No entanto, essa contagem é bastante imprecisa, tendo sido relatados valores de coeficiente de variação de até 50% para uma contagem de 10% de esquisócitos. Além disso, os valores de referência normais são

bastante heterogêneos, dependendo do estudo: 0,10%, 0,20%, 0,27% e 0,60%. Pela automação, essa contagem pode ser mais precisa e baseia-se na detecção de partículas muito pequenas com conteúdo de hemoglobina no seu interior.

As hemácias fragmentadas são produtos de lesão mecânica, tóxica ou induzida pelo calor e podem ser observadas em grau elevado em situações como: anormalidades cardiovasculares, anemias hemolíticas congênitas ou adquiridas, coagulação intravascular disseminada, síndrome hemolítica urêmica e púrpura trombocitopênica trombótica. É importante seu reconhecimento porque pode ser o primeiro indicador da presença de uma microangiopatia.

Bibliografia Consultada

BRIGGS CJ et al. Improved flagging rates on the Sysmex XE-5000 compared with the XE-2100 reduce the number of manual film reviews and increase laboratory productivity. Am J Clin Pathol 2011;136:309-16.

BUTTARELO M; PLEBANI M. Automated blood cell counts. State of the art. Am J Clin Pathol 2008;130:104-16.

GROTTO HZW; LOPES AC. Interpretação Clínica do Hemograma. São Paulo: Atheneu, 2009.

LESESVE JF; SALIGNAC S; LECOMPTE T. Laboratory measurement of schistocytes. Int J Lab Hematol 2007;29:149-51.

46 Quais índices plaquetários obtidos por automação fornecem informações sobre a atividade trombopoiética?

Maria Silvia C. Martinho

As plaquetas são as menores células em circulação no sangue periférico. As plaquetas mais jovens, recém-produzidas pela medula óssea, são maiores e apresentam ainda conteúdo de RNA (ácido ribonucleico). Os dois parâmetros descritos abaixo utilizam em comum a informação do tamanho da célula:

- Volume Plaquetário Médio (VPM): é fornecido pelos analisadores hematológicos automatizados e utilizam a impedância, assim como acontece com a determinação do VCM (Volume Corpuscular Médio), que fornece a informação sobre o tamanho dos eritrócitos. Os valores de VPM variam de acordo com o analisador utilizado, por esse motivo é interessante que o laboratório defina seu próprio valor de referência.

  As plaquetas mais jovens, que apresentam VPM aumentado, em geral também têm maior reatividade. Esse fator causa problemas na liberação desse parâmetro, já que essas plaquetas se ativam na presença do anticoagulante EDTA e também quando em contato com uma superfície de vidro, aumentando de tamanho de forma significativa. Dessa maneira, a exatidão e a precisão do VPM vão ser prejudicadas de acordo com o tempo de coleta. Até 2 horas após a coleta, os tamanhos das plaquetas não variam de forma significativa, mas em amostras armazenadas podem variar em até 50% do seu tamanho. Dessa forma, o VPM é um índice que fornece informações interessantes, mas sempre deve ser levada em conta essa alteração e o clínico deve interpretar esse resultado de forma criteriosa.

- Fração de Plaquetas Imaturas (IPF): plaquetas imaturas ou reticuladas são aquelas que acabaram de ser liberadas pela medula óssea e que ainda apresentam conteúdo de RNA. São semelhantes aos reticulócitos da série vermelha e também se coram pelos corantes novo azul de metileno e pelo azul de cresil brilhante. O IPF baseia-se no tamanho da plaqueta e na quantidade de RNA que ela apresenta (Fig. 1). Esse RNA vai emitir fluorescência quando em contato com o corante polimetina, e a quantidade de fluorescência está diretamente relacionada com a quantidade desse ácido nucleico. As plaquetas maduras não apresentam conteúdo de RNA, dessa maneira, nem fluorescência. Essa contagem apresenta exatidão e precisão e não sofre a mesma interferência que o VPM, já que utiliza também a informação da fluorescência. Existem disponíveis na literatura vários trabalhos que demonstram as possíveis utilizações do IPF e os valores de referência, que são compatíveis nas diferentes partes do mundo, incluindo o Brasil. Esses valores são em média 3,4%, variando de 1,1 a 6,1%.

Tanto o VPM quanto o IPF demonstram a atividade da medula óssea no que diz respeito à produção de plaquetas e, dessa maneira, permitem a diferenciação das causas das plaquetopenias: por falha da medula óssea, quando esses parâmetros estarão diminuídos, ou por aumento do consumo ou da destruição periférica das plaquetas, quando tanto o IPF quanto o VPM estarão aumentados.

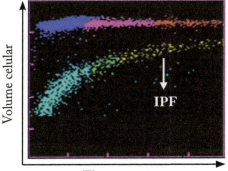

Figura 1 - Canal de reticulócitos. Plaquetas ópticas por fluorescência mostrando a Fração Imatura das Plaquetas (IPF) no equipamento Sysmex – XE2100.

O VPM está disponível em quase todos os equipamentos, mas em geral não é muito utilizado devido ao impacto do tempo na sua determinação e pela dificuldade de se determinar valores de referência.

O IPF é um parâmetro reportável obtido no canal de reticulócitos do analisador hematológico que utiliza a tecnologia de citometria de fluxo fluorescente e liberado no resultado do hemograma automatizado, sem utilizar reagentes, nem tempo, nem custos adicionais.

A grande vantagem do IPF é ser um parâmetro que fornece informação precoce da atividade medular, alterando-se antes que a contagem de plaquetas, a contagem absoluta dos neutrófilos, os reticulócitos e os demais parâmetros demonstrem que a medula está funcionante.

Bibliografia Consultada

BRIGGS C. Assessment of an immature platelet fraction (IPF) in peripheral thrombocytopenia. Br J Haematol 2004;126(1):93-9.

FAILACE R. Hemograma: manual de interpretação. 5ª ed. Porto Alegre: Artmed, 2009.

GROTTO HZW. Interpretação Clínica do Hemograma. São Paulo: Atheneu, 2009.

47 Existem protocolos para estabelecer valores de referência para os *novos* parâmetros hematológicos?

Marcos Kneip Fleury

A determinação de intervalos de referência para testes laboratoriais obedece a certos protocolos de trabalho que estão, de certa forma, bem estabelecidos pela ciência estatística e que são comuns a todos os parâmetros do hemograma, incluindo os (*novos*) parâmetros avançados.

Existem recomendações de órgãos normatizadores internacionais como a Organização Mundial da Saúde (OMS) e o *Clinical and Laboratory Standard Institute* (CLSI) que norteiam os procedimentos para o estabelecimento dos valores de referência de qualquer parâmetro laboratorial.

É necessário, em primeiro lugar, que os indivíduos sejam selecionados aleatoriamente de acordo com a região geográfica onde o estudo será realizado. Os participantes devem ser informados e consultados sobre sua participação no estudo manifestando o aceite por meio de assinatura de uma declaração ou termo de consentimento livre e esclarecido (TCLE). Qualquer trabalho envolvendo seres humanos deve, obrigatoriamente, estar registrado em um Comitê de Ética.

Os indivíduos selecionados devem residir na região do estudo por no mínimo 3 meses e gozar de boa saúde, devendo ser submetidos a exame físico e análise da história clínica. Indivíduos com evidência de doença aguda ou crônica de origem respiratória, cardiovascular, gastrintestinal, hepática ou geniturinária devem ser excluídos do estudo. Também não devem ser incluídos indivíduos que foram submetidos a transfusões sanguíneas nos últimos três meses ou que foram hospitalizados nos últimos 30 dias. As grávidas e lactantes também não devem ser incluídas.

Os participantes do estudo devem ser corretamente orientados quanto aos procedimentos pré-coleta como restrições alimentares, repouso etc. O material deve ser coletado de acordo com as recomendações técnicas e o material conservado adequadamente até a realização do teste. Os resultados devem ser então tabelados, um histograma desenhado para análise da distribuição dos dados e eliminação dos valores fora do esperado (*outliers*).

A determinação de intervalos de referência não é um procedimento simples e deve atender a uma série de exigências estabelecidas pelo principal órgão normatizador de reconhecimento internacional, o CLSI. Esses procedimentos incluem minuciosa análise da população a ser estudada em relação às condições de saúde, procedimentos perfeitamente estabelecidos para a coleta, a conservação e a realização dos testes e, finalmente, a análise estatística dos dados.

Variações relativas à origem étnica da população, idade e sexo devem ser consideradas e os estudos multicêntricos apresentam resultados mais fidedignos em relação aos intervalos de referência de uma determinada região geográfica.

Bibliografia Consultada

DOSOO DK; KAYAN K; ADU-GYASI D et al. Hematological and biochemical reference values for healthy adults in the middle belt of Ghana. Plos One 2012;7(4):e 36308.

HOROWITZ GL; ALTAIE S; BOYD JC et al. CLSI, C-28-A3c. Defining, establishing, and verifying reference intervals in the clinical laboratory; Approved guideline – 3rd ed. Pensylvania: Clinical and Laboratory Standards Institute, 2008. Vol. 28, nº 30.

48 Quais são as informações mais importantes na avaliação do hemograma: os valores relativos ou os absolutos?

Antonio C. C. D'Almeida

Esse é um questionamento frequente nas aulas de hemograma, mas devemos ter em mente que ambos são importantes e cada um tem seu valor no processo analítico e na interpretação do resultado.

Quando estamos no processo analítico e observamos a presença de um *flag* na contagem leucocitária sinalizado pelo equipamento, o próximo passo é confeccionar uma lâmina e realizar a contagem manual. Nesse processo faremos uma contagem de 100 a 200 células, dependendo da informação gerada pelo equipamento. Nos casos onde houver a presença de leucocitose ou a sinalização de percentual elevado de células de baixa frequência, como basófilos, plasmócitos, ou ainda a presença de células anormais, como blastos, a contagem de 200 células pode melhorar a precisão dessas contagens.

Resultados do equipamento incompatíveis para a faixa etária do paciente (linfocitose em paciente idoso, por exemplo) também necessitam de revisão manual.

A contagem das populações leucocitárias em lâmina vai fornecer a contagem diferencial percentual ou relativa. Essas contagens multiplicadas pela contagem global de leucócitos dividido por 100 (regra de 3 simples) vão fornecer as contagens absolutas de cada elemento.

Na maioria das vezes, principalmente em serviço de plantão e urgências, serão os números relativos que os médicos plantonistas receberão e seguirão com o processo de elaboração das hipóteses diagnósticas dos pacientes.

Não raro, podem ocorrer equívocos diagnósticos pela interpretação incorreta desses dados, como, por exemplo, no caso de um paciente febril que apresente 2.000 leucócitos/mm^3 com 38% de neutrófilos. A contagem absoluta de neutrófilos será 760/μL, caracterizando uma neutropenia moderada. Em outro paciente que apresente 4.500 leucócitos/mm³ com os mesmos 38% de neutrófilos, a contagem absoluta desse caso será 1.710/μL. Apesar de serem contagens muito parecidas com manifestações clínicas semelhantes, os cuidados com os pacientes devem ser distintos.

Na medicina ocupacional, principalmente em indústrias químicas, onde os trabalhadores estão expostos a produtos químicos mielotóxicos, um dos critérios de monitorização é o hemograma periódico com frequência semestral e a observação das contagens leucocitárias em série histórica. Não raro, os hematologistas deparam-se com solicitação de consultoria para pacientes que apresentam variação das contagens em percentual superior a 20% do exame admissional, sem que haja uma alteração clínica que a justifique. Essa variação persistente e progressiva é por si indicação de procedimento de investigação diagnóstica, de acordo com a Portaria nº 776 do Ministério da Saúde publicada em abril de 2004. Nessa situação específica, a interpretação sempre deve considerar a contagem absoluta, pois as contagens relativas nos extremos (tanto nas contagens limítrofes inferiores como nas superiores) podem gerar interpretações equivocadas.

As células de baixa frequência algumas vezes estão presentes em contagens relativas aumentadas gerando diagnósticos equivocados com investigações desnecessárias. Um exemplo dessa situação seria a contagem relativa de 10% de eosinófilos, com global de leucócitos de 3.500/mm³, onde a contagem absoluta seria de 350, não caracterizando uma eosinofilia absoluta.

Bibliografia Consultada

BAIN BJ. Blood cells: a practical guide. 3rd ed. London: Blackwell Science, 2002, p. 16.

FAILACE R. Hemograma: manual de interpretação. 4ª ed. Porto Alegre: Artmed, 2003.

KIPEN HM; COSY RP; GOLDSTEIN BD. Use of longitudinal analysis of peripheral blood counts to validade historical reconstructions of benzene exposure. Environ Health Perspect 1989;82:119-206.

49 Os equipamentos de hematologia dispensam a leitura da lâmina ao microscópio?

Dalton Kittler de Mello

Um dos grandes méritos dos equipamentos de automação em hematologia é separar, de forma rápida e padronizada, amostras normais – com todos os parâmetros dentro de limites preestabelecidos e sem nenhum alarme – daquelas que apresentam parâmetros fora da normalidade e/ou com alarmes. As amostras estabelecidas como normais e sem alarmes, considerando apenas o hemograma como teste-padrão, podem ter a leitura da lâmina ao microscópio dispensada com segurança se foram processadas em equipamentos validados, calibrados e operados dentro de padrões de controle de qualidade consagrados.

Em geral, os equipamentos automatizados de última geração com contagem diferencial de 5 ou 6 partes, comparativamente às avaliações ao microscópio, oferecem alta sensibilidade e precisão na quantificação das células sanguíneas, bem como na contagem diferencial de leucócitos. Resultados falso-negativos praticamente não existem e a reprodutibilidade é muito superior considerando a contagem diferencial em amostras normais e a emissão de alarmes em amostras anormais. Se uma contagem diferencial apresentar variações não apenas nas proporções dos tipos celulares, mas também células morfologicamente anormais, tais equipamentos não dispensam a avaliação microscópica. Policromatofilia, pecilocitose, eliptócitos, esferócitos, acantócitos, inclusões como Howell-Jolly e pontilhado basófilo, *rouleaux* e drepanócitos no eritrograma e granulações tóxicas, corpos de Döhle, anomalia de Pelger-Huët, plasmócitos, linfócitos atípicos sem linfocitose, blastos < 5% e *hairy cells* no leucograma são alterações hematológicas não identificadas pelos contadores eletrônicos dessa geração.

Equipamentos que realizam análise morfológica digital automatizada, com *software* de pré-classificação das populações celulares em

III. HEMOGRAMA AUTOMATIZADO

distensões sanguíneas coradas, minimizam essa dificuldade. Um exemplo é o sistema automatizado digital para morfologia celular CellaVision que, utilizando microscopia com inteligência artificial, é capaz de efetuar análise diferencial de 18 classes (neutrófilos segmentados, bastões, eosinófilos, basófilos, linfócitos, monócitos, blastos, promielócitos, mielócitos, metamielócitos, variantes de linfócitos, células plasmáticas, células não identificadas, células esmagadas, artefatos, plaquetas gigantes, hemácias nucleadas e agregados de plaquetas). Tal tecnologia otimiza a leitura de lâminas e reduz consideravelmente a necessidade de revisão microscópica manual.

Bibliografia Consultada

BAIN BJ. Células Sanguíneas: um guia prático. 4ª ed. Porto Alegre: Artmed, 2007.

FAILACE R; PRANKE P. Avaliação dos critérios de liberação direta dos resultados de hemogramas através de contadores eletrônicos. Rev Bras Hematol Hemoter 2004;26(3):159-66.

KRATS A; BENGTSSON HL; CASSEY JE et al. Performance Evaluation of the CellaVision DM96 System. WBC Differentials by Automated Digital Image Analysis Supported by an Artificial Neural Network. Am J Clin Pathol 2005;124:770-81.

LEWIS SM; BAIN BJ; BATES I. Hematologia prática de Dacie e Lewis. 9ª ed. Porto Alegre: Artmed, 2006.

50 Existem equipamentos que realizam a confecção e coloração do esfregaço sanguíneo e quais os principais pontos positivos e negativos dessa automação?

Dalton Kittler de Mello

As distensões sanguíneas podem ser realizadas em equipamentos acoplados ou não a coradores. A primeira geração, existente há mais de 30 anos, apenas corava lâminas prévia e manualmente distendidas. Atualmente, encontramos equipamentos independentes de grande porte (*slide-maker*) que podem ser integrados aos contadores hematológicos diretamente ou via esteira de transporte de amostra, garantindo um processo de realização do hemograma totalmente automatizado. Praticamente todos os grandes fabricantes de contadores eletrônicos (Horiba, Abbott, Beckman-Coulter, Siemens e Sysmex) possuem *slide-maker*s independentes ou integrados.

Os principais pontos positivos são a padronização das distensões e a agilidade do processo, visto que permitem processamento rápido de grande número de lâminas, chegando até a 120 lâminas/hora. Uniformidade das distensões, identificação do paciente por código de barras ou texto impresso diretamente na lâmina, identificação visual de urgências, realização de distensões somente de amostras positivas, segundo critérios estabelecidos pelo usuário, utilização de microamostras, possibilidade de múltipla escolha do tipo de distensão (relacionada ao hematócrito do paciente), recuperação automática em caso de erro, uso livre de programas de coloração e soluções corantes complementam e estabelecem a relação custo-benefício altamente positiva aos interesses técnicos e científicos dos laboratórios modernos.

Como ponto negativo temos a necessidade de padronização da lâmina de vidro para o esfregaço onerando um pouco o processo. Leve aumento na coloração de fundo, coloração inadequada das granulações dos neutrófilos, desgranulação dos basófilos e tom levemente esverdeado ou azulado dos eritrócitos são contornáveis utilizando-se corantes de boa qualidade, sendo problemas relacionados aos corantes e métodos e não ao tipo de equipamento.

Bibliografia Consultada

BAIN BJ. Células Sanguíneas: um guia prático. 4ª ed. Porto Alegre: Artmed, 2007.

FAILACE R. Hemograma: manual de interpretação. 5ª ed. Porto Alegre: Artmed, 2009.

LEWIS SM; BAIN BJ; BATES I. Hematologia prática de Dacie e Lewis. 9ª ed. Porto Alegre: Artmed, 2006.

51 Há algum problema em se confeccionar a distensão sanguínea no laboratório e não no momento da coleta do sangue?

Angela Midori Oba Facchinelli

As distensões podem ser confeccionadas no momento da coleta com sangue sem anticoagulante ou no laboratório em sangue anticoagulado. Nas distensões realizadas no momento da coleta muitas vezes ocorre má distribuição das células e a presença de pequenos agregados de plaquetas, porém nas lâminas de amostras anticoaguladas pode haver alguns artefatos provocados pelo armazenamento e pelo anticoagulante. Por outro lado, as lâminas confeccionadas com sangue anticoagulado permitem visualizar eventuais interferentes nos resultados automatizados, tais como a presença de fibrinas, agregados plaquetários EDTA dependentes e crioaglutinação dos eritrócitos.

Alguns cuidados devem ser tomados com as amostras que serão enviadas ao laboratório para confecção das lâminas: o tempo da coleta até a realização da distensão não deve ultrapassar o período de 24 horas e a amostra deve ser mantida refrigerada entre 4 e 8°C; é necessário aguardar a amostra voltar à temperatura ambiente antes de confeccionar a distensão sanguínea.

Atualmente, o parque tecnológico dos laboratórios permite a confecção e coloração automática das lâminas por um preparador automatizado de lâminas, tornando a distribuição das células mais regular, diminuindo também os artefatos de confecção ocasionados no processo manual e a identificação correta das amostras.

A confecção do esfregaço sanguíneo dentro do laboratório permite a eliminação de possíveis interferentes que poderiam ser ocasionados no momento da coleta (artefatos e erro de identificação), como também diminuiria os custos para manter o material necessário para a confecção em cada sala de coleta, o tempo de atendimento, além da necessidade de capacitação de toda a equipe de atendimento.

Nos tempos atuais, em que se procura uma diminuição do tempo de atendimento, diminuição do tempo de realização do exame – TAT (*turn around time*) e otimização dos processos é interessante que as distensões sanguíneas sejam realizadas no setor técnico.

Bibliografia Consultada

BAIN BJ. Células Sanguíneas: um guia prático. 4ª ed. Porto Alegre: Artmed, 2007.

FREISLEBEN A; BRUDNY-KLÖPPEL M; MULDER H. Blood stability testing: European Bioanalysis Forum view on current challenges for regulated bioanalysis. Bioanalysis 2011;3(12):1333-6.

SIMSON E; GASCON-LEMA MG; BROW DL et al. Performance of automated slidemakers and stainers in a working laboratory environment – routine operation and quality control. Int J Lab Hematol 2009;32:e64-e76.

52 Quais equipamentos automatizados fazem a análise morfológica das lâminas?

Angela Midori Oba Facchinelli

A automação na análise morfológica naturalmente seria o próximo passo na evolução da rotina de Hematologia e o precursor desses equipamentos, o Geomatric Data Hematrak 590 Differential System®, remonta à década de 1980. Esses equipamentos vêm sofrendo constantes modificações e são cada vez mais ágeis e precisos, atendendo perfeitamente a grande demanda de redução no tempo de processamento, liberação e consequente redução de custos.

Atualmente, existem equipamentos como o Cellavision DM96®, Vision HEMA®, Easy Cell (Medica Products) com soluções totalmente integradas para a rotina laboratorial. Realizam a análise das 3 séries: vermelha, branca e plaquetária. É importante ressaltar que esses modelos mais avançados realizam uma pré-classificação das células e necessitam de liberação por um analista habilitado. Mesmo apresentando bons valores de correlação em comparação à análise manual, pode ser necessária a realocação de algumas células pelo analista. A qualidade das imagens é muito boa e permite comparações entre diferentes populações leucocitárias, comparação com células de referência que constam de um atlas inserido no equipamento, *zoom* para visualizar detalhes das células e realocação das células de maneira fácil e rápida. Ainda permitem acesso remoto, isto é, trabalhar à distância e envio de imagens de células por e-mail. Esses equipamentos, além de permitirem a padronização da morfologia entre colaboradores, possibilitam a utilização dessas imagens como ferramenta de treinamento e apresentações. O ponto negativo desses equipamentos é o alto custo, o que somente o viabiliza para grandes rotinas, mas estão chegando ao mercado instrumentos de menor custo, viáveis para serviços de médio porte.

Bibliografia Consultada

BRIGGS C; LANGAIR I; SLAVIK M et al. Can automated blood film analysis replace the manual differential? An evaluation of the CellaVision DM96 automated image analysis system. Int J Lab Hematol 2009;31(1):48-60.

CEELIE H; DINKELAAR RB; Van GELDER W. Examination of peripheral blood films using automated microscopy; evaluation of Diffmaster Octavia and Cellavision DM96. J Clin Pathol 2007;60:72-79.

CORNET E et al. Performance evaluation and relevance of the CellaVision-DM96 system in routine analysis and in patients with malignant hematological diseases. Disponível em www.blackwell-synergy.com.

YAMAMOTO T; TABE Y; ISHII K et al. Performance evaluation of the Cella-Vision DM96 system in WBC differentials. Rinsho Byori. Jpa J Clin Pathol 2010;58(9):884-90.

53 Como incorporar ao hemograma as informações adicionais com valor clínico que alguns analisadores hematológicos fornecem, de forma que haja adesão pela comunidade médica?

Adriano M. Del Vale

O hemograma é um exame extremamente complexo que fornece informações valiosas e rápidas sobre mudanças de condições clínicas do paciente. Com os novos sistemas analíticos foram agregadas informações adicionais como índice de imaturidade, capacidade de resposta eritropoiética medular, contagem de plaquetas utilizando metodologias de impedância e óptica que oferecem resultados com maior exatidão, além de informações precoces e informações que anteriormente não eram disponibilizadas pelo exame tradicional.

Devido às mudanças ocasionadas pela quantidade de informações disponíveis, necessidade de rapidez de resposta e variabilidade e confiabilidade dessas informações, o laboratório tem hoje como seu novo desafio elaborar resultado conciso.

Em nosso Serviço temos procurado, quando da implantação de novos parâmetros e metodologias, agregar aos laudos clássicos informações referentes aos novos parâmetros e técnicas oferecidas. Informando de maneira sucinta sobre aplicabilidades e limitações técnicas. Também procuramos fornecer informações, quando aplicáveis, sobre a necessidade de análise evolutiva dos resultados. Por fim, dentro do resultado do exame informar sobre possibilidades diagnósticas e exames complementares que possam auxiliar no diagnóstico, tratamento e prognóstico dos pacientes.

Outra ferramenta que temos utilizado é, antes da implantação de qualquer novo sistema, realizarmos reuniões científicas com grupos específicos, por exemplo, quando da implantação de novo parâmetro hematológico fazer reunião com hematologistas. Essas reuniões têm a finalidade de esclarecer as mudanças que serão implantadas. Esses contatos com a comunidade médica e especialidades médicas são de extrema valia, uma vez que possibilitam ao laboratório avaliar e agregar valor às expectativas do corpo clínico.

54 Como estreitar a relação do laboratório com o corpo clínico para incorporação de novos parâmetros do hemograma?

Claudio José de Freitas Brandão

A incorporação dos novos parâmetros do hemograma à cultura clinicolaboratorial é influenciada por paradigmas estabelecidos quando do aprendizado acadêmico por médicos e laboratoristas e pelos rígidos conceitos presentes em unidades hospitalares e em laboratórios de análises clínicas quanto à interpretação do hemograma. Mudanças no hemograma incluem a exibição de gráficos e *scatters*, redefinição de intervalos de referência para antigos parâmetros e inclusão de parâmetros adicionais. Para que ocorra adesão do corpo clínico a estas mudanças, é necessário rever antigos conceitos a partir do laboratório, os quais devem demonstrar as utilidades diagnósticas e prognósticas que acarretam, o possível emprego de novos parâmetros em substituição a procedimentos diagnósticos invasivos, a praticidade e a prontidão da informação para a clínica. Por exemplo, a exibição no hemograma de parâmetros que demonstrem a atividade medular (Índice de Granulócitos Imaturos – IG, RDW, MPV, PDW, Fração de Plaquetas Reticuladas – IPF etc.) orientam quanto à origem (medular ou periférica) de uma hiper ou hipoprodução de células no sangue periférico. Contudo devemos ser cautelosos nessa abordagem, procurando conhecer a que se propõem os parâmetros que se deseja adicionar ao hemograma, acompanhando o comportamento desses na evolução de pacientes com condição clínica já conhecida. Assim, para demonstrar utilidade dos parâmetros que medem atividade medular (IPF, IG, IRF – Fração Imatura dos Reticulócitos) na recuperação de pacientes após quimioterapia, deve-se avaliar com maior precocidade a elevação desses parâmetros em relação a marcadores tradicionais de recuperação medular (como, por exemplo, o número de granulócitos nos sangue periférico).

Constatados os benefícios prognósticos desses novos parâmetros, devemos convidar médicos especialistas, hematologistas e/ou médicos mais afeitos, ao laboratório e às novas tecnologias para acompanharem a compatibilidade dos resultados obtidos com a evolução clínica e sugerir que utilizem essas informações de maneira experimental em outros pacientes. Em seguida, devemos acompanhar os resultados junto ao médico e promover discussão dos achados com outros integrantes do corpo clínico até que o novo parâmetro seja incorporado à cultura do serviço, referindo claramente seus potenciais e limitações.

Bibliografia Consultada

FELLE P; MCMAHON C; ROONEY S et al. Platelets in the paediatric population: the influence of age and the limitations of automation. Clin Lab Haematol 2005;27:250-25.

HARRISON P; AULT KA; CHAPMAN S et al. An interlaboratory study of a candidate reference method for platelet counting. Am J Clin Pathol 2001;115: 448-59.

HARRISON P; HORTON A; GRANT D. Immunoplatelet counting: a proposed new reference procedure. Br J Haematol 2000;108:228-35.

Coleta, Transporte e Processamento das Amostras Clínicas

55 Quais os anticoagulantes utilizados na coleta do Hemograma e quais suas restrições?

Samuel Ricardo Comar

Embora uma ampla variedade de anticoagulantes tenha sido utilizada no passado para a realização do hemograma, incluindo vários tipos de soluções de oxalato e até mesmo a heparina, o quelante de cálcio chamado ácido etilenodiaminotetra-acético (EDTA – $C_{10}H_{16}N_2O_8$) ou alguns dos seus sais se tornaram os principais anticoagulantes para a coleta de amostras destinadas à realização de hemogramas. Na molécula do EDTA existem quatro hidrogênios simétricos que podem ser substituídos por potássio, sódio ou lítio, de modo a formar sais de EDTA que possuem elevada solubilidade no sangue. O EDTA exerce seu efeito através de uma forte ligação ao cálcio iônico presente no plasma, bloqueando efetivamente a coagulação e a agregação plaquetária. A quantidade de EDTA necessária para a completa quelação do cálcio é balanceada com o desejo de minimizar os danos celulares, de modo que o *International Council for Standardization in Haematology* (ICSH) estabeleceu uma faixa de concentração ideal que pode variar de 1,5 a 2,2mg do sal por mililitro de sangue. O EDTA-K_2, disponibilizado na forma de *spray* seco revestindo a parede dos tubos, é mais solúvel que o EDTA-Na_2 (1.650g/L contra 108g/L, respectivamente), sendo, por essa razão, o sal recomendado para uso rotineiro pelo ICSH. O sal dipotássico também elimina efeitos dilucionais nas amostras, especialmente as de pequeno volume. O EDTA-K_3, comercializado na forma líquida, já foi recomendado pelo antigo NCCLS (*National Clinical Committee for Laboratory Standards*) em alguns países como Estados Unidos e Inglaterra, contudo amostras colhidas com esse anticoagulante podem tornar-se diluídas e os eritrócitos apresentar-se contraídos devido a um efeito osmótico mais pronunciado que os demais sais do

EDTA, resultando em diminuição do volume globular de cerca de 2-3% nas primeiras 4 horas. O sal dilítio ($EDTA-Li_2$) é efetivo em relação à ação anticoagulante, possuindo solubilidade de 160 g/L, outrossim, pode ser utilizado para dosagens bioquímicas, contudo é menos solúvel que o $EDTA-K_2$. Já o $EDTA-Na_3$, comercializado na forma líquida, não é recomendado por possuir pH elevado, que pode, adversamente, afetar proteínas do plasma e até mesmo tubos de coleta feitos de vidro. O excesso de EDTA nos tubos devido ao seu não preenchimento correto, independente do sal utilizado, provoca encolhimento das hemácias e degeneração dos leucócitos. Também pode resultar em diminuição significativa do volume globular e aumento da concentração de hemoglobina corpuscular média (CHCM). Em relação às plaquetas, o EDTA pode provocar inchaço e desintegração dessas, resultando em contagens falsamente diminuídas. Ainda como consequência, o volume plaquetário médio (VPM) aumenta em função do tempo de coleta quando determinado por impedância e diminui quando determinado por método óptico. As extensões sanguíneas confeccionadas por equipamentos automatizados (*slide makers*), a partir das amostras colhidas em EDTA, podem demonstrar, em menor intensidade, alterações morfológicas tais como ponteados basófilos nos eritrócitos. O EDTA também pode servir como ponte de ligação de anticorpos presentes nos indivíduos e que provocam alterações *in vitro*, tais como aglutinação leucocitária e plaquetária. Uma homogeneização cuidadosa da amostra com o anticoagulante é essencial para gerar resultados acurados e, além disso, cuidados pré-analíticos devem ser tomados, no que se refere à coleta correta das amostras, ao transporte ao laboratório sem atrasos e em temperatura adequada.

Bibliografia Consultada

DUBROWNY N; ARMSTRONG E; BERUBE J et al. CLSI Document H01-A6. Clinical and Laboratory Standards Institute (CLSI). Tubes and additives for venous and capillary blood specimen collection. Approved standard. 6th ed. Wayne: Clinical and Laboratory Standards Institute (CLSI), 2010. Vol. 30, nº 26.

ERNST DJ; BALANCE LO; CALAM RR et al. CLSI Document H3-A6. Procedures for the collection of diagnostic blood specimens by venipuncture.

Approved standard. 6th ed. Wayne: Clinical and Laboratory Standards Institute (CLSI), 2007. Vol 27, nº 27.

JURY C; NAGIA Y; TATSUMI N. Collection and handling of blood. In: BAIN BJ; BATES J; Laffan Ma; Lewis SM. Dacie and Lewis Practical Haematology. 11th ed. China: Churchill Livingstone Elsevier, 2012, Cap. 1, p. 1-9.

VAN ASSENDELFT OW; PARVIN RM. Specimen collection, handling and storage. In: Lewis SM; Verwilghen RL. Quality Assurance in Haematology. London: Baillière Tindall, 1988. Cap. 2. p. 5-32.

VAN ASSENDELFT OW; SIMMONS A. Specimen collection, handling, storage and variability. In: Lewis SM; Koepke JA. Hematology Laboratory Management and Practice. Oxford: Butterworth-Heinemann, 1995. Cap. 12, p. 109-127.

56 Qual é a estabilidade do material coletado em EDTA para a realização do hemograma?

Samuel Ricardo Comar

Em muitos laboratórios clínicos, é comum o fato de as amostras de sangue chegarem com atraso de dois dias ou mais. Quando tais amostras chegam ao laboratório, sempre surgem dúvidas, tais como aceitar ou rejeitar a amostra, quais parâmetros analisar quando a amostra for aceita, quais comentários reportar no resultado considerando a confiabilidade ou não dos resultados. Essas decisões requerem experiência e conhecimento dos profissionais do laboratório, sobretudo em relação às mudanças que ocorrem nas amostras de sangue durante o período de armazenamento. De modo geral, as amostras anticoaguladas com EDTA destinadas à realização de testes hematológicos são menos estáveis que amostras de soro utilizadas para a realização de testes imunoquímicos. Quando a amostra é coletada em EDTA di ou tripotássico e em seguida armazenada em repouso na temperatura ambiente (18 a 25°C), a contagem de eritrócitos, leucócitos, plaquetas e os índices hematimétricos são geralmente estáveis por até 8 horas após a coleta da amostra. A partir desse período, mudanças começam a acontecer, contudo, nas situações acima, com até 24 horas de armazenamento, os resultados ainda se encontram dentro do limite de erro permitido de Tonks. Contagens hematológicas realizadas em amostras colhidas em EDTA e armazenadas a 4°C não apresentam erros significativos durante as primeiras 24 horas. Assim, o sangue pode ser seguramente armazenado em refrigerador ao longo de uma noite, para ser analisado no dia seguinte, desde que cuidados contra o congelamento sejam tomados. Tem sido sugerido que os resultados de hemogramas de amostras coletadas em EDTA devam permanecer dentro de ± 5% dos valores iniciais quando armazenados a 4°C durante 24 horas. Tempos de armazenamento acima de 24 horas podem produzir resultados conflitantes e pouco reprodutíveis, independente do desempenho analítico e da metodologia empregada no analisador hematológico. Há parâmetros, como a contagem de leucócitos, que são estáveis por 24 horas à temperatura ambiente e por até 48 horas a 4°C, todavia, diferenças são encontradas, especialmente quando métodos de contagem baseados no princípio da impedância são utilizados. Além de 24 horas de armazenamento, há oscilação da estabilidade dos parâmetros hematológicos em amostras colhidas em EDTA. A contagem absoluta de linfócitos pode diminuir progressivamente ao longo do tempo, podendo chegar a até 50% da contagem inicial após 72 horas de armazenamento. Em situações especiais, como a utilização da contagem absoluta de linfócitos para quantificar CD4+, a amostra deve ser processada em poucas horas e nunca ser armazenada previamente. Depois de 8 horas de armazenamento em temperatura ambiente, o VCM aumenta em uma taxa progressiva de 3 a 4fL a cada 24 horas. Tal efeito não é observado se a amostra for armazenada a 4°C por até 24 horas. As contagens de reticulócitos geralmente são confiáveis por até 24 horas a 4°C quando colhidas em EDTA, contudo em temperatura ambiente começa a diminuir em 6 horas. Os eritroblastos tendem a desaparecer da amostra dentro de um a dois dias de armazenamento em temperatura ambiente. Em 48 a 72 horas e especialmente em altas temperaturas ambiente, começa-se a observar hemólise nas amostras, fato esse que resulta em diminuição da contagem de eritrócitos e do volume globular, com aumento do HCM e CHCM calculados. Percebe-se que alguns parâmetros são mais estáveis quando mantidos em temperatura ambiente e outros quando refrigerados a 4°C; portanto, para evitar que resultados equivocados sejam gerados e liberados, deve-se evitar analisar amostras além de 24 horas de armazenamento, independente da temperatura. Longos períodos de armazenamento das amostras colhidas em EDTA provocam mudanças significativas na morfologia das células sanguíneas. Os neutrófilos podem apresentar mudanças no núcleo, o qual se cora mais homogeneamente que em sangue fresco, tornando-se, às vezes, picnóticos e apresentando figuras de cariorrexe. Podem-se, ainda, observar margens celulares irregulares e menos definidas e alguns vacúolos podem aparecer no citoplasma. Os monócitos e os linfócitos sofrem mudanças semelhantes, podendo apresentar pequenos vacúolos citoplasmáticos e lobulação irregular do núcleo. Já os eritrócitos podem apresentar crenação e esferotização após longos períodos de armazenamento em contato com o EDTA. Todas essas alterações morfológicas citadas acima diminuem quando a amostra é mantida a 4°C, todavia não são eliminadas, tornando imprescindível a confecção de extensões sanguíneas o mais breve possível após a coleta da amostra. Trabalhos sugerem que um atraso de 3 horas na confecção da extensão é permitido sem maiores interferências.

Bibliografia Consultada

GULATI GL; HYLAND LJ; KOCHER W; SCHWARTING R. Changes in automated complete blood cell count and differential leukocyte count results induced by storage of blood at room temperature. Arch Pathol Lab Med 2002; 126(3):336-42.

JURY C; NAGIA Y; TATSUMI N. Collection and handling of blood. In: BAIN BJ; BATES J; Laffan MA; Lewis SM. Dacie and Lewis Practical Haematology. 11th ed. China: Churchill Livingstone Elsevier, 2012. Cap. 1, p. 1-9.

VAN ASSENDELFT OW; SIMMONS A. Specimen collection, handling, storage and variability. In: Lewis SM; Koepke JA. Hematology Laboratory Management and Practice. Oxford: Butterworth-Heinemann, 1995, Cap. 12, p. 109-27.

57 Quais os principais problemas que podemos ter no momento da coleta e que podem interferir no resultado do hemograma?

Antonio C. C. D'Almeida

Os problemas no momento da coleta que podem interferir no resultado do hemograma são relacionados às condições do paciente e à coleta propriamente dita:

a) Problemas pré-analíticos relacionados ao paciente
- Jejum: não se preconiza o jejum, mas a ingestão de alimentos gordurosos pode provocar a lipemia e alterar a análise.
- Atividade física anterior à coleta pode aumentar o *pool* circulante por mobilização do *pool* marginal induzindo um aumento das contagens leucocitárias e neutrofílicas.
- O uso do tabaco provoca aumento das contagens leucocitárias (neutrofílicas e monocíticas) e também dos eritrócitos e nível de hemoglobina, sendo que essas alterações podem persistir por meses após a suspensão do seu uso. Esse achado é importante quando são analisados hemogramas seriados (série histórica em Medicina Ocupacional).
- O uso de medicamentos também deve ser informado e documentado, pois podem provocar alterações no hemograma, como, por exemplo, carbonato de lítio, glicocorticoides, entre outros.

b) Problemas pré-analíticos relacionados à coleta
- Postura do paciente, o decúbito dorsal determina um aumento da contagem eritrocitária, hemoglobina e hematócrito em até 3% e esses aumentos são ainda maiores em cardiopatas e obesos (Failace).

- O horário da coleta também pode modificar os parâmetros leucocitários, pois a contagem vespertina pode sofrer um incremento de até 15% em relação à contagem matinal.
- Estase venosa por aplicação prolongada do torniquete.
- Amostra inadequada por uso de tubo incorreto, ou tubo não preenchido adequadamente, com volume acima ou abaixo do indicado. A heparina pode ser usada para avaliar a série eritrocitária, mas não é adequada para o leucograma nem para a contagem plaquetária. A heparina lisa leucócitos e dificulta a visualização das plaquetas por causar coloração violácea de fundo nas lâminas. A velocidade do preenchimento do tubo é um fator importante porque a amostra obtida com dificuldade ou em tempo prolongado é suscetível à formação de microcoágulos e agregados plaquetários, que irão induzir a falsas citopenias.
- Lipemia ou hemólise.
- Sangue obtido por meio de punção em cateteres (pacientes em quimioterapia, por exemplo) deve ter um volume significativo de sangue desprezado devido à estase e à heparina. A amostra obtida pode ser satisfatória para o eritrograma e leucograma, mas a contagem plaquetária poderá ser falseada.

Bibliografia Consultada

FAILACE R. Hemograma: manual de interpretação. 4ª ed. Porto Alegre: Artmed, 2003. p. 4-37.

FAILACE R; PRANKE P. Avaliação dos critérios de liberação direta dos resultados de hemogramas através de contadores eletrônicos. Rev Bras Hematol Hemoter 2004;26(3):159-66.

HOFFMAN R; BENZ EJ; Mc GLAVE P et al. Hematology, Basic Principles and Practice. 3rd ed. New York: Churchill Livingstone, 2000.

LEWIS SM; BAIN BJ; BATES I. Hematologia prática de Dacie e Lewis. 9ª ed. Porto Alegre: Artmed, 2006.

POCOCK SJ. Diurnal variations in serum biochemical and haematological measuraments. J Clin Pathol 1989;42:176.

58 Por quanto tempo o laboratório deve guardar as amostras de sangue do hemograma, as lâminas e os resultados impressos pelo equipamento?

Katya M. S. Pimentel Barros

A análise da amostra para a realização do hemograma deve ser realizada dentro do período que garanta sua estabilidade. Dessa maneira, o tempo de guarda das amostras sob refrigeração deve ser de 24 horas, dependendo da disponibilidade do espaço físico do laboratório.

O prazo de armazenamento das lâminas da rotina hematológica deve levar em consideração o prazo de liberação dos resultados, a complexidade dos resultados e dos diagnósticos obtidos e da retirada dos laudos, pois pode haver necessidade de revisão de um laudo e, consequentemente, da sua lâmina. Se o laboratório dispõe de espaço físico para guardar as lâminas por 15 a 30 dias, é uma importante ação, garantindo assim a rastreabilidade de dados que gerou o resultado.

Em caso de doenças hematológicas, as lâminas devem ser guardadas para sempre, segundo os órgãos normatizadores. A organização de um arquivo de lâminas com alterações hematológicas neoplásicas facilita o gerenciamento desses materiais. A lâmina faz parte de um diagnóstico e pode ser solicitada pelo médico do paciente a qualquer momento. Deve ser guardada mais de uma lâmina, para o caso de serem solicitadas e para a revisão em casos de exames correlacionados, como, por exemplo, mielograma, imunofenotipagem, citogenética etc. Também é importante utilizar as lâminas desses pacientes para a educação continuada dos colaboradores.

Os resultados impressos pelo equipamento são considerados pelos órgãos normativos um dado bruto do laudo, devendo ser armazenado por 5 anos em condições ideais, de modo que permita a rastreabilidade em situações que sejam necessários rever os dados que constituem o resultado do exame. Os laboratórios que trabalham com liberação automática de resultados, em geral, não imprimem os resultados dos casos normais, que ficam armazenados no sistema informatizado do laboratório, e os critérios de rastreabilidade e temporalidade de guarda são os mesmos.

Bibliografia Consultada

ANDRIOLO A; MARTINS AR; BALLARATI et al. Recomendações da Sociedade Brasileira de Patologia Clínica/Medicina Laboratorial para Coleta de Sangue Venoso. 2ª ed. Barueri: Manole Editora, 2010. Disponível em: http: // www.sbpc.org.br/upload/conteudo/320090814145042.pdf

BAIN BJ. Células Sanguíneas: um guia prático. 3ª ed. Porto Alegre: Artmed, 2004. Cap. 1. Disponível em: http: //downloads.artmed.com.br/public/B/BAIN_Barbara_J/Celulas_Sanguineas_4ed/Liberado/Cap_01.pdf

LEE G; RICHARD MD et al. WINTROBE Hematologia Clínica. 1ª ed. Brasileira. Editora Manole Ltda. 1998. V. I. Cap. 1.

Resolução RDC nº 302, de 13 de Outubro de 2005. Dispõe sobre Regulamento técnico para funcionamento de Laboratórios Clínicos. Diário Oficial da União; Poder Executivo, de 14 de Outubro de 2005. ANVISA – Agência Nacional de Vigilância Sanitária. Disponível em: http://portal.anvisa.gov.br/wps /wcm/conn ect/851107004999939f90f5b66dcbd9c63c/RESOLU%C3%87%C3%83O+AN VISA+RDC+N%C2%BA+302-05+LABORAT%C3%93RIO+CL%C3%8DN ICO.pdf?MOD=AJPERES

SANCHES CAB; VAL JAC; GOMES LFO et al. Norma PALC. Programa de Acreditação de Laboratórios Clínicos. Sociedade Brasileira de Patologia Clínica/Medicina Laboratorial, 2010. Disponível em: http: //www.sbpc.org.br/upload/conteudo/320070815172544.pdf

59 Como as amostras coletadas em unidades externas devem ser enviadas ao laboratório?

Katya M. S. Pimentel Barros

Uma vez que inúmeros fatores podem afetar as análises hematológicas, a coleta da amostra deve ser padronizada tanto quanto possível para minimizar a variabilidade pré-analítica. As amostras, para serem representativas, devem ter sua composição e integridade mantidas durante as fases pré-analíticas de coleta, manuseio, transporte e eventual armazenagem.

As amostras colhidas com anticoagulante, nas quais o exame será realizado em sangue total, devem ser mantidas refrigeradas até o momento do processamento, em temperatura entre 4 e 8°C.

Quando necessário realizar o transporte de amostras biológicas, entre o local da coleta o e local de processamento, algumas questões devem ser consideradas, entre elas estabilidade das amostras, temperatura adequada que garanta sua integridade e recipiente para transporte adequado que atenda a legislação vigente.

As amostras primárias devem ser transportadas e preservadas em recipiente isotérmico, higienizável e impermeável, de forma a garantir sua estabilidade desde a coleta até o processamento, podendo ser utilizadas caixas de isopor ou caixas térmicas específicas para essa finalidade. O recipiente deverá ser identificado com a simbologia de risco biológico com os dizeres "Espécimes para Diagnóstico" e com a identificação do laboratório responsável pelo envio, para que em situações de emergência permita o contato e a rastreabilidade dos dados. Importante observar que as amostras não devem ficar em contato direto com gelo para evitar hemólise e sempre que possível deve ser realizado o monitoramento da temperatura de 4 a 8°C durante o transporte, respeitando a necessidade de garantir a estabilidade das amostras.

Com relação ao envio de amostras entre laboratórios, vale lembrar a existência de regras e diretrizes da terceirização, definidas nas Leis nº 6.019, de 3 de janeiro de 1974, e nº 7.102, de 20 de julho de 1983, além dos critérios estabelecidos na Portaria nº 472, de 9 de março de 2009 – Resolução GMC 50/08 "Regulamento Técnico para Transporte de Substâncias Infecciosas e Amostras Biológicas entre Estados Partes do MERCOSUL". Outro ponto importante é a logística de transporte do material biológico, com a finalidade de que as amostras se mantenham viáveis até o momento do processo analítico. Esse transporte deve seguir as recomendações da ONU, apresentadas no documento "Transporte de Substâncias Infecciosas", em sua 13ª revisão, publicada em 2004. No Brasil, o transporte de substâncias infecciosas é considerado transporte de produtos perigosos, desde que se enquadre na Portaria nº 204, de 1997, e que corresponda à 7ª edição das Recomendações da Organização Mundial da Saúde – OMS, editadas em 1991 e revisadas em 2004.

Quando amostras de pacientes serão enviadas a um laboratório distante, regras de biossegurança devem ser cumpridas. Deve-se prevenir o vazamento da amostra, protegê-la de choque e variações de pressão.

Os laboratórios que recebem amostras transportadas de locais distantes devem estar conscientes das alterações induzidas pela estocagem. A má conservação do sangue total poderá gerar inclusive artefatos e impactos nos dados obtidos.

Bibliografia Consultada

ANDRIOLO A; MARTINS AR; BALLARATI CAF et al. Recomendações da Sociedade Brasileira de Patologia Clínica Medicina Laboratorial para Coleta De Sangue Venoso. 2ª ed. São Paulo: Manole, 2010. Disponível em: http://www.sbpc.org.br/upload/conteudo/320090814145042.pdf

DALANHOL M. Efeitos quantitativos da estocagem de sangue periférico nas determinações do hemograma automatizado. Rev Bras Hematol Hemoter 2010;32(1):16-22. Disponível em: http://www.scielo.br/scielo.php?script=sci_ar ttext&pid=S1516-84842010000100007 Acessado em 18/06/2012.

CALAM RR; BETSOU F; KIECHLE FL et al. CLSI H18-A3. Procedures for the Handling and Processing of Blood Specimens; Approved Guideline, 4th ed. Clinical and Laboratory Standards Institute, 2004. Vol. 24, nº 38.

SANCHES CAB; VAL JAC; GOMES LFO et al. Norma PALC. Programa de Acreditação de Laboratórios Clínicos. Sociedade Brasileira de Patologia Clínica/ Medicina Laboratorial, 2010. Disponível em: http: //www.sbpc.org.br/upload/ conteudo/320070815172544.pdf

Resolução RDC nº 302, de 13 de outubro de 2005. Dispõe sobre Regulamento técnico para funcionamento de Laboratórios Clínicos. Diário Oficial da União; Poder Executivo, de 14 de Outubro de 2005. ANVISA – Agência Nacional de Vigilância Sanitária. Disponível em: http://portal.anvisa.gov.br/wps/wcm/conne ct/851107004999939f90f5b66dcbd9c63c/RESOLU%C3%87%C3%83O+AN VISA+RDC+N%C2%BA+302-05+LABORAT%C3%93RIO+CL%C3%8DN ICO.pdf?MOD=AJPE

60 Quais as causas comuns de rejeição de amostras clínicas no laboratório de hematologia?

Dalton Kittler de Mello

Em toda investigação de funções fisiológicas e disfunções do sangue é fundamental que os testes laboratoriais forneçam informações verdadeiras e confiáveis, sendo primordial evitar que erros técnicos sejam responsáveis por informações enganadoras. As amostras clínicas devem ser obtidas por procedimentos padronizados, uma vez que o método de coleta pode afetar o espécime.

São causas de resultados discrepantes:

- Refeição e/ou fumo nas últimas 2 horas.
- Atividade física nos últimos 20 minutos.
- Postura do paciente e pressão prolongada do garrote no momento da coleta.
- Tipo de sangue: capilar ou venoso.
- Anticoagulante indevido, em excesso ou insuficiente.
- Demora no envio ao laboratório.
- Identificação errônea do paciente ou da amostra.

A incorporação da tecnologia de código de barras na identificação do tubo minimiza significativamente erros de identificação. Amostras sem identificação ou com falha devem ser rejeitadas incondicionalmente.

Embora as tecnologias de automação auxiliem na resolução de problemas relacionados com a amostra como sensores de nível para pouco volume, mecanismos automáticos para detecção de coágulo e leitura do branco para lipemia ou hemólise são causas comuns de rejeição de amostras em hematologia. Presença de coágulo, além de afetar os parâmetros do hemograma com diminuição da contagem de leucócitos, hemácias e plaquetas, também interfere no equipamento causando obstrução no sistema. Volume insuficiente de sangue provoca alteração na morfologia celular, em face da concentração de anticoagulante. Presença de lipemia acentuada aumenta falsamente a hemoglobina e a hemólise intensa diminui a contagem de eritrócitos.

Bibliografia Consultada

BAIN BJ. Células Sanguíneas: um guia prático. 4ª ed. Porto Alegre: Artmed, 2007.

LEWIS SM; BAIN BJ; BATES I. Hematologia prática de Dacie e Lewis. 9ª ed. Porto Alegre: Artmed, 2006.

OLIVEIRA CA; MENDES MA; JOSÉ ASS et al. Gestão da Fase Analítica do Laboratório: como assegurar a qualidade na prática. Rio de Janeiro: ControlLab, 2011.

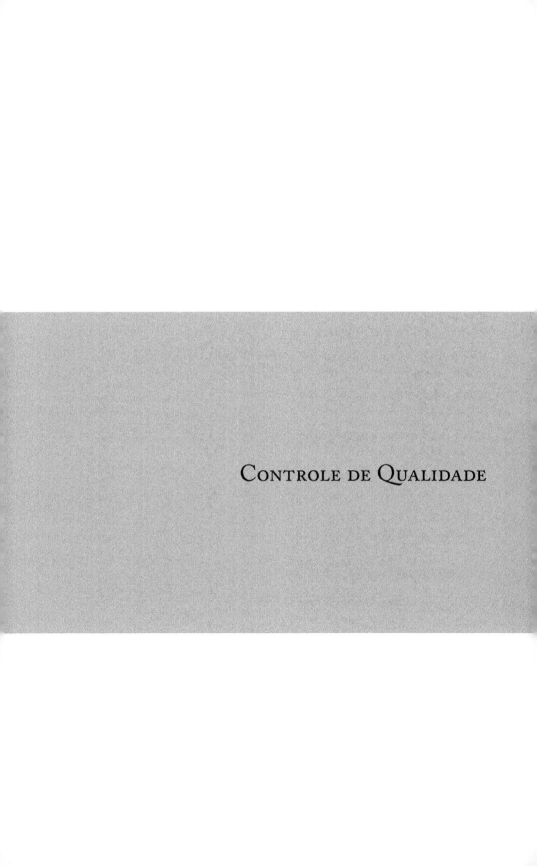

Controle de Qualidade

61 Como fazer a calibração dos analisadores hematológicos e com que periodicidade? Qual a importância desse procedimento?

Katya M. S. Pimentel Barros

Por definição, **calibração** de um sistema analítico é um conjunto de operações que estabelece, sob condições especificadas, a relação entre os valores indicados por um instrumento de medição ou sistema de medição ou valores representados e os valores correspondentes das grandezas estabelecidas pelos padrões. É um processo que visa verificar se a medida obtida por um instrumento é compatível com o esperado e se ele está adequado ao uso. Consiste em comparar os resultados obtidos pelos instrumentos com os obtidos por padrões (rastreáveis a padrões de referência nacionais e/ou internacionais), sob condições pre-estabelecidas e controladas.

Por contribuir para a confiabilidade dos resultados e reduzir custos inerentes aos erros de ensaio, a calibração é hoje requisito de processos de certificação e acreditação. A calibração normalmente é feita durante o processo da validação do equipamento e periodicamente, de preferência a cada 6 meses, realizada a verificação da calibração.

O principal objetivo da verificação da calibração é determinar se o método ou equipamento está calibrado corretamente ou se necessita de nova calibração.

Tendo em vista a "fragilidade" do calibrador e as dificuldades da logística de aquisição e transporte desse material em condições adequadas, além de sua vida curta antes e depois de aberto, podem ser utilizadas algumas alternativas para avaliar a calibração de um equipamento:

- Se o fabricante oferece um *kit* de validação da calibração ou processo de verificação, esse deve ser seguido.

- Dosagem de materiais de calibração em uso como amostras desconhecidas.
- Dosagem de materiais de matriz apropriada com valores conhecidos e específicos para o método.

A periodicidade recomendada é a cada 6 meses. Além da necessidade da verificação semestral, a verificação da calibração também deverá ser realizada quando houver trocas significativas de componentes principais dos sistemas automatizados ou manutenções corretivas importantes. Essas verificações periódicas permitem identificar limitações do método ao longo do tempo, bem como identificar desgastes nos sistemas analíticos (equipamentos) utilizados.

Todos esses processos devem ser registrados de modo que permitam a rastreabilidade dos dados ao longo do tempo ou revisões para análises quando necessário.

Bibliografia Consultada

CAP Accreditation Program. Chemistry. Hematology and Coagulation Checklist .06.17.2010. CAP Number: 1026801. Section/Department: Hematology. http://www.cap.org/apps/docs/laboratory_accreditation/sample_checklist.pdf

OLIVEIRA CA; MENDES ME; JOSÉ ASS et al. Gestão da Fase Analítica no Laboratório: como assegurar a qualidade na prática. Vol I. 1ª ed. digital. 2010. Disponível em: http://www.controllab.com.br/pdf/gestao_fase_analitica_vol1.pdf

RABINOVITCH A; BARNES P; CURCIO KM et al. CLSI, H 26-A2. Validation, Verification and Quality Assurance of Automated Hematology Analyzers; Approved Standard. 6th ed. Clinical and Laboratory Standards Institute, 2010. Vol. 30, nº 14. Disponível em: http://www.clsi.org/source/orders/free/H26-a2.pdf

SANCHES CAB; VAL JAC; GOMES LFO et al. Norma PALC. Programa de Acreditação de Laboratórios Clínicos. Sociedade Brasileira de Patologia Clínica/Medicina Laboratorial, 2010.

THOLEN DW; LINNET K; KONATRADOVICH M et al. EP 17-A – CLSI. Protocols for Determination of Limits of Detection and Limits of Quantitation; Approved Guideline. 2nd ed. Clinical and Laboratory Standards Institute, 2004. Vol. 24, nº34. http://www.sbpc.org.br/upload/conteudo/320070815172544.pdf

62 O que são e qual a utilidade dos controles comerciais?

Liane Maria de Alvarenga Toledo

Os sangues controle são constituídos de uma matriz estabilizada de sangue desenvolvida especificamente para o controle estatístico do processamento de amostras de pacientes em analisadores hematológicos e geralmente são fornecidos em três níveis: anormal baixo, normal e anormal alto. Nas análises automatizadas, as amostras de sangue controle comercial são similares às amostras de calibradores, podendo diferir em seus intervalos de variação aceitáveis (*ranges*).

Eles são utilizados para monitorar o desempenho do analisador hematológico de forma específica, ou seja, servem para garantir a qualidade dos resultados das amostras de pacientes processados no analisador em questão. Os controles comerciais podem ser usados em conjunto com outros tipos de materiais, como amostras de pacientes com resultados conhecidos, para compor um sistema de controle de qualidade que consiga monitorar toda a complexidade da rotina de processamento de amostras de pacientes nos analisadores hematológicos. Dessa maneira, mesmo que a rotina processada no analisador hematológico ultrapasse centenas de amostras/dia, é possível realizar um monitoramento eficaz do desempenho do teste e, portanto, garantir a qualidade dos resultados liberados.

Bibliografia Consultada

RABINOVITCH A; BARNES P; CURCIO KM et al. CLSI, H 26-A2. Validation, Verification and Quality Assurance of Automated Hematology Analyzers; Approved Standard. 2nd ed. Clinical and Laboratory Standards Institute, 2010. Vol. 30, nº 14. Disponível em: http://www.clsi.org/source/orders/free/H26-a2.pdf

Resolução RDC nº 302, de 13 de Outubro de 2005. Dispõe sobre Regulamento técnico para funcionamento de Laboratórios Clínicos. Diário Oficial da União; Poder Executivo, de 14 de Outubro de 2005. ANVISA – Agência Nacional de Vigilância Sanitária. Disponível em: http://portal.anvisa.gov.br/wps/wcm/conne ct/851107004999939f90f5b66dcbd9c63c/RESOLU%C3%87%C3%83O+AN VISA+RDC+N%C2%BA+302-05+LABORAT%C3%93RIO+CL%C3%8DN ICO.pdf?MOD=AJPERES

TURGEON ML. Clinical Hematology – theory and procedures. 3rd ed. Philadelphia: Lippincott Williams & Wilkins, 1999.

63 Como interpretar os resultados dos sangues controles? O que fazer quando apenas um dos níveis está fora dos critérios especificados?

Liane Maria de Alvarenga Toledo

Para interpretar corretamente o resultado do processamento do controle comercial, devemos considerar que, ao definir o material de controle comercial que será usado, o laboratório deve definir para cada nível analítico e cada tipo de material as seguintes questões:

- Seu próprio valor-alvo e quais os intervalos de variação aceitáveis. As médias contidas nas bulas de material controle só devem ser usadas como valor-alvo no início da utilização do analisador, porém a calibração do equipamento deve ser feita com calibrador comercial.
- Qual recurso estatístico será empregado para facilitar a análise do resultado (como, por exemplo, gráfico de Levey Jennings).
- Qual a frequência de processamento do controle comercial e de outros materiais de controle interno.
- Quais as medidas ou ações corretivas devem ser realizadas quando esses resultados excedem os limites aceitáveis.

Com todos esses fatores conhecidos, ao se processar os três níveis comumente usados de controle comercial, esses resultados devem ser avaliados em conjunto com os demais materiais que compõem o sistema de controle de qualidade, como a Média de Normais e a Amostra de Pacientes para avaliação da reprodutibilidade.

Esse conjunto de informações, que é obtido em um sistema de controle, fornece um panorama exato de como está o analisador hematológico, mais do que apenas o resultado de controle comercial, e facilita a interpretação e a resolução de cada variação ou problema. O responsável pela análise do resultado do sistema de controle de qualidade deve conhecer os parâmetros analisados, os parâmetros estatísticos empregados no sistema de controle de qualidade, os dados históricos do analisador, como falhas e paradas, e as ações preventivas e corretivas que podem ser necessárias. Deve-se sempre realizar a verificação do resultado do processamento do material controle assim que esse for obtido. Esse resultado deve ser registrado e a verificação do analista deve constar nesse registro. O responsável pela análise e verificação de controle de qualidade deve criar um diagrama de fluxo de análise para facilitar a interpretação pelos demais analistas que utilizam o equipamento. No quadro 1 segue um exemplo básico de um diagrama de decisão para interpretar problemas com resultado dos 3 níveis de controle comercial, porém o responsável pelo planejamento do Controle de Qualidade deve definir e descrever os critérios de rejeição e as ações corretivas necessárias.

Quadro 1 – Diagrama de decisão para problemas com resultados de controle comercial.

Problema	Procedimento
1 ponto fora de apenas um nível de controle	Repassar
3 níveis com a mesma tendência	Verificar as condições do controle Eventual recalibração
Volume inadequado Hemólise Fim da validade	Avaliar outros níveis Trocar controle
Controle rejeitado por erro de análise	Contatar assistência técnica

Bibliografia Consultada

RABINOVITCH A; BARNES P; CURCIO KM et al. CLSI, H 26-A2. Validation, Verification and Quality Assurance of Automated Hematology Analyzers; Approved Standard. 2nd ed. Clinical and Laboratory Standards Institute, 2010. Vol. 30, nº 14. Disponível em: http://www.clsi.org/source/orders/free/H26-a2.pdf

Resolução RDC nº 302, de 13 de Outubro de 2005. Dispõe sobre Regulamento técnico para funcionamento de Laboratórios Clínicos. Diário Oficial da União; Poder Executivo, de 14 de Outubro de 2005. ANVISA – Agência Nacional de Vigilância Sanitária. Disponível em: http://portal.anvisa.gov.br/wps/wcm/conne ct/851107004999939f90f5b66dcbd9c63c/RESOLU%C3%87%C3%83O+AN VISA+RDC+N%C2%BA+302-05+LABORAT%C3%93RIO+CL%C3%8DN ICO.pdf?MOD=AJPERES

TURGEON ML. Clinical Hematology – theory and procedures. 3rd ed. Philadelphia: Lippincott Williams & Wilkins, 1999.

64 Qual a validade dos sangues controle e como proceder quando há mudança de lote?

Claudia C. Rodrigues Vasconcellos

O sangue controle trata-se de um produto enviado com periodicidade definida por cada fabricante. Normalmente, os frascos de sangues controle devem ser armazenados na posição vertical e mantidos refrigerados de a 2-8°C. O armazenamento fora desse intervalo de temperatura põe em risco a integridade do produto. Quando corretamente transportados e armazenados, frascos fechados são estáveis até a data de validade, que deve vir especificada na embalagem do produto. A estabilidade do produto após aberto também deve ser especificada por cada fabricante e o material de controle comercial será estável durante esse período de tempo se refrigerado imediatamente após cada uso. É importante ressaltar que o material de controle não usado de frascos abertos deve ser descartado adequadamente, já que se trata de material biológico e em hipótese nenhuma o material de frascos antigos pode ser adicionado ao de frascos novos.

O procedimento ideal de mudança de lote de material de controle de qualidade consiste em que cada laboratório deva coletar pelo menos dez resultados do novo lote de material de controle durante cinco dias para cada nível do novo lote, em vez de utilizar as médias de bula como valores-alvo no arquivo de controle de qualidade. Os valores da bula de ensaio são derivados de resultados obtidos de um número limitado de laboratórios que analisam o controle antes de enviá-los aos clientes e, dessa maneira, não refletem as variações esperadas de instrumento a instrumento, tais como precisão, calibração, reagentes e manutenção. É importante ressaltar que os resultados da análise do novo lote do material de controle devem ser coletados de maneira otimizada quando o analisador ainda estiver sendo controlado com o lote de material de controle atual. Ao final da coleta desses dados, os valores-alvo da média dos resultados dos cinco dias de análise devem ser estabelecidos, não se esquecendo de que esses valores-alvo devem e encontrar-se dentro das faixas esperadas fornecidas na bula de ensaio do novo lote do material de controle.

A tabela 1 descreve valores de bula e aqueles obtidos para alguns parâmetros hematológicos após a utilização dos sangues controles por 25 dias. Os valores de desvio padrão e coeficientes de variação obtidos pelos contadores atuais são sensivelmente menores que aqueles permitidos pela bula do reagente.

Para fins de monitoramento do processo de controle de qualidade no setor de hematologia, as Boas Práticas em Laboratório Clínico recomendam que, antes de substituir os resultados pelo novo lote de material controle, o laboratório deve imprimir e/ou realizar uma cópia dos resultados das análises do controle do lote atual, para registro dos resultados e das ocorrências durante o uso deste novo lote na rotina do laboratório.

Tabela 1 - Resultados comparativos para os valores de 1 desvio padrão (DP) e coeficiente de variação (CV%) correspondente permitidos pela bula de um lote de sangue controle em 3 níveis e do aparelho em avaliação diária, obtidos ao final de 25 dias, para os principais parâmetros hematológicos.

Controle	Nível 1 (baixo)				Nível 2 (normal)				Nível 3 (alto)			
Parâmetro	DP	CV%	DP	CV%	DP	CV%	DP	CV%	DP	CV%	DP	CV%
	Bula		Aparelho		Bula		Aparelho		Bula		Aparelho	
RBC M/µL	0,07	3,04	0,02	0,88	0,11	2,57	0,02	0,47	0,13	2,53	0,03	0,60
Hb g/dL	0,15	2,58	0,07	1,2	0,3	2,44	0,08	0,65	0,2	1,22	0,09	0,56
Ht%	0,6	3,39	0,21	1,18	1,05	2,93	0,3	0,82	0,7	1,51	0,39	0,84
VCM L	4,8	6,22	0,56	0,71	4,35	5,19	0,57	0,66	2,35	2,61	0,49	0,53
PLT × 10³/µL	13,5	25,0	1,99	3,69	16,0	7,4	3,39	1,6	18,5	3,76	5,86	1,24
WBC × 10³/µL	0,22	7,48	0,08	2,78	0,3	4,56	0,08	1,2	0,33	2,02	0,19	1,16

RBC = Eritrócitos; PLT = Plaquetas; WBC = Leucócitos; M = milhões; DP = 1 desvio padrão.

*Tabela de dados gentilmente cedidos pelo Prof. Raimundo Antonio Gomes de Oliveira.

65 Quais os cuidados no armazenamento e processamento dos controles comerciais?

Liane Maria de Alvarenga Toledo

Todo *kit* ou conjunto de controle comercial deve ser acompanhado das instruções de uso fornecidas pelo fabricante do material. Nessas instruções devem constar todas as informações e especificações referentes ao material, tais como número de lote, data de validade para o frasco fechado, tempo viável para uso do frasco depois de aberto e também a temperatura adequada para transporte e armazenamento.

De maneira geral, os controles comerciais hematológicos devem ser mantidos e transportados refrigerados de 4 a 8ºC, porém nunca em contato direto com o gelo. Também não devem ficar encostados nas paredes nem na porta da geladeira.

Após o início do uso de um frasco do conjunto, esse poderá ser usado por até 7 dias. É de grande utilidade, portanto, a anotação da data da abertura e de início do uso do frasco no próprio material, como também na embalagem do *kit*.

Existem também algumas recomendações específicas para o processamento do material controle comercial para Hematologia que devem ser seguidas pelos analistas:

- Os controles devem ser retirados da refrigeração aproximadamente 15 minutos antes de serem processados para que atinjam a temperatura ambiente e devem ser devolvidos à refrigeração assim que o material for processado. O material de controle comercial deve ficar exposto à temperatura ambiente o menor tempo possível, apenas o necessário para o processamento. Em casos onde há vários analisadores a serem avaliados, o material de controle deve ser processado em todos eles ao mesmo tempo, para evitar a exposição desnecessária à temperatura ambiente e a degradação do material.

- O analista deve avaliar se o frasco tem volume necessário para a pipetagem pelo analisador hematológico, principalmente no caso do processamento automatizado.
- O analista deve homogeneizar gentilmente o material e avaliar a presença de alterações no seu aspecto.
- Para o processamento manual, o analista deve ter o cuidado de processar o material controle no arquivo de controle apropriado, de acordo com os níveis baixo, normal e alto. Para as análises automatizadas com código de barras, o equipamento faz a leitura da identificação do material e direciona a análise para o respectivo arquivo de análise.
- Todo material usado para controle de qualidade deve ser processado no analisador hematológico da mesma maneira que as amostras de pacientes, ou seja, se as amostras de pacientes são processadas pelo método manual e/ou pelo método automatizado, assim também devem ser processados os materiais de controle comercial.
- Todo processamento de material de controle de qualidade deve ser verificado logo após a obtenção do resultado da análise do controle, essa "verificação" consiste em registrar, avaliar e interpretar esse resultado, bem como em executar as ações corretivas e/ou preventivas, se forem necessárias, sempre acompanhadas dos respectivos registros e evidências destas ações.
- Todos os registros devem ser organizados e mantidos, sejam eles de papel ou meios eletrônicos, e devem ser de fácil acesso.

Bibliografia Consultada

RABINOVITCH A; BARNES P; CURCIO KM et al. CLSI, H 26-A2. Validation, Verification and Quality Assurance of Automated Hematology Analyzers; Approved Standard. 2nd ed. Clinical and Laboratory Standards Institute, 2010. Vol. 30, n⁰ 14. Disponível em: http://www.clsi.org/source/orders/free/H26-a2.pdf

Resolução RDC n⁰ 302, de 13 de Outubro de 2005. Dispõe sobre Regulamento técnico para funcionamento de Laboratórios Clínicos. Diário Oficial da União; Poder Executivo, de 14 de Outubro de 2005. ANVISA – Agência Nacional de Vigilância Sanitária. Disponível em: http://portal.anvisa.gov.br/wps/wcm/conne

ct/851107004999939f90f5b66dcbd9c63c/RESOLU%C3%87%C3%83O+AN
VISA+RDC+N%C2%BA+302-05+LABORAT%C3%93RIO+CL%C3%8DN
ICO.pdf?MOD=AJPERES

TURGEON ML. Clinical Hematology – theory and procedures. 3rd ed. Philadephia: Lippincott Williams & Wilkins, 1999.

66 É possível utilizar outros materiais que não sejam os controles comerciais para realizar o controle de qualidade interno diário?

Maria Silvia C. Martinho

Segundo a RDC 302 – Regulamento técnico para funcionamento de laboratórios clínicos, da ANVISA, para o Controle de Qualidade Interno do laboratório é necessária a utilização de sangue controle comercial, regularizado junto à ANVISA/Ministério da Saúde. Quando não houver esse material disponível, podem ser utilizadas formas alternativas, desde que amparadas por estudos científicos publicados que atestem a eficácia da utilização destas metodologias.

Um material alternativo é o sangue de véspera. Neste caso, no final da rotina deve ser escolhida uma amostra recente que tenha volume, aspecto e resultado adequado. O resultado obtido deve ser impresso com a finalidade de realizar a análise de correlação entre os valores obtidos logo após a coleta e no dia seguinte. Essa amostra deve ser mantida refrigerada a 37°C por no máximo 24 horas e retirada do refrigerador 15 minutos antes de ser processada. Um ponto negativo da utilização deste tipo de material para controle interno é que não pode ser utilizado para a verificação da contagem diferencial, somente para os valores globais. Outra deficiência é que o sangue de véspera não permite detectar tendências dos equipamentos, que é importante, e somente verificada quando se utiliza um mesmo material em certo espaço de tempo. O ponto positivo é o baixo custo.

Outra alternativa seria a utilização de um *pool* de sangue total com conservante, mas é um processo trabalhoso e esse material apresenta baixa estabilidade.

O controle comercial tem um custo que pode ser impactante para o setor quando a quantidade de exames é pequena. Isto porque são processados os 3 níveis de controle e, em um laboratório que processa 20 hemogramas por exemplo, já apresentará um aumento de 15% no volume de testes processados. Porém, esse custo adicional pode evitar problemas e custos futuros, com possível liberação de exames incorretos e sem o devido controle de qualidade.

É importante frisar que as alternativas acima não substituem o sangue controle comercial e somente devem ser utilizadas em casos de indisponibilidade deste material.

Bibliografia Consultada

Resolução RDC nº 302, de 13 de Outubro de 2005. Dispõe sobre: regulamento técnico para funcionamento de laboratórios clínicos. Diário Oficial da União; Poder Executivo, de 14 de Outubro de 2005. ANVISA – Agência Nacional de Vigilância Sanitária.

SCHONS CD; TAVARES RG. Proposta do uso de *pool* de sangue total como controle interno de qualidade em hematologia. J Bras Patol Med Lab 2010;46(3): 181-86.

67 Que outras ferramentas os analisadores hematológicos nos fornecem para monitorar o processamento do Hemograma?

Claudia C. Rodrigues Vasconcellos

Atualmente, vários analisadores hematológicos possuem um programa de controle de qualidade conhecido como "XbarM" ou média dos pacientes normais (às vezes chamado de média móvel) que é baseado no cálculo da média de todos os parâmetros do hemograma de resultados confiáveis de amostras de pacientes analisadas no respectivo analisador usando um complexo algoritmo desenvolvido pelo Dr. Brian Bull. Esse algoritmo gera uma média dos resultados dos pacientes que serão plotados em um gráfico de controle de qualidade para serem monitorados. Alarmes podem ser gerados caso os resultados das médias de cada bateria de resultados estiverem fora dos limites já padronizados pelo laboratório. Vale ressaltar que a análise do sistema de controle "XbarM" é realizada automaticamente pelos analisadores hematológicos e sem nenhum outro custo adicional. O número de pacientes usados para o cálculo do controle de qualidade "XbarM" poderá ser configurado para cada grupo de parâmetros CBC, DIFF, RET ou NRBC, porém esse número não poderá ser menor que 20. Portanto, os usuários poderão adaptar certas configurações aos critérios usados pelo laboratório, como por exemplo:

- Bateria de resultados (dependente do número de amostras analisadas na rotina).
- Limites (dependente do parâmetro em questão).
- Valor alvo (dependente da população de pacientes).

O sistema de controle "XbarM" tem a função de complementar o programa de controle de qualidade comercial, pois torna possível determinar se as variações nos resultados do controle comercial ou se problemas com a matriz do material controle representam realmente problemas no controle de qualidade, simplesmente avaliando o efeito dessas alterações nos resultados dos pacientes.

A principal utilidade do controle de qualidade "XbarM" é detectar erros sistemáticos entre as análises do controle comercial, alterações que podem ocorrer durante a rotina. O sistema tradicional de controle de qualidade é fundamental dentro do laboratório, porém representa uma análise instantânea das condições do analisador somente naquele momento em que o sangue controle está sendo processado. Normalmente, em uma rotina no setor de hematologia, centenas ou milhares de amostras de pacientes são realizadas entre as análises de material de controle comercial, gerando uma lacuna na avaliação da qualidade. Essa lacuna poderá ser preenchida se avaliarmos o sistema "XbarM", que controla o processo de análise de amostras, continuamente, durante toda rotina e, assim, revela alterações nos resultados mais rapidamente.

O programa de controle "XbarM" permite também avaliar a qualidade dos reagentes, comparando o desempenho do analisador antes e depois da substituição de um reagente e também permite monitorar adequadamente o próprio analisador, como, por exemplo, fatores de diluição e calibração, entre outros. Alterações na sensibilidade podem ser detectadas a partir de pequenas alterações na análise de alguns parâmetros por meio do programa de controle "XbarM".

É importante ressaltar que o sistema de controle de qualidade tradicional utiliza amostras de sangue controle tratadas e que, portanto, são diferentes das amostras de pacientes, as quais são frescas, não tratadas e sem conservantes. Em uma resposta diante de quaisquer alterações de desempenho do analisador hematológico, o material de controle de qualidade comercial poderá ser mais ou menos afetado em comparação às amostras de pacientes. Então, se nos depararmos com uma alteração na análise do sangue controle, porém a análise do "XbarM" não mostrou nenhuma alteração, isso significa que as alterações observadas na análise do material de controle de qualidade devem estar relacionadas com a matriz desse material e não com o desempenho do analisador hematológico. Assim, com essa simples avaliação do controle de qualidade "XbarM" é possível economizar tempo na avaliação e resolução de problemas.

Além disso, sabe-se que o material de controle de qualidade comercial apresentará tendências em alguns parâmetros com o passar do tempo. Por exemplo, os resultados de VCM aumentam cerca de 1 a 2% durante a vida útil do controle comercial. A avaliação do controle "XbarM" pode confirmar a estabilidade da análise das amostras de pacientes para aqueles parâmetros que sofrem alterações e apresentam tendências durante a vida útil do lote.

Concluindo, o controle de qualidade "XbarM" é particularmente útil na detecção de pequenas mudanças no desempenho do analisador durante o processamento de amostras de pacientes e, por isso, representa uma ferramenta poderosa na avaliação do controle de qualidade e na solução dos problemas da rotina.

O quadro 1 apresenta uma guia de interpretação da utilização do sistema tradicional de controle de qualidade aliado ao sistema de controle "XbarM":

Quadro 1 – Guia de interpretação – controle comercial × "XbarM".

Controle comercial – dentro Controle "XbarM" – dentro	Não há problemas com o analisador
Controle comercial – dentro Controle "XbarM" – fora	Problemas com reagente
Controle comercial – fora Controle "XbarM" – dentro	Problemas com o material de controle de qualidade comercial
Controle comercial – fora Controle "XbarM" – fora	Erro sistemático

Bibliografia Consultada

CEMBROWSKI GS. Thoughts on quality-control systems: a laboratorian's perspective. Clin Chem 1997;43(50):886-92.

68 Podem ser utilizados reagentes de diferentes fabricantes em um mesmo equipamento?

Claudia C. Rodrigues Vasconcellos

Não há essa possibilidade e a razão mais importante para trabalhar exclusivamente com os reagentes recomendados pelos fabricantes reside no fato de que esses reagentes são desenvolvidos especificamente para seus próprios analisadores hematológicos. O conhecimento necessário para fabricar os reagentes pertence somente à divisão de desenvolvimento de reagentes dos fabricantes dos equipamentos e todas as validações para aprovação destes são realizadas com reagentes próprios. Só com reagentes aprovados pelos fabricantes é possível garantir que os analisadores apresentarão a melhor estabilidade e desempenho possíveis, descritos em seus respectivos manuais de operação.

Por exemplo, só é possível garantir a alta linearidade dos parâmetros, incluindo os intervalos anormais, se o laboratório utilizar reagentes recomendados pelos fabricantes, pois estes são usados para diluição, lise e estabilização das amostras, cumprindo com as exigências especificadas.

Além disso, existem estudos que provam que algumas substâncias presentes nos reagentes não recomendados pelos fabricantes podem causar danos em alguns componentes dos analisadores hematológicos, principalmente em seu sistema hidráulico, resultando em mais chamadas para a assistência técnica, paradas dos equipamentos, fatos que impactam diretamente na rotina.

Vale ressaltar o fato de que somente com os reagentes recomendados pelos fabricantes é que o grupo responsável pela assistência técnica poderá realizar os ajustes nos analisadores hematológicos como calibração ou mesmo durante as manutenções preventivas e corretivas.

Os fabricantes dos analisadores também não poderão garantir o desempenho correto dos materiais de controle de qualidade e os valores alvo e limites se os reagentes usados não são os recomendados, porque todos os valores-alvo e limites do material de controle de qualidade foram estabelecidos com analisadores usando reagentes originais.

69 Como trabalhar adequadamente com controle de qualidade em analisadores hematológicos?

Liane Maria de Alvarenga Toledo

O Controle de Qualidade a ser implementado no setor de hematologia é específico para o sistema de análise – procedimentos, frequência de processamento e interpretações – e deve ser estabelecido levando em conta algumas considerações importantes:

- Que o hemograma é um conjunto de resultados que são dosados, medidos, contados e analisados por diferentes métodos em um mesmo analisador hematológico e todos os conceitos de Controle de Qualidade devem ser aplicados a cada um deles individualmente.
- Qual o tipo de analisador hematológico que está sendo utilizado.
- Qual o número de amostras processadas no analisador e se são ou não divididas em turnos (todo o dia, horário comercial, 24 horas etc.).
- Qual o tipo de material controle, ou material de referência para comparação, que está compondo o sistema de controle de qualidade nas combinações necessárias para cobrir a rotina de processamento:
  - somente controle comercial;
  - controle comercial e controle de amostras de pacientes;
  - controle comercial e média de amostras normais;
  - outras combinações específicas.
- Que a frequência de processamento dos controles deve levar em conta o fluxo da rotina de análise, as trocas de reagentes e as manutenções preventivas e corretivas.

E, principalmente, o sistema de Controle de Qualidade deve ter seu procedimento descrito e os responsáveis pelas atividades devem ser definidos. Mesmo sendo o sistema de controle de qualidade empregado pelo laboratório bastante específico, existem algumas regras básicas na avaliação do desempenho do analisador hematológico:

- É necessário que se utilizem ao menos 2 níveis analíticos de material controle na avaliação do desempenho do analisador hematológico, pois os materiais de referência devem abranger a amplitude possível de resultados das amostras de pacientes.
- É necessário que a avaliação do resultado do material controle seja realizada imediatamente após seu processamento.
- É necessário que todos os processamentos de material controle, bem como as respectivas verificações sejam registrados e documentados.
- É necessário que o analista responsável pela avaliação conheça o sistema de controle que está interpretando e saiba definir, calcular, interpretar, investigar e diferenciar corretamente:
  - Inexatidão do método – *bias*.
  - Imprecisão do método – desvio padrão (DP) e coeficiente de variação (CV).
  - Erros randômicos, decorrentes de problemas no processamento do material controle e/ou relativos à deterioração do material controle.
  - Erros decorrentes de problemas na exatidão e precisão do analisador hematológico que irão comprometer os resultados das análises das amostras dos pacientes.

Quando se utiliza o controle de amostra de paciente para fazer a monitorização dos analisadores durante a rotina, deve ser levado em conta que esse material não é estável por mais de 24 horas, mas essa é uma informação adicional que permite avaliar a precisão dos equipamentos.

Bibliografia Consultada

RABINOVITCH A; BARNES P; CURCIO KM et al. CLSI, H 26-A2. Validation, Verification and Quality Assurance of Automated Hematology Analyzers; Approved Standard. 2nd ed. Clinical and Laboratory Standards Institute, 2010. Vol. 30, nº 14. Disponível em: http://www.clsi.org/source/orders/free/H26-a2.pdf

Resolução RDC nº 302, de 13 de Outubro de 2005. Dispõe sobre Regulamento técnico para funcionamento de Laboratórios Clínicos. Diário Oficial da União; Poder Executivo, de 14 de Outubro de 2005. ANVISA – Agência Nacional de Vigilância Sanitária. Disponível em: http://portal.anvisa.gov.br/wps/wcm/conne ct/851107004999939f90f5b66dcbd9c63c/RESOLU%C3%87%C3%83O+AN VISA+RDC+N%C2%BA+302-05+LABORAT%C3%93RIO+CL%C3%8DN ICO.pdf?MOD=AJPERES

TURGEON ML. Clinical Hematology – theory and procedures. 3rd ed. Philadelphia: Lippincott Williams & Wilkins, 1999.

70 Quais limites de variação para os parâmetros do hemograma devem ser utilizados e como podem ser obtidos?

Katya M. S. Pimentel Barros

Antes de falar dos limites de variação aceitáveis nos parâmetros do hemograma vale ressaltar que a garantia da qualidade em hematologia tem o objetivo de assegurar a confiabilidade dos testes hematológicos, no caso, o hemograma, nas fases pré-analítica, analítica e pós-analítica. Com a tecnologia atual, a validação do Hemograma Automatizado deve ser obtida por meio de programa de Garantia da Qualidade permanente e rigoroso. Para que esse programa seja efetivo, é essencial determinar tarefas e responsabilidades, ter acesso a informações clínicas de pacientes quando necessário e revisar continuamente os dados disponíveis.

Após processar diariamente as amostras de controle de qualidade, os resultados obtidos devem ser avaliados antes da liberação do equipamento para a rotina, considerando média, desvio padrão e coeficiente de variação.

A escolha da regra apropriada de controle a ser utilizada na rotina e o número de medições devem levar em conta a qualidade requerida para o teste, a imprecisão observada (CV), a inexatidão (*bias*) e o número de controles utilizados no método. Ao estimar a imprecisão observada no método podemos ter duas opções: se for metodologia nova, considerar a imprecisão obtida na validação e se for de método em rotina pode ser considerada a imprecisão do controle interno. A revisão da imprecisão (CV) do método deverá ser realizada mensalmente e registrada. Nos casos em que houver variação acima do CV estabelecido, devem ser analisadas as possíveis causas que devem ser descritas e devidamente registradas. São várias as fontes para obtenção da variação do CV, como, por exemplo, literatura, dados obtidos durante a validação dos métodos ou trabalhos científicos.

Bibliografia Consultada

FERREIRA MFR; VIEIRA LMF; BASTOS M. Garantia da Qualidade do Hemograma Automatizado. Serviço de Patologia Clínica do Hospital Governador Israel Pinheiro, IPSEMG, Belo Horizonte, MG. Disponível em: http://pt.scribd.com/doc/47835818/garantia-da-qualidade-do-hemograma

OLIVEIRA CA; BERLITIZ FA. Espeficações da qualidade analítica. In: Oliveira CA; Mendes MA; José ASS et al. Gestão da Fase Analítica no Laboratório: como assegurar a qualidade na prática. Rio de Janeiro: ControlLab, 2011.

OLIVEIRA CA; MENDES ME; JOSÉ ASS et al. Gestão da Fase Analítica no Laboratório: como assegurar a qualidade na prática. Rio de Janeiro: ControlLab, 2010. Disponível em: http://www.controllab.com.br/pdf/gestao_fase_analitica_vol1.pdf

RABINOVITCH A; BARNES P; CURCIO KM et al. CLSI, H 26-A2. Validation, Verification and Quality Assurance of Automated Hematology Analyzers; Approved Standard. 2nd ed. Clinical and Laboratory Standards Institute, 2010. Vol. 30, nº 14. Disponível em: http://www.clsi.org/source/orders/free/H26-a2.pdf

SASSE EA; DOUMAS BT; DORAZIO P et al. CLSI documento C28-A2: How to Define and Determine Reference Intervals in the Clinical Laboratory. The National Committee for clinical laboratory standards, 2000. Vol. 20, nº 13. http://www.sbac.org.br/pt/conteudos/qualinews/cursos_e_eventos/sbac_sp/vi_encontro_qualidade/PDFs/seg_controle_interno_sysmex.pdf

71 Quais seriam os melhores indicadores de qualidade internos da hematologia?

Marjorie Paris Colombini

O controle de qualidade interno no laboratório de hematologia deve abranger todas as fases do processo. Garantir um resultado laboratorial exato e preciso só é possível com a preservação da qualidade da amostra biológica. Para tal, os cuidados na fase pré-analítica devem incluir: 1. preparo adequado do paciente visando, principalmente, evitar a lipemia, um potencial interferente analítico; 2. punção venosa que impeça a ocorrência de hemoconcentração, hemólise, formação de fibrina, grumos ou coágulos plaquetários, ou ainda a hemodiluição comum nas coletas feitas em membros de pacientes recebendo infusão de medicamentos; 3. coleta em tubo com anticoagulante estabelecido pelas normas de boas práticas laboratoriais; e 4. cuidados com o transporte e armazenamento da amostra. Um bom indicador para o monitoramento dessa fase é o "índice de recoleta" que reflete os tipos de falhas ocorridas (amostra coagulada, hemolisada, por exemplo), sua frequência, em quais setores há maior ocorrência dos eventos (unidades laboratoriais externas, setores hospitalares – UTIs, CC, enfermarias, ambulatórios etc.), permitindo tanto a ação corretiva, como a preventiva para as causas mais impactantes.

Na fase analítica, são muitos os indicadores para o monitoramento da qualidade, mas os principais são, sem dúvida, os que avaliam a exatidão e a precisão do processo analítico. A exatidão diz respeito à capacidade de um equipamento ou método apresentar resultados próximos ao valor verdadeiro, ou seja, é a concordância entre o valor medido e o valor real. Para seu estudo deve ser verificado o coeficiente de variação (CV) cumulativo obtido para cada parâmetro do hemograma, resultante do processamento de controles comerciais de 3 níveis (baixo, normal e alto) passados diariamente.

Já a precisão revela a capacidade do equipamento em fornecer resultados próximos entre si, a partir de determinações repetidas de uma mesma amostra da rotina sob condições preestabelecidas. Por exemplo, seleciona-se uma amostra de sangue da rotina de preferência dentro da normalidade, e essa é repassada a cada 100 amostras (ou menos, de acordo com a demanda do laboratório) e observa-se o CV cumulativo em um período de 24 horas. Geralmente é estabelecido um CV cumulativo inferior a 5%, que deverá permanecer estável para todos os parâmetros. Esse processo é denominado repetitividade ou repetibilidade e é um indicador da precisão intraensaio.

Não menos importante é o controle periódico dos microscopistas. Uma opção prática é utilizar as lâminas dos testes de proeficiência como referência (padrão) e havendo discordância ou não conformidade diante do resultado oficial, de acordo com os critérios estabelecidos pelo laboratório (por exemplo, dois resultados discordantes em uma rodada), deverá ser feita uma revisão morfológica e/ou o retreinamento para os colaboradores discordantes.

Por último, mas não menos importantes são os cuidados com a fase pós-analítica. Antes da liberação deverá ser feita uma análise de consistência criteriosa baseada nos resultados anteriores, nos exames relacionados, dados clínicos e medicamentos em uso, se houverem. Um indicador de qualidade para essa fase é a aplicação de relatórios de liberações inadequadas, podendo ser especificado se houve ou não impacto para o paciente, e qual o grau desse impacto, e tomar as ações corretivas e/ou preventivas de acordo com os critérios adotados pelo laboratório.

Bibliografia Consultada

CAP – College of American Pathologists – Hematology and Coagulation Checklist, CheckList, Julho de 2010.

DACIE JV; LEWIS SM. Quality assurance. In: Dacie JV; Lewis SM. Dacie and Lewis Practical Haematology. 8th ed. Edinburgh: Churchill Livingstone, 1995, p. 35-47.

MUNHOZ MAG. Validação da Automação em hematologia. questionário proficiência clinica área de hematologia. ControlLab, Sociedade de Patologia Clínica, Maio de 2011.

72 Como fazer o controle de qualidade dos corantes utilizados em Hematologia e com que frequência?

Samuel Ricardo Comar

A análise microscópica de extensões sanguíneas (ES) devidamente confeccionadas e coradas constitui um dos procedimentos diagnósticos mais comuns do mundo. Para que esse procedimento seja realizado com eficiência, é imprescindível o uso de corantes de boa qualidade e procedência, de modo que as características tintoriais das células sanguíneas, juntamente com suas nuances morfológicas, sejam devidamente evidenciadas, sobretudo para fornecer bons subsídios para o diagnóstico e a conduta clínica. Aperfeiçoamentos tecnológicos da indústria química aumentaram a disponibilidade de corantes comerciais hematológicos, do tipo Romanowsky, de boa qualidade, contudo, ainda existem no mercado corantes hematológicos com considerável variação em sua composição química, estabilidade e reatividade, cabendo aos profissionais do laboratório identificar bons corantes, comparar marcas considerando o equilíbrio entre custo e qualidade e, ainda, padronizar os procedimentos de coloração de rotina e controlar sua qualidade. O antigo NCCLS (*National Committee for Clinical Laboratory Standards*), atual CLSI (*Clinical Laboratory Standards Institute*), publicou em 1986 o documento H32-P que propõe uma padronização para as colorações hematológicas de Romanowsky, com o emprego de sais com elevado grau de pureza. Os resultados são muito satisfatórios, entretanto, devido ao elevado custo, a implantação torna-se inviável na maioria dos laboratórios. O controle de qualidade dos corantes hematológicos caminha lado a lado com o controle de qualidade da confecção das ES, haja vista esse último impactar diretamente sobre a qualidade das colorações. Portanto, somente partindo do pressuposto que uma ES foi devidamente confeccionada, preferencialmente seguindo as diretrizes

III. HEMOGRAMA AUTOMATIZADO
Controle de Qualidade

do documento H20-A2 do CLSI, é que as conjecturas relativas à qualidade da coloração serão válidas em termos de requerimentos mínimos para aceitabilidade. A qualidade das colorações é um componente fundamental para que uma lâmina seja satisfatória para a análise microscópica visual. Em locais que realizam as colorações hematológicas de maneira manual, os profissionais envolvidos devem ter o devido treinamento e, quando necessário, reciclagem e educação continuada devem ser ofertadas à equipe para garantir qualidade e consistência suficientes no preparo e na coloração das ES. Em ambientes automatizados e semiautomatizados, a equipe laboratorial deve ser devidamente treinada para operar os equipamentos, e os registros das manutenções devem ser utilizados e atualizados diariamente. Os melhores resultados em relação à coloração são obtidos em ES recém-confeccionadas em virtude de o sangue fresco agir como um tampão no processo de coloração. ES coradas após uma semana ou mais adquirem coloração azulada intensa. Uma vez que os corantes e tampões são selecionados, o laboratório determina os tempos ideais, segundo suas exigências, para que seja produzida uma coloração desejável para as plaquetas, eritrócitos e leucócitos. Geralmente é de comum acordo que uma extensão sanguínea bem corada mostrará eritrócitos com tonalidade rosa salmão, linfócitos e neutrófilos com núcleo com coloração púrpura intensa e monócitos com núcleos corados em púrpura mais leve. As plaquetas devem apresentar coloração púrpura intensa e os grânulos plaquetários ser visualizados. O citoplasma dos leucócitos deve estar corado de seguinte forma: neutrófilos com coloração rósea clara com grânulos secundários na cor lilás, monócitos com coloração azul acinzentado com grânulos finos e avermelhados e linfócitos com citoplasma apresentando vários tons de azul. Os grânulos azurófilos dos linfócitos e dos monócitos devem ser visualizados perante a basofilia citoplasmática que os circundam e isto constitui um bom indicador da qualidade da coloração. O citoplasma dos eosinófilos e dos basófilos também são bons marcadores da qualidade da coloração, porque os primeiros têm afinidade por corantes ácidos, e os basófilos, por corantes básicos. As granulações secundárias dos eosinófilos devem corar-se em laranja vivo, e a dos basófilos, em preto. Também é imperativo que uma coloração hematológica de qualidade core adequadamente as inclusões celulares características dos eritrócitos e dos leucócitos, que são encontradas em determinados estados patológicos. Tudo isso para alertar o profissional do laboratório para realizar uma revisão mais aprofundada da lâmina do paciente em questão e até mesmo para consultar o histórico de resultados anteriores. Sugere-se que, diariamente, assim que a bateria de coloração seja preparada, duas ES sejam coradas e avaliadas conforme as informações descritas acima, para então validar o início da rotina normal. O processo de implementação e otimização da coloração pode levar dias para ser ajustado às necessidades do laboratório. As variáveis-chave que possuem efeito marcante neste processo são: escolha do corante e tampão, tempo de coloração para os corantes e o tampão, pH da água de lavagem, limpeza das lâminas e, conforme o caso, dos cassetes e, principalmente, obtenção de consenso entre os profissionais do laboratório sobre a qualidade a ser alcançada pelo processo de coloração.

Bibliografia Consultada

BAIN BJ; LEWIS SM. Preparation and staining methods for blood and bone marrow films. In: BAIN BJ; BATES J; Laffan MA; Lewis SM. Dacie and Lewis Practical Haematology. 11ª ed. China: Churchill Livingstone Elsevier, 2012. Cap. 4; p. 57-68.

HOUWEN B. Blood film preparation and staining procedures. Clin Lab Med 2002;22(1):1-14.

WITTEKIND D; LÖHR W. Purification, standardization and quality control of romanowsky dyes. In: Lewis SM; Coster JF. Quality Control in Haematology. London: Academic Press, 1975. Cap. 12; p. 143-152.

73 Como utilizar o *delta-check* para monitorar a qualidade dos exames?

Adriano M. Del Vale

Delta-check é uma ferramenta estatística utilizada para avaliação de desempenho do sistema analítico e também para avaliação de alterações precoces em pacientes em condições especiais.

Para avaliação do sistema analítico e confiabilidade nos resultados liberados são utilizados: Concentração de Hemoglobina Corpuscular Média (CHCM), Volume Corpuscular Médio (VCM) e Hemoglobina Corpuscular Média (HCM). Nessa análise, resultados dos pacientes são agrupados em baterias de 20 determinações destes indicadores e plotados em gráficos de tendência, quando mantidas as condições básicas do laboratório, isto é, equipamentos em perfeito funcionamento e sem alterações significativas de pacientes atendidos. A variação média entre essas baterias não deve ser superior a 3%. Variações superiores ou inferiores a 3% exigem intervenção imediata com reavaliação de calibrações, controles, equipamentos, manutenções e quando todos estes itens estiverem dentro das especificações avaliação em eventuais mudanças no perfil de clientes atendidos.

A outra grande indicação do *delta-check* é o acompanhamento de pacientes em situações que necessitem de cuidados especiais. Os resultados de análises sequenciais do paciente são armazenados em arquivos específicos dos equipamentos.

Quando as condições clínicas do paciente estiverem estáveis, a variação aceitável para dosagem de hemoglobina e hematócrito entre amostras não deve ser superior a 10% e a variação da contagem global de leucócitos e plaquetas não deve ser superior a 25%.

Havendo variações superiores às acima definidas, mantidas as condições clínicas do paciente e sistema analítico, a equipe médica deve ser prontamente informada para reavaliação clínica e tomada de condutas necessárias. Essa ferramenta possibilita intervenção diagnóstica e terapêutica em menor tempo, melhorando possibilidades de resposta destes pacientes em condições especiais.

74 Qual a importância do controle de qualidade externo e do controle interlaboratorial?

Katya M. S. Pimentel Barros

Controle de Qualidade Externo é uma ferramenta eficaz para determinar o desempenho da fase analítica do laboratório, que, juntamente com o controle interno e a gestão comprometida com a qualidade, promove um profundo conhecimento dos processos de análise e garante a confiabilidade dos seus resultados.

Também conhecido como ensaios de proficiência, é uma sistemática contínua e periódica, constituída por avaliações de resultados obtidos pelo laboratório na análise de materiais desconhecidos que simulam pacientes.

É essencialmente uma avaliação retrospectiva, em geral organizada por uma instituição de padrão nacional, que coordena o envio de amostras e a análise dos resultados de um número de laboratórios participantes. Tais avaliações resultam de estudos estatísticos e análises de um grupo assessor, que apontam erros e possíveis causas, acertos e considerações sobre o desempenho global dos participantes. Relatórios são disponibilizados para o laboratório verificar seu desempenho, identificar melhorias relacionadas a sistemática de ensaio, equipamentos e corpo técnico.

A utilização do controle de qualidade externo fornece vários benefícios para o laboratório, entre eles:

- Padroniza a fase analítica diante do mercado.
- Avalia a eficiência do controle interno e assegura sua adequação em métodos específicos.
- Avalia e monitora o desempenho dos laboratórios em ensaios específicos.

- Identifica acertos e conformidade.
- Determina as características de desempenho de métodos já estabelecidos e/ou novos métodos e tecnologias.
- Proporciona ações corretivas e/ou preventivas.

Em algumas situações, não há disponível no mercado ensaios de proficiência para todos os exames; nessas situações é necessário utilizar um controle alternativo ou interlaboratorial. Como avaliação externa alternativa da qualidade entende-se a avaliação da acurácia ou da exatidão do desempenho de um sistema analítico quando não há disponibilidade de ensaios de proficiência. Compreende métodos alternativos de avaliação da confiabilidade dos sistemas analíticos, como, por exemplo, controles interlaboratoriais, análise de amostra de referência e validação clínica.

No dia a dia, diante destas situações, podemos realizar os testes e enviar as amostras para laboratórios com qualidade reconhecida para realizar os exames em paralelo, permitindo a comparação dos resultados entre laboratórios. Uma segunda opção é a repetição de amostras de pacientes. Neste caso, monitora-se a diferença entre resultados de uma mesma amostra quando dosada em diferentes momentos, como descrito na norma *Calibration and Quality Control of Automated Hematology Analizers H38P* (CLSI), que recomenda que essa repetição seja feita em uma mesma corrida. Como a estabilidade esperada para amostras de paciente é de 24 horas, o laboratório deve selecionar minimamente cinco pacientes durante um dia e testar novamente na manhã seguinte. Após a obtenção dos resultados, para cada amostra deve-se calcular a diferença entre os resultados inicial e final para, então, obterem-se os valores de média, desvio padrão (DP) e coeficiente de variação das diferenças acumuladas para cada grupo de pacientes testado. Isso permitirá que o laboratório conheça a variação média do seu processo ao longo do tempo.

Segundo a RDC 302, o laboratório clínico deve realizar o controle interno da qualidade contemplando o monitoramento do processo analítico das amostras controle comerciais, regularizadas junto à ANVISA/MS, com registro dos resultados obtidos e análise dos dados, além da utilização de formas alternativas de controle interno que permitam a avaliação da precisão do sistema analítico. Também deve realizar os controles de qualidade externos ou ensaios de proficiência, garantindo a liberação de resultados adequados e confiáveis.

Bibliografia Consultada

BASQUES JC. Espeficações da qualidade analítica. Rev LabTest 2009;47(8):934-39.

CAP Accreditation Program.Chemistry. Hematology and Coagulation Checklist .06.17.2010. CAP Number: 1026801.Section/Department Hematology. Disponível em: http://www.cap.org/apps/docs/laboratory_accreditation/sample_checklist.pdf

SANCHES CAB; VAL JAC; GOMES LFO et al. Norma PALC. Programa de Acreditação de Laboratórios Clínicos. Sociedade Brasileira de Patologia Clínica/ Medicina Laboratorial, 2010.

SAREWITZ SJ; GEORGE H; MILLER WG et al. GP29-A2 – Assessment of Laboratory Tests When Proficiency Testing is Not Available; Approved Guideline. 2nd ed. Pennsylvania: Clinical and Laboratory Standards Institute. Vol. 28, nº 21.

THOLEN DW; BARTE LM; BONE DJ et al. GP27-A2 – Using Proficiency Testing to Improve the Clinical Laboratory; Approved Guideline. 2nd ed. Pennsylvania: Clinical and Laboratory Standards Institute. Vol. 27, nº 8.

75 Como controlar a proficiência dos profissionais que realizam a análise microscópica da lâmina do hemograma?

Thais Elisa S. Miura

Para garantir a proficiência dos profissionais que realizam a análise microscópica da lâmina do hemograma, é fundamental que as etapas do processo estejam bem padronizadas, desde a coleta até a conferência e liberação do laudo, com a finalidade de reduzir as possibilidades de erros. O ponto crucial dessa padronização reside no microscopista. Fatores como nível de conhecimento, grau de experiência do profissional e subjetividade da análise celular são fatores importantes que devem ser considerados para um serviço laboratorial de qualidade. Treinamentos capazes de manter a uniformidade na interpretação dos resultados, nos conceitos morfológicos e no conhecimento teórico das doenças são importantes para atingir estes objetivos de padronização. Para garantir essa proficiência, também é importante introduzir pontos de inspeção durante as etapas do processo, como, por exemplo, controle da qualidade da coloração, dupla observação em esquema cego e conferência de laudos antes da liberação. Etapas críticas, como coleta do sangue, preservação e identificação do material, confecção e coloração dos esfregaços, erros de interpretação e digitação são as principais fontes de problemas. A realização do exame segue uma sequência e todas as etapas na microscopia necessitam ser controladas.

O controle interno pode ser realizado com a comparação intralaboratorial, onde se observa a concordância entre os microscopistas e onde podemos avaliar a capacitação dos profissionais e planejar ações preventivas. Exames em duplicata no esquema duplo-cego, utilizando materiais com resultados conhecidos, também são utilizados como controle, avaliando sua reprodutibilidade. Várias técnicas estatísticas podem efetuar as comparações: índice *kappa* de Fleiss, tabela de Rümke, reprodutibilidade e repetividade (R & R) e a tabela de Chauvenet.

Os ensaios de proficiência são controles externos da qualidade que avaliam o desempenho dos participantes em relação a critérios pré-definidos por meio de comparações entre laboratórios. A utilização de controle externo em microscopia é obrigatória desde a publicação da RDC 302/2005 e alguns destes programas são oferecidos pela Sociedade Brasileira de Patologia Clínica (ControlLab) e Sociedade Brasileira de Análises Clínicas (Programa Nacional de Controle de Qualidade – PNCQ), entre outros. Com relação a testes de proficiência para avaliação microscópica de lâminas de rotina hematológica, é necessária a verificação das condições do material recebido. As lâminas devem ser de boa qualidade, adequadamente confeccionadas e coradas com a finalidade de proporcionar uma análise correta. Não devem ser analisadas lâminas inadequadas.

Os treinamentos são as atividades mais importantes em microscopia para habilitar e manter bons microscopistas. Treinamentos de reciclagem para manter uniformidade de conceitos, discussão de casos complexos, de interpretação duvidosa, também devem acontecer. Todas essas medidas contribuem para habilitar e manter bons profissionais na análise microscópica dos hemogramas.

Bibliografia Consultada

OLIVEIRA CA; MENDES ME. Gestão da Fase Analítica no Laboratório: como assegurar a qualidade na prática. Rio de Janeiro: ControlLab, 2010. Disponível em: <http://www.controllab.com.br/pdf/gestão_fase analítica_vol1>

Validação de Analisadores Hematológicos

76 Como é feita a validação de analisadores hematológicos? Quais os principais testes a serem realizados?

Liane Maria de Alvarenga Toledo

Validações são um conjunto de testes que devem ser realizados na introdução de um analisador hematológico em uso na rotina ou na introdução de um novo parâmetro no mesmo analisador, com a finalidade de verificar e comprovar as especificações deste equipamento e se está adequado ao teste analítico no qual será empregado. Segundo a ANVISA, "Validação: Procedimento que fornece evidências de que um sistema apresenta desempenho dentro das especificações da qualidade, de maneira a fornecer resultados válidos".

Os testes de validação devem ser realizados após a calibração completa do analisador com material calibrador e todos os resultados obtidos nestes testes devem ser analisados e registrados com a assinatura do responsável. O tempo de armazenamento desses documentos deve obedecer à legislação nacional ou seguir as recomendações dos órgãos normatizadores e certificadores nacionais e internacionais. Em geral, recomenda-se que esses registros fiquem armazenados em situação de fácil acesso pelos analistas por todo o tempo de utilização do equipamento em rotina e por mais dois anos após sua desativação.

Os seguintes testes de validação são recomendados na introdução de um analisador ou de um parâmetro hematológico e as respectivas informações e métodos estatísticos de análise podem ser encontrados no documento H26A2 do CLSI (*Clinical and Laboratory Standards Institute*):

- *Background* – verificação da contagem de partículas de fundo.
- *Carryover* **ou carregamento** – verificação de arraste de células.
- **Reprodutibilidade** – curto e longo prazo.

- **Limite baixo de detecção e quantificação das contagens de células.**
- **Linearidade** – intervalo analítico de medição.
- **Correlação com o método de referência.**
- **Correlação modo a modo (aberto × fechado).**
- **Teste de sensibilidade dos alarmes (*flags*)** – realizado em correlação às alterações encontradas à microscopia.

Há ainda outros testes de validação que são realizados com uma frequência preestabelecida pelo laboratório, mas que em geral coincidem com a manutenção preventiva semestral:

- **Verificação da calibração** – realizada com material calibrador, preferencialmente pelo serviço técnico.
- **Harmonização entre equipamentos** – esse teste aplica-se para laboratórios que possuem mais de um analisador em uso e pode ser realizado pelos próprios analistas do laboratório.
Ver Pergunta 69.

Bibliografia Consultada

RABINOVITCH A; BARNES P; CURCIO KM et al. CLSI, H26-A2. Validation, Verification and Quality Assurance of Automated Hematology Analyzers; Approved Standard. 2nd ed. Clinical and Laboratory Standards Institute, 2010. Vol. 30, nº 14.

Resolução RDC nº 302, de 13 de Outubro de 2005. Dispõe sobre Regulamento técnico para funcionamento de Laboratórios Clínicos. Diário Oficial da União; Poder Executivo, de 14 de Outubro de 2005. ANVISA – Agência Nacional de Vigilância Sanitária. Disponível em: http://portal.anvisa.gov.br/wps/wcm/conne ct/851107004999939f90f5b66dcbd9c63c/RESOLU%C3%87%C3%83O+AN VISA+RDC+N%C2%BA+302-05+LABORAT%C3%93RIO+CL%C3%8DN ICO.pdf?MOD=AJPERES

TURGEON ML. Clinical Hematology – theory and procedures. 3rd ed. Philadelphia: Lippincott Williams & Wilkins, 1999.

77 Quando se têm diversos equipamentos é necessário validar todos? E quando se troca por um modelo igual também é necessário fazer validação?

Dimario A. Pesce Castro

Atualmente, quando todos os caminhos levam à busca da qualidade total, torna-se indispensável conhecer perfeitamente cada fase de um processo analítico. Nesse caso, a validação é a ferramenta adequada para garantir a confiabilidade de instalação de um processo, de equipamento novo e inclusive da metodologia analítica empregada, em vários setores onde a qualidade do exame realizado é uma das principais razões da existência de um laboratório de patologia clínica.

Todos os equipamentos sofrem um processo inicial de validação pelo próprio fabricante, porém essa validação acontece em ambiente diferente do local de instalação, com profissionais específicos do fabricante, com critérios de especificação da qualidade diferentes e, além disso, podem sofrer alterações durante o transporte e armazenamento.

Com isso, quando instalamos de forma isolada ou um número maior de equipamentos, devemos realizar a validação de todos os equipamentos e somente poderemos liberar para a rotina após a validação concluída.

Pela mesma explicação, mesmo quando trocamos um equipamento por um modelo igual, temos que proceder todo o processo de validação novamente.

Equipamentos validados e inseridos em um sistema de qualidade analítica é um procedimento fundamental para garantia da qualidade no laboratório.

Vale ressaltar alguns pontos imprescindíveis para validação de um equipamento: elaboração de fluxograma do processo utilizado, avaliação da parte elétrica, temperatura ambiente, insumos, treinamento de pessoal, documentação do processo e monitoração contínua.

Bibliografia Consultada

PETERSEN PH; FRASER CG. Strategies to set global analytical quality specifications in laboratory medicine: 10 years on from the Stockholm consensus conference. Accred Qual Assur 2010;15(6)323-30.

78 Quando se trabalha com mais de um equipamento é importante que as calibrações estejam semelhantes? Como se realiza essa verificação?

Samuel Ricardo Comar

É de extrema importância que os resultados fornecidos por diferentes analisadores hematológicos implantados em um mesmo laboratório forneçam resultados semelhantes. Portanto, ambas as calibrações devem ser semelhantes para gerarem resultados com diferenças aceitáveis em um determinado nível de significância estatística. Nos resultados fornecidos pelos laboratórios, é importante reconhecer a ocorrência de erros analíticos relacionados à imprecisão e inexatidão, independentemente da possibilidade de esses resultados serem influenciados pela variabilidade biológica ou por estados patológicos. Já dizia J. F. Mertz "O elemento de erro não pode ser eliminado das nossas observações e do nosso raciocínio. O único método científico verdadeiro é estudar as causas de erro". Portanto, verificar e avaliar a imprecisão e inexatidão analítica entre analisadores hematológicos em um mesmo laboratório constituem uma ação que deve ser realizada sempre, principalmente em locais com alto volume de amostras, incluindo pacientes constantemente monitorados. Essa verificação de resultados é um item obrigatório e de especial importância, principalmente por refletir a qualidade do trabalho laboratorial e impactar diretamente na conduta clínica dos pacientes. A falta de sincronismo entre precisão e exatidão entre os resultados de dois ou mais analisadores em um mesmo laboratório pode ter, em última instância, como consequência, um posicionamento equivocado dos resultados em relação aos valores limítrofes estabelecidos para os intervalos de referência e limites de corte para tomada de decisões clínicas. Tal fato pode ter ainda, como consequência, a diminuição da sensibilidade ou especificidade do exame, dependendo da direção do desvio analítico. Vários métodos têm sido propostos para definir limites analíticos para imprecisão e inexatidão. Alguns autores utilizam limites analíticos considerando componentes da variabilidade biológica pelo fato de existir, para os parâmetros do hemograma, literaturas específicas com tais limites. Para verificação dos resultados fornecidos por dois ou mais analisadores hematológicos em um mesmo laboratório, sugere-se utilizar a seguinte especificação de qualidade: $CVa < 0,75 \times CVi$, que significa que a imprecisão máxima permitida (CVa) deve ser menor que 75% da variabilidade biológica intraindividual CVi. Normalmente, quando se verifica a reprodutibilidade intraequipamento, o desempenho desejável varia de 25 a 50% da variação biológica, contudo, quando se pretende comparar resultados entre dois analisadores distintos, o limite aceitável de variação deve ser maior, sobretudo por serem sistemas analíticos independentes e pela necessidade de se considerar a existência de pequenas diferenças nos valores alvo dos controles comerciais para cada equipamento, quando estes são de fabricantes ou modelos diferentes, fato esse que implica pequenas diferenças na exatidão. A tabela 1 mostra uma sugestão de limites a serem seguidos para o controle diário da reprodutibilidade interequipamentos. Primeiramente, deve-se escolher uma amostra fresca e com os resultados dentro da normalidade e analisá-la uma vez a cada 50 ou 100 amostras em cada analisador ao longo do dia. Após serem analisadas pelo menos 3 vezes em cada equipamento, calcula-se a média de cada parâmetro e com as duas médias calcula-se o coeficiente de variação obtido entre os dois analisadores. Por fim, comparam-se os coeficientes de variação obtidos com as especificações determinadas para cada parâmetro hematológico. É importante ressaltar que a interpretação dos resultados do controle interequipamentos e o plano de ação a ser tomado devem levar em consideração tanto a avaliação dos resultados dos controles comerciais como das médias móveis.

Tabela 1 – Controle de Qualidade Interno: variação máxima permitida interanalisadores hematológicos.

Parâmetros	Regra: CVa $\leq$ 0,75 × CV$_i$ (%)
Eritrócitos	2,4
Hemoglobina	2,1
Volume globular	2,1
Plaquetas	6,8
VCM	1,0
HCM	1,2
CHCM	1,3
RDW-CV	2,6
RDW-SD	2,6
Leucócitos	8,2
Neutrófilos	12,1
Linfócitos	7,8
Monócitos	13,4
Eosinófilos	15,8
Basófilos	21
VPM	3,2
Reticulócitos	8,3

Bibliografia Consultada

BUTTARELLO M. Quality specification in haematology: the automated blood cell count. Clin Chim Acta 2004;346(1):45-54.

FRASER CG. Quality specifications. In: Fraser CG. Biological Variation: from Principles to Practice. Washington DC: AACC Press, 2001. Cap. 2, p. 29-66.

RICÓS C; ALVAREZ V; CAVA F et al. Current databases on biological variation: pros, cons and progress. Scand J Clin Lab Invest 1999;59(7):491-500.

79 Com qual frequência deve ser realizada a Manutenção Preventiva de um analisador hematológico e qual sua importância?

Liane Maria de Alvarenga Toledo

As manutenções preventivas são parte importantíssima da garantia da qualidade de um analisador hematológico. As manutenções preventivas podem ser diárias, semanais, mensais, semestrais, anuais ou por ciclos de análises e tanto a frequência quanto o método de realização vão depender do tipo de analisador hematológico.

A frequência em que devem ser realizadas as manutenções é descrita no manual do usuário do equipamento e aquelas que serão realizadas pelo pessoal do laboratório devem ser ensinadas aos analistas nos treinamentos realizados pelos assessores científicos/técnicos dos fornecedores responsáveis pelos equipamentos. As preventivas, que são realizadas pela equipe de assistência técnica, devem ser programadas junto aos analistas para que a rotina de trabalho não seja prejudicada.

Apesar de variar quanto à frequência e quanto aos procedimentos, as manutenções preventivas não variam quanto à sua importância. Mesmo que seja uma simples manutenção diária como a realização do processo de *Shutdown*, feita pelo próprio pessoal da bancada do laboratório, ou uma manutenção preventiva programada, que é realizada pelo engenheiro do serviço técnico do fabricante/distribuidor, elas devem ser feitas conforme o planejamento e sempre devem ser registradas. Nestas manutenções semestrais externas, em geral é realizada a verificação de calibração com material calibrador e é seguido um *checklist* para a verificação das condições de funcionamento e eventuais trocas de peças.

Vale ressaltar que após o término das manutenções mais complexas deve ser processado controle de qualidade, para que se garanta que não houve nenhuma alteração no sistema de análise.

Bibliografia Consultada

RABINOVITCH A; BARNES P; CURCIO KM et al. CLSI, H26-A2. Validation, Verification and Quality Assurance of Automated Hematology Analyzers; Approved Standard. 2nd ed. Clinical and Laboratory Standards Institute, 2010. Vol. 30, nº 14.

Resolução RDC nº 302, de 13 de Outubro de 2005. Dispõe sobre Regulamento técnico para funcionamento de Laboratórios Clínicos. Diário Oficial da União; Poder Executivo, de 14 de Outubro de 2005. ANVISA – Agência Nacional de Vigilância Sanitária. Disponível em: http://portal.anvisa.gov.br/wps/wcm/conne ct/851107004999939f90f5b66dcbd9c63c/RESOLU%C3%87%C3%83O+AN VISA+RDC+N%C2%BA+302-05+LABORAT%C3%93RIO+CL%C3%8DN ICO.pdf?MOD=AJPERES

TURGEON ML. Clinical Hematology – theory and procedures. 3rd ed. Philadelphia: Lippincott Williams & Wilkins, 1999.

SÉRIE VERMELHA

80 Quais os principais parâmetros automatizados da Série Vermelha e quais informações fornecem?

Adriano M. Del Vale

Com a evolução tecnológica, os atuais equipamentos de automação oferecem grande número de informações pertinentes à avaliação de doenças e processos que cursam com alterações da série vermelha. Além das determinações clássicas de eritrócitos, hemoglobina e hematócrito, os principais parâmetros fornecidos pelos atuais equipamentos são:

- Volume Corpuscular Médio (VCM): é a medida do tamanho das hemácias realizada pelo princípio de impedância. É uma das medidas mais importantes no diagnóstico diferencial das anemias.
- Hemoglobina Corpuscular Média (HCM): é um indicador da quantidade de hemoglobina por hemácia. A diminuição da Hemoglobina Corpuscular Média indica distúrbios de hemoglobinização, que causa hipocromia.
- Concentração de Hemoglobina Corpuscular Média (CHCM): é indicador da concentração de hemoglobina em determinado volume de hemácias.
- Distribuição das Hemácias por Volume (RDW): representa a variabilidade da população de eritrócitos quanto ao tamanho, ou seja, é uma medida da anisocitose.
- Distribuição das Hemácias pela Hemoglobinização (HDW): é a medida da heterogeneidade de distribuição de hemoglobina pela população de hemácias. Parâmetro útil na separação de diferentes populações de hemácias.
- Reticulócitos: hemácias imaturas, com fragmentos de RNA, após a extrusão nuclear.

Com a implantação de técnicas automatizadas, ocorreu grande sistematização na contagem de reticulócitos com diminuição acentuada no coeficiente de variação e grande reprodutibilidade de resultados.

Bibliografia Consultada

ERICHSEN ES; GOUVÊIA L; MALENA R; SANTOS S. Medicina Laboratorial para o Clínico. Belo Horizonte: Coopmed, 2009, p. 233-337.

GROTTO HZW. Interpretação Clínica do Hemograma. São Paulo: Atheneu, 2009, p. 143.

LEWIS SM; BAIN BJ; BATES I. Dacie and Lewis Practical Haematology. 8th ed. London: Churchill Livingstone, 2001.

LICHTMAN MA; KAUSHASKY K; KIPPS TJ et al.William's Hematology. 8th ed. New York: McGraw-Hill – Medical, 2010, p. 2438.

81 O que são índices hematimétricos e qual sua utilidade?

Maria Silvia C. Martinho

Os índices hematimétricos são obtidos pela relação entre os valores de contagem de eritrócitos, a determinação do hematócrito e a dosagem da hemoglobina. Estes seguem fórmulas que expressam valores médios, devendo ser sempre correlacionados com o estudo do esfregaço de sangue periférico em caso de alterações. Os índices hematimétricos foram criados e difundidos por Maxwell Wintrobe, nos anos 1930, na Universidade de Tulane, que demonstrou, numericamente, que existem anemias caracterizadas por eritrócitos maiores ou menores que os normais, comprovando os achados da análise ao microscópio. São eles:

- Volume Corpuscular Médio (VCM): avalia a média do tamanho (volume) dos eritrócitos e é expresso em fentolitros (fL). É obtido pela relação entre o Hematócrito e a contagem global de Eritrócitos. Permite classificar as anemias em normocíticas, quando apresentam VCM entre 80 e 100fL, microcíticas, com VCM < 80fL e macrocíticas com VCM > 100 fL.

$$VCM = \frac{(Htc \times 10)}{Htm \times 10^6}$$

- A Hemoglobina Corpuscular Média: o HCM reflete o conteúdo médio de hemoglobina por eritrócito (massa) e é expresso em picogramas (pg). Corresponde à relação entre a Hemoglobina e a contagem global de Eritrócitos e permite a definição da anemia em hipocrômica, quando HCM < 30pg, ou normocrômica, com HCM entre 30 e 33pg.

$$HCM = \frac{(Hb \times 10)}{Htm \times 10^6}$$

- Concentração de Hemoglobina Corpuscular Média: o CHCM avalia a hemoglobina encontrada em 100mL de hemácias. É obtido pela relação entre a Hemoglobina e o Hematócrito e permite a avaliação do grau de saturação de hemoglobina no eritrócito, classificando as hemácias em normocrômicas ou hipocrômicas. O valor de referência depende da tecnologia utilizada para a determinação da Hemoglobina e do Hematócrito. É expresso em g/dL.

$$CHCM = \frac{(Hb \times 100)}{Htc}$$

Outro parâmetro que tem grande importância na série vermelha e somente fornecido pelos analisadores hematológicos é o RDW. Este índice informa a variação de tamanho dos eritrócitos, sendo um índice de anisocitose. Antes de os equipamentos disponibilizarem esta informação, a análise da anisocitose era realizada unicamente pela análise microscópica da distensão sanguínea. O RDW altera-se precocemente na deficiência de ferro, mesmo antes da alteração de outros parâmetros, como o VCM e a diminuição da hemoglobina.

Estes índices podem ser calculados manualmente pelas fórmulas acima, mas atualmente já fazem parte do hemograma automatizado. São fundamentais para permitir a classificação laboratorial das anemias quanto a seu tamanho e quantidade de hemoglobina. Servem como guia para o procedimento a ser seguido em laboratório (Quadro 1). É importante frisar que a presença de qualquer interferência na contagem de eritrócitos, dosagem de hemoglobina e determinação do hematócrito vão acarretar interferências nos índices hematimétricos, dependentes que são destas quantificações. Se os índices estiverem normais e coerentes entre si, sem nenhuma interferência nem alarme do equipamento e com os demais parâmetros da série vermelha normais, o resultado pode ser liberado sem revisão da lâmina. Nos casos em que um ou mais índices estiverem alterados, a análise qualitativa da morfologia eritrocitária por meio da microscopia se faz necessária. No quadro 2 apresentamosos os principais tipos de anemia e como se comportam os índices hematimétricos, a contagem de reticulócitos e o estudo morfológico.

Quadro 1 – Utilização dos índices hematimétricos na classificação laboratorial das anemias.

	VCM	HCM
Anemia microcítica/hipocrômica	Diminuído	Diminuída
Anemia normocítica/normocrômica	Normal	Normal
Anemia macrocítica/normocrômica	Aumentado	Normal

Quadro 2 – Características dos principais tipos de anemia.

Anemia	Reticulócitos	VCM	HCM	RDW	Hematoscopia
Ferropriva	Diminuídos	Diminuído	Diminuída	Elevado	Microcitose e hipocromia
Macrocítica	Diminuídos	Elevado	Normal	Normal ou elevado	Macrocitose
Talassemia	Elevados	Diminuído	Diminuída	Normal	Microcitose, hipocromia, policromatofilia
Doença crônica	Normais	Normal	Normal	Normal	Normocitose e normocromia
Hemolítica	Elevados	Variável	Variável	Variável	Alterações específicas

Bibliografia Consultada

ANDREAZZA A. Hemograma: análise da série vermelha. 2005. Disponível em: www.aa.med.br/biblioteca

FAILACE R. Hemograma: manual de interpretação. 5ª ed. Porto Alegre: Artmed, 2009.

WINTROBE MM; FOERSTER J. Wintrobe's Clinical Hematology. 11th ed. Philadelphia: Lippincott Williams & Wilkins, 2004.

82 Existe a possibilidade de relacionar os índices hematimétricos com a intensidade dos achados morfológicos?

Marcos Kneip Fleury

As características morfofuncionais das hemácias podem ser avaliadas por meio dos índices hematimétricos. Estes índices são relações matemáticas entre as características da série vermelha que são determinadas pelos equipamentos automatizados. Os índices hematimétricos devem ser sempre avaliados em conjunto e relacionados aos outros valores da série vermelha e também à morfologia das células, pois, embora estes índices sejam obtidos matematicamente, a fisiologia e as alterações patológicas não obedecem a fórmulas matemáticas.

O primeiro dos índices hematimétricos é o volume globular médio (VGM), que determina o volume médio da população eritrocitária. Este índice expressa uma característica da população e não de células individualmente, e seu valor pode ser associado à intensidade dos achados morfológicos. Em uma população com intensa microcitose ou macrocitose, é esperado que o VGM apresente valores muito baixos ou muito elevados, respectivamente. Entretanto, em populações onde são observadas células grandes e células pequenas, o VGM pode apresentar valores dentro da normalidade. A associação com os outros valores da série vermelha é indispensável para uma interpretação correta desse índice.

A hemoglobina globular média (HGM) expressa a quantidade média de hemoglobina, em peso, por hemácia. O valor do HGM determina, numericamente, a característica das hemácias denominada hipocromia ou normocromia. Valores normais do HGM indicam hemácias com o conteúdo de hemoglobina normal, enquanto os valores diminuídos indicam hipocromia ou hemácias com aparência pálida. A intensidade da hipocromia também pode ser associada aos achados morfológicos. Valores aumentados do HGM, em tese, não são possíveis. Não se considera a possibilidade de que a hemácia possa produzir uma quantidade de hemoglobina maior que o normal. Dessa forma, o termo "hipercromia" não é considerado no vocabulário hematológico. Assim como o VGM, esse índice não deve ser interpretado isoladamente.

O terceiro dos índices é a concentração de hemoglobina globular média (CHGM) que relaciona o conteúdo de hemoglobina na hemácia com seu volume. Como indica o nome, esse índice representa a concentração média de hemoglobina nas hemácias e está fortemente associado ao que se observa na hematoscopia. Amostras com CHGM baixo apresentam, de modo geral, hipocromia visualmente evidente. Valores aumentados do CHGM indicam a presença de esferócitos. De acordo com a literatura, a esferocitose é a causa mais frequente de valores de CHGM elevados.

Mais modernamente, podemos considerar um quarto índice hematimétrico, o RDW (*red cell distribution width*). Esse parâmetro avalia a homogeneidade morfológica da população eritrocitária. As hemácias são avaliadas eletronicamente em relação ao seu volume globular e estes valores são plotados resultando em uma curva de distribuição normal. O RDW é o resultado de uma equação matemática relacionada à área da curva. Valores aumentados do RDW indicam uma população eritrocitária heterogênea, o que significa anisocitose. Populações de hemácias com volume globular homogêneo apresentam valores normais de RDW.

De modo geral, os índices hematimétricos podem ser relacionados à intensidade das alterações morfológicas. Ressaltamos, entretanto, a inter-relação entre eles e a necessidade de que seus valores sejam sempre relacionados aos achados da hematoscopia e aos demais resultados do hemograma para uma interpretação mais consistente desses dados.

Bibliografia Consultada

BAIN BJ; PATH FRC. Diagnosis from the blood smear. N Engl J Med 2005;353:498-507.

BRIDGES KR; PEARSON HA; McGRAW H. Anemias and other red cell disorders. New York: MacGraw-Hill – Medical, 2008.

BRIGGS C. Quality counts: new parameters in blood cell counting. Int J Lab Hem 2009;31:277-97.

HOOKEY L; DEXTER D; LEE DH. The use and interpretation of quantitative terminology in reporting of red blood cell morphology. Lab Hematol 2001;7:85-88.

83 Quais interferentes podem afetar as contagens automatizadas da Série Vermelha?

Maria de Fátima Pereira Gilberti

Podemos encontrar vários interferentes nos diferentes parâmetros da série vermelha que devem sempre ser avaliados para a análise correta. Qualquer interferência na dosagem de hemoglobina, na contagem de eritrócitos e na determinação do hematócrito vai interferir nos índices hematimétricos que são dependentes desses parâmetros.

Na dosagem automatizada de hemoglobina, podemos ter as seguintes interferências:

- Presença de lipídios e triglicérides aumentados pode acarretar um aumento da Concentração de Hemoglobina Corpuscular Média – CHCM (> 36-36,5g/dL) por causa de uma hemoglobina falsamente elevada devido à hipertrigliceridemia ou em pacientes recebendo emulsão de gordura parenteral. Sangues coletados após refeições com alto índice de gorduras e após a mamada em lactentes também podem apresentar lipemia plasmática. Além do aumento do CHCM, no caso de hiperlipidemia podemos encontrar uma população anormal no gráfico de dispersão dos leucócitos, com número aumentado de partículas de tamanho pequeno a médio, correspondentes às gotículas de gordura.
- Contagens elevadas de leucócitos, geralmente acima de 100.000/mm^3, também podem causar turvação excessiva do plasma e alterar a dosagem de hemoglobina. Nesses casos, o CHCM elevado também é um importante indicativo de interferência na dosagem de hemoglobina.
- Quantidades elevadas de imunoglobulinas, como ocorre na Macroglobulinemia de Waldenström e no Mieloma Múltiplo, podem reagir com os reagentes da solução lisante e causar uma falsa

elevação da hemoglobina. Nesse caso, algumas técnicas sugeridas para resolver o problema são a dosagem da hemoglobina plasmática e subtração desse valor daquele obtido com a dosagem do sangue total ou a diluição da amostra de sangue total em 1:2 para viabilizar a dosagem da hemoglobina.

- A hemólise intensa também pode elevar a dosagem de hemoglobina e diminuir o número de hemácias com consequente CHCM aumentado.

As interferências nas contagens de hemácias ocorrem principalmente devido à tecnologia utilizada para sua quantificação. A maioria dos analisadores utiliza a tecnologia de impedância para a contagem das hemácias, que identifica e quantifica a célula a partir de seu tamanho. Dessa maneira, qualquer célula de tamanho semelhante ao de uma hemácia pode ser contada como tal.

- Leucocitoses acentuadas (leucócitos > $100.000/mm^3$) podem levar a uma alteração significativa no número de hemácias quantificadas por impedância, principalmente na presença de anemia, o que é comum em leucemias. Além disso, estes leucócitos vão ser considerados para o cálculo do Volume Corpuscular Médio (VCM), com seu consequente aumento e alteração do CHCM.
- Macrotrombócitos ou plaquetas gigantes em grande número também podem alterar a contagem de hemácias realizadas por impedância, porém com efeito menor que o das leucocitoses.
- Aglutinação eritrocitária também é um interferente comum na contagem de hemácias (Foto 18, p. 372). Essa aglutinação ocorre na presença de crioaglutininas, que são anticorpos frios, geralmente do tipo IgM. A maioria delas não causa hemólise *in vivo*, mas uma minoria pode causar hemólise intravascular crônica, cuja intensidade sofre influência da temperatura ambiente. Estas aglutininas agregam as hemácias quando a temperatura da amostra é inferior a 37ºC. Os analisadores hematológicos consideram de 200 a 300fL o tamanho máximo para se contar como hemácia e isto corresponde a, no máximo, três hemácias agrupadas. Desse modo, grumos maiores são ignorados e grumos de até três hemácias são contados como um só, diminuindo o número total de

hemácias e aumentando falsamente o VCM e CHCM. Essa tríade é altamente sugestiva de crioaglutininas.

- Hemácias extremamente microcíticas e esquisócitos podem ser contados como plaquetas e diminuir falsamente a quantidade total de hemácias da amostra.
- Hiperglicemia severa é outra razão de macrocitose espúria, seja por diabetes descompensado, seja por coleta de sangue próxima à região de infusão de glicose. Assim, resultados que apresentem macrocitose e hipocromia levam a pesquisar hiperglicemia severa.
- Excesso de anticoagulante K2 EDTA na amostra pode causar leve aumento do VCM fornecido por automação.

Bibliografia Consultada

HOFFBRAND AV; MOSS P; PETTIT J. Essential Haematology. 5th ed. Oxford: Blackwell Publishing, 2006.

LEWIS SM; BAIN BJ; BATES I. Hematologia Prática de Dacie e Lewis. 9ª ed. Porto Alegre: Artmed, 2006.

ZANDECKI M; GENEVIEVE F; GERARD J; GODON A. Spurious counts and spurious results on haematology analysers: a review. Part II: white blood cells, red blood cells, haemoglobin, red cell indices and reticulocytes. Int J Lab Hem 2007; 29:21-41.

84 Como solucionar as alterações causadas por lipemia acentuada e qual a importância?

Maria Silvia C. Martinho

A lipemia acentuada interfere na dosagem de hemoglobina, que é realizada nos analisadores hematológicos por colorimetria, devido à turbidez que provoca. Os resultados da hemoglobina obtidos nesses casos estarão erroneamente superdimensionados e, com isso, os índices hematimétricos que dependem dos valores de hemoglobina, o HCM (Hemoglobina Corpuscular Média) e o CHCM (Concentração de Hemoglobina Corpuscular Média), estarão também incorretos, com valores desviados para cima.

Para liberar o resultado correto da série vermelha nestas condições, é necessário corrigir o valor da hemoglobina e os valores desses índices hematimétricos.

A maneira mais comumente utilizada é a troca do plasma lipêmico da amostra pelo diluente do equipamento ou por solução fisiológica. Para isso, sempre sugiro que esse procedimento seja realizado em uma alíquota da amostra para não prejudicar a amostra primária. Homogeneizar a amostra, retirar uma alíquota e centrifugar, com a finalidade de separar o plasma dos eritrócitos sedimentados. Com uma pipeta Pasteur, cuidadosamente retirar o plasma lipêmico e repor, com o diluente do equipamento, a **exata** quantidade de plasma retirada. Homogeneizar delicadamente e repassar no equipamento. Verificar se os índices hematimétricos e o valor da hemoglobina estão coerentes, antes de liberar o exame.

Outra maneira seria utilizar um cálculo para a correção do valor da hemoglobina, que se baseia no índice constante de 2,98 entre VCM (Volume Corpuscular Médio) e HCM, mas que pode ser utilizado **somente** em amostras com VCM normais.

$$\text{Hb corrigida} = \text{VCM} \times \text{Eritrócitos}/2,98 \times 10$$

Esta fórmula também pode ser utilizada em amostras com interferência por icterícia e/ou com leucocitose acentuada.

Diante das interferências nos parâmetros de série vermelha, os analisadores hematológicos que estiverem bem configurados com os valores de aceitação de cada parâmetro vão gerar alarmes, indicando os valores fora do esperado, demonstrando assim a necessidade da realização de alguma ação, não podendo o resultado ser liberado com interferência.

Bibliografia Consultada

BAIN BJ. Células sanguíneas: um guia prático. 4ª ed. Porto Alegre: Artmed, 2007.

KALACHE GR; SARTOR MM; HUGHES WG. The indirect estimation of hemoglobin concentration in whole blood. Pathology 1991;23(2):115-7.

85 Como solucionar as alterações causadas pela presença de crioaglutininas e qual sua importância?

Maria de Fátima Pereira Gilberti

As alterações causadas pelas crioaglutininas podem ser resolvidas aquecendo-se a amostra a 37ºC em banho-maria durante 15 a 20 minutos e após passar imediatamente no contador hematológico. Se for necessário, aquecer também o diluente da amostra. Em algumas situações, é necessário prolongar o tempo para conseguir reverter a aglutinação. Algumas amostras, mesmo depois de muito tempo em aquecimento, continuam com os agregados eritrocitários. Nesses casos, uma tentativa é fazer a coleta próxima ao equipamento, mantendo-a aquecida e processando imediatamente no equipamento.

A importância do relato da presença de crioaglutininas reside no fato de elas estarem geralmente relacionadas às doenças linfoproliferativas de baixo grau de malignidade.

Bibliografia Consultada

HOFFBRAND AV; MOSS P; PETTIT J. Essential Haematology. 5th ed. Oxford: Blackwell Publishing, 2006.

LEWIS SM; BAIN BJ; BATES I. Hematologia Prática de Dacie e Lewis. 9ª ed. Porto Alegre: Artmed, 2006.

86 Qual o significado de uma Concentração de Hemoglobina Corpuscular Média (CHCM) aumentada? O que deve ser verificado?

Maria Silvia C. Martinho

A Concentração de Hemoglobina Corpuscular Média (CHCM) é um índice hematimétrico que indica a concentração de hemoglobina (Hb) em um determinado volume de eritrócitos. Para isso, calcula-se a relação entre Hb e hematócrito (Ht). A utilidade do CHCM é limitada na classificação das anemias, porém fornece a informação sobre possíveis interferentes nos parâmetros de série vermelha, além de seu aumento acentuado ser característico de esferocitose hereditária.

Os valores de referência deste parâmetro dependem da tecnologia utilizada, conforme pode ser verificado na literatura.

Quando um resultado automatizado de hemograma apresentar CHCM acima do valor de referência definido para o analisador utilizado, alguns procedimentos devem ser seguidos:

- Fazer um esfregaço e verificar ao microscópio a presença de esferocitose: esferócitos são eritrócitos que têm a forma esférica, em vez de discoide, e por esse motivo parecem menores que os demais. Nos esfregaços corados, não apresentam a palidez central habitual dos eritrócitos e têm coloração característica, ligeiramente acobreada. A pesquisa de esferócitos deve ser feita na parte do esfregaço onde há uma distribuição homogênea dos eritrócitos e não na cauda. Nas partes da lâmina que apresentam poucos eritrócitos, fica difícil a observação do halo central esbranquiçado e pode haver confusão com esferócitos. Também é necessária a diferenciação dos esferócitos de eritrócitos irregularmente contraídos. É necessário um observador bem treinado para o reconhecimento dessas células (Foto 19, p. 373).

- Verificar a presença de interferentes nas amostras de sangue total: a presença de lipemia acentuada pode fornecer resultados falsamente aumentados de CHCM devido à turbidez que interfere na dosagem de hemoglobina (Figura 1). Também uma contagem muito alta de leucócitos, em equipamentos que não possuem um canal separado para essa determinação, pode levar à turvação da hemoglobina. Esses resultados não devem ser liberados com a interferência, sendo necessária a correção da hemoglobina, do CHCM e do HCM (Hemoglobina Corpuscular Média).

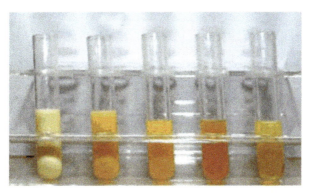

Figura 1 – Diferentes graus de lipemia.

Bibliografia Consultada

BAIN BJ. Células sanguíneas: um guia prático. 4ª ed. Porto Alegre: Artmed, 2007.

GROTTO HZW. Interpretação Clínica do Hemograma. São Paulo: Atheneu, 2009.

87 Como são quantificados os reticulócitos nas diferentes tecnologias?

Raimundo Antônio Gomes Oliveira

No início, a contagem de reticulócitos automatizada utilizava o corante novo azul de metileno e diferenciava os reticulócitos dos eritrócitos maduros através dos seus diferentes perfis de absorção de luz, determinando o valor absoluto de reticulócitos/mL e o valor percentual de reticulócitos (nos contadores da Coulter®, modelos STKS™ e MA-XM™). Para isso era necessária uma diluição prévia, sangue/corante, feita manualmente, para que só então fosse procedida à contagem automatizada. Com essa tecnologia ganhou-se precisão em relação às contagens manuais, mas ainda não era possível serem feitas as determinações hoje conhecidas das frações e dos índices reticulocitários.

Atualmente, a contagem de reticulócitos é totalmente automatizada. Há modelos específicos de contadores de diversos fabricantes que perfazem a contagem de reticulócitos e determinam suas frações, bem como seu conteúdo de hemoglobina ou mesmo seus demais índices hematimétricos. Essas tecnologias fundamentam-se basicamente em dois princípios distintos: 1. por fluorescência, por meio da utilização de corantes fluorescentes com capacidade de se incorporarem entre os ácidos nucleicos e emitirem luz (os fluorocromos, tais como a auramina O, o tiazol laranja, o isotiocianato de fluoresceína, a polimetina, a clorifosfina, a acridina laranja), onde os reticulócitos, que possuem RNA, incorporam os fluorocromos e os eritrócitos maduros não. Neste princípio, os fluorocromos ligam-se às bases nitrogenadas do RNA dos reticulócitos e emitem luz, que é medida por um fotodetector; ou 2. por diferenças no padrão de absorção de luz entre os reticulócitos corados com corantes catiônticos (como a oxazina 750) que se aderem aos ácidos nucleicos reticulocitários, mas não aos eritrócitos maduros, que não possuem RNA. Atualmente, a grande maioria dos aparelhos utiliza-se da tecnologia da fluorescência. Um tipo específico de fabricante utiliza-se de corantes catiônticos para essa determinação. Independente do princípio, a contagem automatizada é muito precisa e agregou novos parâmetros para a contagem de reticulócitos.

Pelo princípio da dispersão e absorção de luz, associado aos corantes catiônticos, há determinação do VCM e CHCM de eritrócitos e reticulócitos (VCMr e CHCMr). Por meio da multiplicação do volume pela concentração de hemoglobina de cada eritrócito ou reticulócito contado, são determinados o CH (conteúdo de hemoglobina nos eritrócitos – HCM direta) e o CHr (conteúdo de hemoglobina nos reticulócitos). De modo similar, a citometria de fluxo fluorescente permite a determinação da Ret-He (equivalente ao CHr), como ocorre em uma outra linha específica de contadores.

Dependendo da quantidade de corante catiôntico aderida ao RNA do reticulócito, ou da quantidade de fluorocromo incorporado ao RNA reticulocitário, haverá, respectivamente, maior absorção de luz ou maior emissão de fluorescência. É desse modo que os reticulócitos são diferenciados dos eritrócitos e separados em suas frações ou subtipos: tipo I (com alta carga de RNA – H retic), os mais imaturos; tipo II (com moderada carga de RNA – M retic); e tipo III (com baixa carga de RNA – L retic), os mais maduros. A Fração Imatura de Reticulócitos (IRF) corresponde à soma dos reticulócitos de alta (H) e média (M) fluorescência.

Bibliografia Consultada

BAIN BJ. Células sanguíneas: um guia prático. 3ª ed. Porto Alegre: Artmed, 2004.

BRUGNARA C. Reticulocyte cellular indices: a new approach in the diagnosis of anemias and monitoring of erythropoietic function. Crit Rev Clin Lab Sci 2000;37(2):93-130.

OLIVEIRA RAG. Hemograma: como fazer e interpretar. São Paulo: LMP, 2007.

ROCHE Review. Ret-He e Ret-Y: auxílio ao diagnóstico e tratamento da deficiência de ferro. Fascículo de Revisão Científica da Roche Diagnostics. Ano 1; nº 5; out/nov 2008.

THOMAS L et al. Reticulocyte hemoglobin measurement comparison of two methods in the diagnosis of iron restricted erythropoiesis. Clin Chem Lab Med 2005;43(11):1193-202.

88 É confiável a contagem de eritroblastos (NRBCs) em equipamentos automatizados? Qual é a vantagem em relação à quantificação manual?

Flavo Beno Fernandes

A contagem de eritroblastos por sistemas automatizados é extremamente confiável e permitiu dois grandes avanços em Hematologia laboratorial: obter no mesmo momento as verdadeiras contagens de leucócitos e do número de eritroblastos circulantes.

Nas situações clínicas em que um grande número de eritroblastos circula, a variação obtida entre a contagem manual e a automatizada é menor do que naquelas situações em que temos um pequeno número de células circulando. Por esse motivo, a análise de um número grande de células nucleadas permite uma avaliação mais verdadeira do total de células vermelhas nucleadas circulantes.

Os eritroblastos são contados em equipamentos automatizados utilizando canais específicos para eles e determinados a partir da intensidade de fluorescência e dispersão frontal da luz quando da passagem pelo *laser*. A maior precisão da contagem se dá por diminuição do coeficiente de variação das contagens manuais em função do maior número de eventos (células) analisados na metodologia empregada. Quando contados de forma manual, por análise em lâmina, somente se identificam eritroblastos se a concentração for > 200/µL, ao passo que nos métodos automatizados é possível determinar números de eritroblastos até < 100/µL.

A metodologia automatizada permite que um pequeno número de eritroblastos que estejam circulando seja detectado. Por outro lado, em uma avaliação apenas por análise de sangue periférico distendido em lâmina, estas células talvez não fossem identificadas. Essa diferença se deve ao fato de o equipamento automatizado avaliar milhares de células em intervalo curto de tempo e, no método manual, contarmos apenas de 200 a não mais de 500 células em espaço de tempo muitas vezes maior.

Nos estudos de mortalidade em que a presença dos eritroblastos foi determinante desse desfecho, o valor de eritroblastos que determinavam maior risco iniciava em 20/µL. Por estas razões, na procura por eritroblastos circulantes, os métodos automatizados têm grande vantagem sobre os manuais.

Bibliografia Consultada

CHRISTENSEN RD; HENRY E; ANDRES RL; BENNETT T. Reference ranges for blood concentrations of nucleated red blood cells in neonates. Neonatology 2011;99(4): 289-94. Epub 2010 Dec 4.

FAILACE R. Hemograma: manual de interpretação. 5ª ed. Porto Alegre: Artmed, 2011.

STACHON A; BÖNING A; KRISMANN M et al. Transfusion and laboratory medicine. Clin Chem Lab Med 2004;42(8): 933-8.

89 Existe mais de um tipo de RDW e quais as diferenças?

Samuel Ricardo Comar

Os analisadores hematológicos modernos fornecem, a partir do histograma de distribuição dos volumes eritrocitários, um parâmetro conhecido como RDW, do inglês *red cell distribution width*, que se correlaciona com o grau de heterogeneidade do tamanho das hemácias. Esse índice é expresso pela maioria dos analisadores hematológicos como coeficiente de variação em porcentagem (RDW-CV), contudo pode também ser expresso como desvio padrão (RDW-SD), particularmente nos analisadores Sysmex (Kobe, Japão), Beckman Coulter (Brea, EUA) e Mindray (Shenzhen, China). O RDW-SD é determinado calculando-se o índice de distribuição de tamanho dos eritrócitos ao nível de 20% da altura do histograma e expresso em fentolitros (fL). Já o RDW-CV é calculado matematicamente como o coeficiente de variação, ou seja, RDW-CV = 1DP/VCM × 100%, conforme figura 1.

Um RDW dentro dos valores de referência indica que os eritrócitos possuem um padrão de distribuição de tamanho que se aproxima do normal de uma população de indivíduos. Isto sugere a presença de uma população homogênea de células, mas não necessariamente que todas possuam tamanho normal. Por isso, é importante deixar claro que RDW normal não exclui a presença de uma quantidade significativa de células que são muito maiores ou muito menores que a população majoritária de células. Também não significa que a população majoritária de eritrócitos seja normal. RDW elevado indica aumento da variabilidade do tamanho dos eritrócitos, que também é conhecida como anisocitose. RDW aumentado é comumente observado nas deficiências nutricionais, como a de ferro, folato e vitamina B_{12}, uma vez que as quantidades destes nutrientes que estão disponíveis para os precursores de células vermelhas podem variar amplamente, podendo resultar em

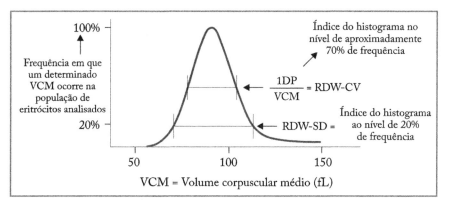

Figura 1 – Curva de RDW-CV e RDW-SD.

alterações do tamanho eritrocitário. O RDW pode ser considerado uma medida semiquantitativa da anisocitose visualizada na lâmina do hemograma. Há um desejo natural de se utilizar as várias combinações possíveis de VCM e RDW para orientar a conduta médica para possíveis diagnósticos das anemias, no entanto, tal prática pode levar a erros e jamais deve tomar o lugar de investigações laboratoriais mais específicas, incluindo a análise da lâmina de sangue periférico. Os intervalos de referência do RDW, calculados para indivíduos saudáveis, diferem quando realizados por analisadores de diferentes fabricantes e, algumas vezes, mesmo em diferentes modelos de um mesmo fabricante. Isto pode ser explicado pelo fato de os analisadores utilizarem diferentes algoritmos para analisar a distribuição das células, os quais são indispensáveis para eliminar valores extremos, normalmente devido a artefatos. Qualquer consideração a respeito do uso clínico do RDW deve ser avaliada, preferencialmente, por meio da comparação com valores de referência estabelecidos para cada modelo de analisador hematológico.

Bibliografia Consultada

BUTTARELLO M; PLEBANI M. Automated blood cell counts: state of the art. Am J Clin Pathol 2008;130:104-16.

ENGLAND JM; DOW MC. ICSH recommendations for the analysis of red cell, white cell and platelet size distribution curves. Methods for fitting a single reference distribution and assessing its goodness of fit. Clin Lab Haematol 1990;12(4):417-31.

WALTER JG; GARRITY P. RDW-SD and RDW-CV: their relationship to RBC distribution curves and anisocytosis. Sysmex J Int 1993;3(1):40-5.

SÉRIE BRANCA

90 Quais são as situações em que a contagem global de leucócitos automatizada pode sofrer interferências?

Maria de Fátima Pereira Gilberti

Vários são os interferentes nas contagens globais de leucócitos, dependendo da metodologia utilizada.

Estas contagens podem estar falsamente diminuídas na presença de:

- Agregados de neutrófilos (Foto 20, p. 373): é um fenômeno que ocorre *in vitro* em sangue coletado principalmente em EDTA e está relacionado ao anticorpo plasmático IgM. Essa alteração não está relacionada a nenhuma doença específica, aparecendo em situações ligadas a processo inflamatório agudo ou crônico, doença hepática e processos relacionados à geração de aglutininas frias. Nas contagens por impedância, os agregados de leucócitos de menor tamanho podem ainda ser contados como uma só célula, mas os agregados maiores vão ultrapassar o volume máximo definido para identificação e contagem de leucócitos e, dessa maneira, não serão contados. Nesses casos, será emitido um alarme pelo analisador automatizado avisando sobre a interferência e, nos casos de grumos pequenos, o alarme emitido com maior frequência é o de presença de células imaturas devido ao aumento de tamanho. O gráfico de dispersão vai mostrar células nessa região de maior tamanho. Em alguns casos, o aquecimento do sangue a 37ºC ou a coleta com citrato de sódio podem solucionar esse problema, mas, na grande maioria, esse problema é resolvido com a coleta de uma amostra com anticoagulante ACD. Não esquecer de depois realizar a correção da diluição da amostra, se necessário. Não se pode realizar a contagem diferencial manual destes agregados, mesmo verificando-se que são neutrófilos, porque embaixo dos grumos temos a presença de outras células, como eosinófilos e monócitos.

- Agregação de outros leucócitos: pode ocorrer *cluster* de linfócitos em raros casos de infecções, em casos de Leucemia Linfocítica Crônica com intensa linfocitose e em linfomas e leucemias. Como estes casos são raros, a etiologia não está bem estabelecida. O aquecimento pode melhorar os grumos, mas a coleta ao lado do equipamento, quando possível, pode resolver.
- Amostras contendo excesso de EDTA-K3.

As contagens globais de leucócitos podem estar falsamente aumentadas devido à presença de diversos interferentes:

- Agregados de plaquetas e plaquetas gigantes: podem ser contados como leucócitos quando a metodologia utilizada é a impedância. A maioria do analisadores hematológicos fornece alarmes indicando a dificuldade em realizar as contagens.
- Presença de eritroblastos na amostra: podem ser encontrados em sangue de recém-nascidos e em casos patológicos. Em alguns casos, o número de eritroblastos circulantes pode ser muito grande, interferindo nas contagens globais de leucócitos e também nas diferenciais.
- Hemácias resistentes à lise: podem ocorrer em sangue de recém--nascido ou em casos de hemoglobinopatias (hemoglobina C), doença hepática, uremia e quimioterapia. O gráfico de distribuição de leucócitos é anormal e alguns equipamentos automatizados emitem o alarme de hemácias resistentes à lise e fornecem um módulo de *lise estendida* para resolver essa inteferência.
- Presença de crioglobulinas: são imunoglobulinas que precipitam em temperaturas inferiores a 37ºC. Estes precipitados podem ser observados em esfregaços corados ou em sangue fresco usando-se contraste de fase. As amostras apresentam uma dispersão de leucócitos alterada com *cluster* de células próximo à região de linfócitos. Geralmente, com aquecimento a 37ºC durante 30 minutos, essas alterações desaparecem.
- Criofibrinogênio: a hipótese principal para a formação dos precipitados de fibrinogênio é a polimerização da fibrina após uma coleta difícil ou demorada na qual a coagulação *in vitro* vai iniciar-se antes de o sangue entrar em contato com o anticoagulante EDTA. Uma nova coleta adequada pode resolver o problema.

- Gotículas de lipídios: podem ser grandes o suficiente para serem contadas como leucócitos. Os aparelhos emitem alarmes na contagem diferencial de leucócitos.

Bibliografia Consultada

HOFFBRAND AV; MOSS P; PETTIT J. Essential Haematology. 5th ed. Oxford: Blackwell Publishing, 2006.

LEWIS SM; BAIN BJ; BATES I. Hematologia Prática de Dacie e Lewis. 9ª ed. Porto Alegre; Artmed, 2006.

91 Quais são as situações em que a contagem diferencial de leucócitos automatizada pode sofrer interferências?

Maria de Fátima Pereira Gilberti

As contagens diferenciais de leucócitos podem sofrer interferências em algumas situações, necessitando ser confirmadas manualmente:

- Restos celulares como na Leucemia Linfocítica Crônica e linfomas.
- Eritroblastos, que podem ser contados como linfócitos com consequente aumento na contagem diferencial.
- Hematozoários, como o *Plasmodium vivax*, que em casos de parasitemia moderada a acentuada podem fazer com que as hemácias parasitadas sejam contadas nos hemogramas automatizados que utilizam fluorescência como sendo eosinófilos, resultando em pseudoeosinofilia. Isso ocorre devido à contagem por fluorescência levar em consideração o conteúdo de DNA/RNA das células. As hemácias maduras não têm conteúdo de ácido nucleico, portanto, normalmente, não aparecem neste gráfico de dispersão. Nos casos das hemácias parasitadas, o gráfico de dispersão dos leucócitos mostra uma população de células localizada em posição intermediária entre neutrófilos e eosinófilos. O equipamento vai emitir um alarme e a contagem diferencial manual vai corrigir a contagem. Essa interferência pode ser utilizada como um aviso para a pesquisa do parasita da malária.

Bibliografia Consultada

HOFFBRAND AV; MOSS P; PETTIT J. Essential Haematology. 5th ed., Blackwell Publishing, 2006.

LEWIS SM; BAIN BJ; BATES I. Hematologia Prática de Dacie e Lewis. 9ª ed. Porto Alegre: Artmed, 2006.

92 Qual contagem diferencial é melhor: manual ou automatizada?

Dimario A. Pesce Castro

Mesmo quando a contagem diferencial leucocitária é realizada por um citologista experiente e qualificado, não temos a capacidade de concorrer em igualdade de condições com os equipamentos atualmente utilizados na liberação automatizada dos hemogramas. Estes sistemas utilizam diversas tecnologias que promovem a identificação muito precisa das células pelo fato de conseguir, em poucos segundos, realizar e expressar percentualmente uma população de células em um universo muito superior ao da citologia manual, podendo chegar a expressar a média de uma contagem de 32.000 células. Isso contribui muito para melhorar as precisões destas contagens.

Mas é muito importante que o analista saiba interpretar com segurança o resultado automatizado. Apesar dos avanços da tecnologia, é de fundamental importância a avaliação por parte da citologia convencional dos resultados alterados ou suspeitos de revisão.

Além disso, os contadores automatizados possuem parâmetros que permitem uma avaliação mais precisa e específica das doenças estudadas.

Temos que saber tirar todo proveito possível da tecnologia em associação ao nosso conhecimento. Com certeza, os recursos apresentados pelos atuais equipamentos hematológicos permitem a liberação de um hemograma baseado em evidências mais objetivas e consequentemente com maior qualidade.

93 Qual a importância dos bastonetes? Algum analisador hematológico realiza a contagem destas células?

Maria Silvia C. Martinho

Os bastonetes ou neutrófilos em bastão ou bastonados são células semelhantes aos segmentados, porém sem a presença de lóbulos nucleares (Foto 20, p. 373). Segundo o Comitê para Padronização da Nomenclatura das Doenças dos Órgãos Hematopoiéticos, bastonete é qualquer célula da série granulocítica cujo núcleo pode ser descrito como uma faixa curva ou espiralada, não importando o grau de endentação, desde que essa não segmente completamente o núcleo em lóbulos unidos por um filamento.

Segundo Barbara Bain, os valores de referência para os bastonetes dependem da definição exata utilizada e de como essa definição é aplicada na prática, fazendo com que não haja um consenso estabelecido. Como há uma grande variação dessa definição entre laboratórios e até mesmo entre analistas de um mesmo laboratório, ocorre grande dificuldade na padronização destes conceitos. Quando há aumento da quantidade de bastonetes no sangue periférico, dizemos que há um desvio à esquerda, que muitas vezes vem acompanhado da presença de granulócitos imaturos, tais como metamielócitos, mielócitos e promielócitos.

Os bastonetes são considerados um dos dois tipos de granulócitos maduros presentes no sangue periférico e não apresentam diferença funcional em relação aos segmentados. Devido às dificuldades na identificação e na padronização, os bastonetes, de forma isolada, têm sido cada vez menos valorizados no diagnóstico de processos inflamatórios e/ou infecciosos.

Não existe disponível no mercado analisador hematológico que quantifique bastonetes. O que eles fazem é avisar a presença destas células por meio de alarmes (*flags*) como *bands ou left shift*, que fazem com que o analista proceda à análise microscópica do esfregaço e à eventual contagem diferencial manual. Nem todos os analisadores hematológicos têm boa sensibilidade ou especificidade na geração dos alarmes e, por esse motivo, é muito importante que se valide e ajuste, se possível, a sensibilidade desses alarmes e também que os critérios para geração destes alarmes sejam muito bem definidos, contemplando outras informações, tais como neutrofilia e leucocitose.

Atualmente temos disponíveis equipamentos que fazem a microscopia digital automatizada e que, por analisarem a lâmina, conseguem fornecer a contagem de todas as populações leucocitárias, incluindo bastonetes. Mas mesmo nestes equipamentos é necessária a avaliação do analista, liberando ou realocando as células de acordo com seus critérios morfológicos.

Bibliografia Consultada

BAIN BJ. Células Sanguíneas: um guia prático. 4ª ed. Porto Alegre: Artmed, 2007.

FAILACE R. Hemograma: manual de interpretação. 5ª ed. Porto Alegre: Artmed, 2009.

GROTTO HZW. Interpretação Clínica do Hemograma. São Paulo: Atheneu, 2009.

94 É confiável a contagem automatizada de células imaturas? Quais células estão incluídas nessa quantificação?

Claudia C. Rodrigues Vasconcellos

Os analisadores hematológicos automatizados têm, constantemente, incorporado novas tecnologias que permitem uma análise mais detalhada das células, tornando-os mais eficientes e rápidos e com melhor qualidade nos resultados para auxiliar no diagnóstico de várias doenças. O grande avanço na análise da série leucocitária foi a possibilidade de identificação e quantificação das cinco classes leucocitárias morfologicamente normais por diferentes metodologias, como impedância, *laser*, radiofrequência e citoquímica, mas que não parou por aí, pois hoje, em vez de fornecer somente alarmes da presença de populações de células anormais, é possível também obter contagens reais de granulócitos imaturos. Alguns equipamentos liberam em porcentagem e número absoluto a contagem de células grandes imaturas e, quando o resultado estiver acima de um valor configurado por cada laboratório, pode-se suspeitar da presença de mielócitos, metamielócitos, promielócitos ou monócitos grandes e hiperbasofílicos ou neutrófilos grandes e blastos. Outros equipamentos de cinco partes evoluíram para analisadores hematológicos automatizados com diferencial de seis partes, no qual uma contagem em porcentagem e número absoluto de granulócitos imaturos é liberada como um parâmetro reportável no hemograma com aprovação pelo FDA (*Food and Drug Administration*). E, sendo um parâmetro reportável, é importante ressaltar que a contagem de granulócitos imaturos é também submetida aos mesmos critérios de análise de controle de qualidade dos outros parâmetros reportados pelos analisadores hematológicos, isto é, valores alvo e limites superior e inferior para o parâmetro granulócitos imaturos estão presentes na bula do material de controle comercial e assim o parâmetro pode ser

III. HEMOGRAMA AUTOMATIZADO
Série Branca

avaliado em gráficos de Levey-Jennings exatamente como os outros parâmetros do hemograma.

O parâmetro de granulócitos imaturos corresponde ao somatório de metamielócitos, mielócitos e promielócitos, e a sensibilidade e precisão na sua detecção dependem da metodologia utilizada e devem ser avaliadas cuidadosamente.

Bibliografia Consultada

ANSARI-LARI et al. Immature Granulocyte Measurement Using the Sysmex XE-2100. Am J Clin Pathol 2003;120:795-99.

IDDLES C et al. Evaluation of the Immature Granulocyte Count in the Diagnosis of Sepsis Using the Sysmex XE-2100 Analyzer. Sysmex J Int 2007;17:20-9.

95 Em que se baseia a contagem automatizada de Granulócitos Imaturos (IG) e qual sua aplicação?

Helena Z. W. Grotto

O bastonete, antecessor do granulócito maturo, tem sua contagem bastante imprecisa, a começar pelo reconhecimento morfológico da célula até o estabelecimento do valor indicativo de um possível processo infeccioso e/ou inflamatório. Assim, outras células imaturas como metamielócitos, mielócitos e promielócitos, que são mais bem definidos morfologicamente, constituem uma alternativa viável para a constatação do aumento de formas imaturas na circulação. Pela automação, essas células estão englobadas dentro de um só compartimento (IG) e não são individualizadas na contagem. Como os contadores de células automatizados quantificam um número de células muito maior do que a contagem feita manualmente, além de utilizar diversos recursos técnicos que permitem o reconhecimento dessas células de acordo com o tamanho, complexidade e conteúdo nuclear, a contagem de IG pode ser bastante útil, embora inespecífica. Pode indicar diversas condições patológicas ou fisiológicas, como sepse, infecção bacteriana localizada, estados inflamatórios, uso de terapia com esteroides, câncer, trauma, doenças mieloproliferativas, gravidez e cirurgias.

Para a implantação desse parâmetro na rotina laboratorial, recomenda-se que seja feita uma calibração precisa do equipamento em uso e que sejam determinados os valores de referência em cada laboratório. A partir disso, deve-se estabelecer um valor de corte que seja indicativo da necessidade da revisão da lâmina para confirmação dos tipos celulares presentes e de outras alterações quantitativas ou qualitativas comprobatórias da condição patológica em questão. Recomenda-se, ainda, associar o aparecimento dos *flags* ao valor de IG para uma triagem mais precisa da necessidade ou não de revisão de lâmina. A determinação do número de IG pelos contadores deve ser vista como um indicador da necessidade de revisão de lâmina, mas não deve substituí-la.

Bibliografia Consultada

BIGGS CJ et al. Improved flagging rates on the Sysmex XE-5000 compared with the XE-2100 reduce the number of manual film reviews and increase laboratory productivity. Am J Clin Pathol 2011;136:309-16.

BUTTARELO M; PLEBANI M. Automated blood cell counts. State of the art. Am J Clin Pathol 2008;130:104-16.

GROTTO HZW; LOPES AC. Interpretação clínica do hemograma. São Paulo: Atheneu, 2009.

96 Quando é necessário realizar contagem diferencial manual?

Maria Silvia C. Martinho

A contagem diferencial automatizada é mais precisa que a manual por analisar um grande número de células, por não sofrer interferência da qualidade do esfregaço nem subjetividade intrínseca ao processo. Mas é necessário saber que isso só acontece quando o analisador está em condições ideais de uso e com o controle de qualidade em dia.

Análises nas quais o equipamento não conseguiu, por algum motivo, separar adequadamente as populações leucocitárias e que apresentam alarmes nessa contagem devem ser realizadas pela análise do esfregaço ao microscópio.

Uma das situações em que a contagem automatizada não pode ser levada em consideração é quando há presença de blastos no sangue periférico. Os analisadores hematológicos disponíveis no mercado não quantificam estas células, apenas geram alarmes de sua presença e é necessária a contagem manual.

Também a presença de granulócitos imaturos exige a contagem em lâmina. Alguns equipamentos quantificam estas células, mas devem definir um valor de corte para a liberação automática. Alguns trabalhos científicos indicam um *cut-off* a partir de uma célula e outros laboratórios utilizam o valor de até três granulócitos imaturos para a liberação automática, desde que não apresentem outros alarmes. Valores acima desses devem ser contados pela análise microscópica.

Hoje existem no mercado equipamentos que realizam a microscopia digital automatizada, que é realizada automaticamente por microscopia, captação de imagem e *software* para identificação das células, que realizam a identificação e contagem de blastos e células imaturas, entre outras. Mesmo estes equipamentos não liberam os resultados sem confirmação pelo analista.

Em nenhuma situação o resultado automatizado que apresenta alarme pode ser liberado sem confirmação pela microscopia.

Bibliografia Consultada

ANSARI-LARI et al. Immature Granulocyte Measurement Using the Sysmex XE-2100. Am J Clin Pathol 2003;120:795-9.

IDDLES C et al. Evaluation of the Immature Granulocyte Count in the Diagnosis of Sepsis Using the Sysmex XE-2100 Analyzer. Sysmex J Int 2007;17:20-9.

97 O que é leucoagregação e o que fazer para liberar o resultado?

Dalton Kittler de Mello

Leucoagregação é a agregação ou aglutinação leucocitária mediada por anticorpo ou alterações da membrana celular. É um processo raro, na maioria das vezes EDTA, temperatura e tempo-dependente. Pode ser observada por certo tempo em alguns casos de mononucleose infecciosa e de infecções agudas e por um tempo mais longo, meses ou anos quando associada às doenças autoimunes. É um fenômeno que ocorre *in vitro* e cuja intensidade aumenta com o passar do tempo. Os agregados podem envolver todos os tipos celulares ou, mais comumente, ser limitados a um único tipo, particularmente polimorfonucleares. Deve ser suspeitado em presença de número anormalmente baixo de leucócitos, após contagens flutuantes e histogramas anormais dos equipamentos de automação. Quando presentes, os alarmes mais comuns são relacionados a granulócitos imaturos e desvio à esquerda. É muito importante a avaliação microscópica do esfregaço em casos de leucopenias anormais, a fim de verificar a presença de aglomerados de leucócitos. Resultados confiáveis podem ser liberados mediante processamento concomitante à coleta do material. Nesses casos, a contagem global e diferencial de leucócitos não deverá sofrer interferência.

Bibliografia Consultada

BAIN BJ. Células sanguíneas: um guia prático. 4ª ed. Porto Alegre: Artmed, 2007.

LESESVE X; HARISTOY M; THOUVENIN V et al. Pseudoleucopénie par leuco agglutination in vitro des polynucléaires neutrophiles: expérience d'un laboratoire, revue de la littérature et conduite proposée. Ann Biol Clin 2000;58(4):417-24. Revues générales.

SCHINELLA M; KOJIKARA P; CURCI V. Prevention of polymorphonuclear leukocyte agglutination in vitro. Haematologica 1995;80:196-7.

98 Como a análise visual dos escatergramas (gráficos) da contagem diferencial pode fornecer informações sobre o resultado do exame?

Leila J. Borracha Gonçalves

A automação em hematologia está cada vez mais desenvolvida e assegura confiança maior aos seus usuários, garantindo alta sensibilidade e precisão nos resultados dos hemogramas liberados pelos equipamentos.

Uma ferramenta importante que a automação oferece é a possibilidade de visualizar os gráficos de dispersão das células – histogramas e escatergramas (gráficos da contagem diferencial de leucócitos) – e analisá-los.

O conhecimento da tecnologia utilizada nos diversos parâmetros leucocitários auxilia o usuário no entendimento visual dos gráficos, que é uma importante ferramenta para a revisão microscópica, auxiliando a avaliação morfológica das células observadas.

Como exemplo, podemos citar uma interferência na contagem de plaquetas; o histograma, que normalmente é uma curva homogênea, vai apresentar alterações, demonstrando que o resultado deve ser verificado (Figura 1).

Outro exemplo é a presença de granulócitos imaturos, quando podemos visualizar no gráfico uma população não habitual que está posicionada acima da região dos neutrófilos segmentados, conforme figura 2.

Da mesma maneira dos dois exemplos acima, pode ser feita a análise dos gráficos para várias populações anormais das células, auxiliando o morfologista quais alterações procurar na lâmina.

A avaliação microscópica é imprescindível quando existe alguma anormalidade, sendo esse procedimento utilizado rotineiramente nos laboratórios de hematologia. A associação dos alarmes emitidos pelos

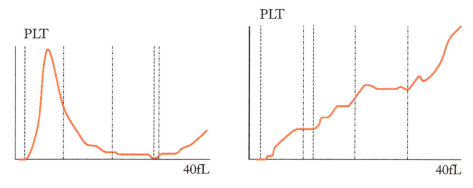

Figura 1 – Histogramas de plaquetas: normal e com interferência.

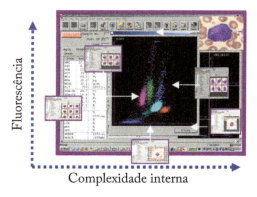

Figura 2 – Escatergrama de série branca obtido por fluorescência, mostrando em cor azul-escura a população de granulócitos imaturos (IG).

equipamentos, o conhecimento das dispersões gráficas e principalmente o conhecimento morfológico fazem com que tenhamos a garantia de resultados fidedignos.

Bibliografia Consultada

BAIN BJ. Células sanguíneas: um guia prático. 2ª ed. Porto Alegre: Artes Médicas, 1997.

LEWIS SM; BAIN BJ; BATES I. Hematologia Prática de Dacie e Lewis. 9ª ed. Porto Alegre: Artmed, 2006.

OLIVEIRA RAG. Hemograma: como fazer e interpretar. São Paulo: Livraria Médica Paulista, 2007.

Série Plaquetária

99 Além da contagem de plaquetas por impedância, quais informações adicionais são disponibilizadas pelos analisadores hematológicos e qual a importância?

Claudio José de Freitas Brandão

Atualmente, a quantificação por impedância é um dos recursos laboratoriais mais precisos e exatos para a contagem de plaquetas. A incerteza na contagem de plaquetas por esse método apresenta baixos índices de variação (< 3%), quando os níveis sanguíneos de plaquetas são superiores a 20.000/mm^3. Alterações na precisão e exatidão por esse método se correlacionam a: a) contagens em pacientes com níveis de plaquetas criticamente baixos; b) falsa elevação do número de plaquetas em amostras que contêm fragmentos ou restos celulares (talassemias, púrpura trombocitopênica trombótica, leucemia e anemias hemolíticas), bactérias e/ou glóbulos de lipídios; e c) falsa redução do número de plaquetas em amostras que apresentem no sangue periférico macroplaquetas, plaquetas gigantes e agregados plaquetários.

Quando os níveis de plaquetas estão abaixo de 20.000/mm^3, a contagem por impedância demonstra imprecisão progressivamente mais elevada. Contudo, se observarmos essa variação em termos absolutos, a impedância apresenta variação média de 1.000 plaquetas/mm^3, o que não repercute de forma significativa para o acompanhamento de pacientes trombocitopênicos. Se analisarmos essa variação em pacientes trombocitopênicos com 20.000, 10.000 ou 5.000 plaquetas/mm^3, elas representarão, respectivamente, 5%, 10% ou 20% de variação e os resultados absolutos serão de 19.000-21.000/mm^3, 9.000-11.000/mm^3 ou 4.000-6.000/mm^3, sendo pouco significativas para a tomada de decisão clínica. O *Statement on Platelet Transfusion Therapy Royal College of Physicians Consensus Conference* (1998) enfatiza que protocolos clínicos que utilizem níveis de plaquetas de 10.000/uL ou inferiores para atitudes intervencionistas (gatilho transfusional) podem ser prejudicados por limitações de precisão na contagem. Assim, os serviços devem estabelecer critérios protetores para indicar transfusão de plaquetas baseados na contagem laboratorial, considerando limitações metodológicas, condições clínicas dos pacientes e comorbidades que elevem o risco de sangramento por deficiência plaquetária (febre, infecções, hemorragias etc.). Entre as principais causas de imprecisão obtidas nas baixas contagens de plaquetas incluem-se: a) perda de linearidade; b) baixa confiabilidade estatística (menor número de eventos/plaquetas medidos) e aumento de interferência por partículas de fundo (*background*) não plaquetárias.

Nas situações onde a presença de artefatos possa comprometer a contagem de plaquetas pela impedância, o laboratório deve estabelecer critérios de avaliação qualitativos e quantitativos para confirmar o achado de plaquetas em número reduzido (trombocitopenia) ou elevado (trombocitose). Nesse sentido, um recurso acessível a todos os laboratórios é a avaliação do esfregaço sanguíneo corado, onde se observa a distribuição das plaquetas e sua compatibilidade numérica com o nível informado pelo analisador automatizado. Contudo, não é recomendável proceder à quantificação de plaquetas no esfregaço para comparação com os resultados do analisador devido à elevada imprecisão por contagem indireta.

Os analisadores hematológicos oferecem também alguns parâmetros adicionais e *flags* que permitem a avaliação da concentração, do tamanho e da "idade" da plaqueta. Os parâmetros plaquetários que constituem o denominado "plaquetograma" são obtidos exclusivamente por metodologia automatizada e alguns desses têm sua denominação e modo de interpretação semelhantes a parâmetros eritrocitários já consagrados (Plaquetócrito – PLT; Volume Plaquetário Médio – MPV; Índice de Anisocitose Plaquetária – PDW). Apesar disso, a maioria dos serviços ainda não interpreta seus resultados no contexto da disponibilidade e formação das plaquetas circulantes. Além desses parâmetros, alguns analisadores podem fornecer a contagem de plaquetas por método opticofluorescente (PLT-O) que correlaciona o tamanho e a fluorescência das plaquetas, distinguindo-as de elementos não plaquetários eventualmente presentes na amostra de sangue analisada e fornecendo uma contagem mais fidedigna nas situações onde fragmentos, grumos ou artefatos possam produzir resultados falsamente elevados ou diminuídos pelo método de impedância. Também estão disponíveis alguns parâmetros mais diretamente relacionados à atividade medular como o Índice de Plaquetas de Grande Volume (P-LCR) e a Fração de Plaquetas Imaturas (IPF), que são índices obtidos por cálculos ou derivação. O P-LCR e o IPF correlacionam-se, respectivamente, com o número de plaquetas de grande volume e plaquetas com elevado índice de fluorescência (imaturas) com o total de plaquetas circulantes no sangue periférico. O conceito do IPF assemelha-se com a medida dos reticulócitos para os eritrócitos e ambos permitem estimar a atividade da medula, refletindo a hiperatividade medular em paciente trombocitopênico. Em pacientes com o número de plaquetas elevado (trombocitose), o aumento do IPF pode estar associado à atividade patológica relacionada às trombocitemias.

Bibliografia Consultada

ABIDI P; FAGHIH IE; TALAEI M; GHANEI M. Polupation-based platelet reference values for an iranian population. Inter J Lab Hematol 2007;29:195-9.

BENTLEY SA; JOHNSON A; BISHOP CA. A parallel evaluation of four automated haematology analysers. Am J Clin Pathol 1993;100:626-32.

FELLE P; MCMAHON C; ROONEY S et al. Platelets in the paediatric population: the influence of age and the limitations of automation. Clin Lab Haematol 2005;27:250-25.

NORFOLK DR; ANCLIFF PJ; CONTRAS M et al. Consensus Statement on Platelet Transfusion Therapy Royal College of Physicians Consensus Conference. Br J Haematol 1998;101:609-67.

WHITE JG. Structural defects in inherited and giant platelet disorders. In: Harris H; Hirschhorn K (eds). Adv Hum Genet 1990;19:133-234.

100 A contagem de plaquetas automatizada sempre é correta?

Terezinha Paz Munhoz

Não, as contagens de plaquetas nos analisadores hematológicos, dependendo da metodologia empregada, sofrem interferências que tanto podem diminuir como aumentar o número de células contadas. Os diferentes analisadores hematológicos disponíveis utilizam metodologias cada vez mais eficientes para identificação e quantificação das células. São utilizadas a impedância, a dispersão óptica e a fluorescência óptica na contagem de plaquetas, bem como a contagem imunológica. Na impedância, as células biológicas são partículas sem condutividade que quando passam por uma abertura, em suspensão em solução eletrolítica, geram alteração na impedância elétrica, resultando em sinal proporcional ao volume da célula, podendo então ser contadas individualmente. No método óptico, as plaquetas são contadas e medidas por um sistema de citometria de fluxo no qual as células, em diluente adequado, passam através de um feixe de luz (*laser helio-neon*). A dispersão de luz de cada célula é medida em um único ângulo, permitindo obter o número de pulsos elétricos gerados proporcionalmente ao número e tamanho das plaquetas. Na metodologia de fluorescência óptica, as plaquetas são contadas no canal de reticulócitos. O corante polimetina é usado para corar o RNA/DNA de células reticuladas de grânulos e membranas plaquetárias. Ainda tem a contagem imunológica automatizada onde o equipamento, além da contagem óptica, mede simultaneamente as plaquetas marcadas usando CD61 contido em um liofilizado dentro de tubos de coleta. A citometria de fluxo utilizando anticorpos monoclonais CD41 e CD61 é o método internacional de referência para a contagem de plaquetas. As causas mais frequentes de falsas contagens estão descritas no quadro 1.

Quadro 1 - Situações que levam a contagens de plaquetas alteradas.

Contagem de plaquetas	Alteração em outros parâmetros
Falsamente diminuídas	
Grumos de plaquetas – EDTA e outros anticoagulantes	Grumos contados como leucócitos
Satelitismo plaquetário (EDTA)	
Em polimorfonucleares neutrofílicos	
Em outros leucócitos	
Macroplaquetas	Plaquetas contadas como leucócitos
Falsamente aumentadas	
Eritrócitos fragmentados	Contagem de eritrócitos diminuída
Fragmentos de citoplasma ou núcleo de células	
Crioglobulinas	Leucócitos aumentados
Bactérias	
Fungos (*Candida*)	
Lipídios	Leucócitos e hemoglobina aumentados

Adaptado de Zandecki et al., 2007.

As interferências nas contagens de plaquetas são sinalizadas por alarmes e alterações nos histogramas plaquetários. Algumas vezes, uma metodologia alternativa pode corrigir a contagem. Por exemplo, se uma contagem falsamente diminuída foi obtida por impedância na presença de macroplaquetas, uma contagem correta pode ser obtida por uma das outras metodologias disponíveis. Entre os vários estudos comparativos, Trabuio et al. avaliaram um equipamento com metodologia óptica e outro que utiliza três metodologias (impedância, método óptico e método imunológico com CD61), mostrando boa correlação. Para contagens abaixo de $20 \times 10^3/\mu L$, o grau de inexatidão foi maior com um discreto aumento nas contagens por impedância.

Bibliografia Consultada

BRIGGS C; HARRISON P; MACHIN S. Continuing developments with the automated platelet count. Int J Lab Hematol 2007;29:77-91.

TRABUIO E; VALVERDE S; ANTICO F et al. Performance of automated platelet quantification using different analysers in comparison with an immunological reference method in thrombocytopenic patients. Blood Transf 2009;7:43-8.

ZANDECKI M; GENEVIEVE F; GERARD J; GORDON A. Spurious counts and spurious results on haematology analysers: a review. Part I: platelets. Int J Lab Hem 2007;29:4-20.

101 Qual o procedimento a ser seguido em casos de plaquetopenia?

Claudio José de Freitas Brandão

Laboratorialmente, o termo plaquetopenia ou trombocitopenia é referido sempre que o nível de plaquetas está abaixo do limite de referência populacional, que na maioria dos serviços é reportado como 150.000 a 400.000 plaquetas/mm³. Níveis de plaquetas abaixo ou acima desses limites devem ser avaliados e confirmados antes da sua liberação. O achado de plaquetopenia no hemograma é motivo de preocupação e insegurança para o analista, já que esse achado, se estiver associado à diminuição progressiva de plaquetas em curto período de tempo, pode induzir a uma transfusão de concentrado de plaquetas ainda que sangramento mucocutâneo não se evidencie. Muitos se questionam qual o nível que pressupõe a transfusão de plaquetas em paciente trombocitopênico (gatilho transfusional). Questão complexa que envolve a condição clínica do paciente, suas comorbidades e a cinética de perda da massa eritrocitária. A regulamentação da Diretoria Colegiada nº 129, de 24 de maio de 2004, relaciona diversas condições clínicas e respectivos níveis de plaquetas a partir dos quais se deve realizar a transfusão profilática de plaquetas visando à prevenção de sangramentos.

Identificada a plaquetopenia, o laboratório deve seguir os protocolos previamente padronizados pelo Serviço, os quais devem ser de execução simples e rápida, visando à confirmação deste achado, já que um nível muito baixo de plaquetas deve ser imediatamente reportado ao corpo clínico para que seja avaliada a necessidade de uma reposição transfusional. Deve-se evitar a confirmação da contagem por métodos subjetivos e imprecisos como a contagem indireta por técnica de Fonio, e sim proceder a avaliação microscópica-morfológica de plaquetas no esfregaço de sangue corado, para comprovar a compatibilidade da contagem automatizada em função da frequência de plaquetas por campo e da análise da morfologia plaquetária e ainda a presença de grumos ou coágulos no esfregaço. É recomendável que também se avalie a amostra de sangue anticoagulada buscando eventuais coágulos ou microcoágulos que possam produzir uma contagem falsamente diminuída das plaquetas. Nessas situações, a contagem por métodos opticofluorescentes e/ou imunocitométricos são elucidativos. Métodos automatizados opticofluorescentes podem orientar se a trombocitopenia é causada por um consumo periférico (causa periférica) ou por deficiência de produção pela medula óssea (causa central) a partir da análise de parâmetros derivados como o IPF e o P-LCR. Ambos estão normais nas trombocitopenias de causa central e elevados nas trombocitopenias de causa periférica. É recomendável que o médico solicitante seja convidado a analisar esses parâmetros juntamente com o laboratório para que se aculture o emprego desses parâmetros em compatibilidade com a clínica e aprimorando o recurso diagnóstico oferecido pelo Serviço.

Bibliografia Consultada

International Council for Standardization in Haematology Expert Panel on Cytometry and International Society of Laboratory Hematology Task Force on Platelet Counting. Platelet counting by the RBC/platelet ratio method: a reference method. Am J Clin Pathol 2001;115:460-4.

NORFOLK DR; ANCLIFF PJ; CONTRAS M et al. Consensus statement on platelet transfusion therapy royal college of physicians consensus conference. Br J Haematol 1998;101:609-67.

THIAGARAJAN P. BESA EC. Platelet Disorders emedicine: Netscape, 2009.

102 Quais são as principais interferências na contagem automatizada de plaquetas?

Antonio C. C. D'Almeida

Apesar de os analisadores hematológicos incorporarem diversas metodologias para a contagem de plaquetas, como impedância, método óptico, método imunológico, ainda assim existem situações que podem gerar contagens espúrias. A grande maioria das causas de erro nas contagens plaquetárias deve-se à qualidade da amostra obtida para a análise.

As amostras que apresentam contagens de plaquetas falsamente diminuídas muitas vezes são consequência de:

- Agregação plaquetária (coleta difícil, fluxo lento).
- Coagulação parcial da amostra (Foto 21, p. 373).
- Relação inadequada de amostra e anticoagulante (Foto 22, p. 373).
- Induzida pelo EDTA (Foto 23, p. 373).
- Satelitismo plaquetário (Foto 24, p. 373).
- Presença de macroplaquetas.

Nessas situações, a avaliação da lâmina é de fundamental importância, principalmente para evitar investigações e condutas terapêuticas inadequadas e colocando o paciente em risco. A presença de alguma das alterações acima descritas determina a conduta de solicitar a coleta de uma nova amostra para reanálise.

As amostras coletadas em EDTA apresentam alterações de morfologia associadas ao tempo e à temperatura de armazenamento anterior à análise, podendo tornar-se esféricas e ter aumento do Volume Plaquetário Médio (VPM).

As amostras que apresentam contagens de plaquetas falsamente aumentadas muitas vezes são consequência de:

- Interferência nas contagens pelo método da Impedância, onde o equipamento classificará as plaquetas pelo tamanho e qualquer elemento na amostra com menos de 20fL poderá ser contado como tal, como, por exemplo, hemácias fragmentadas, micrócitos, restos de células leucêmicas e crioglobulinas.

- Da mesma maneira, bactérias e/ou fungos, como a *Candida* sp., observados em pacientes sépticos, podem causar aumento do espúrio da contagem de plaquetas.
- A hiperlipemia decorrente de distúrbio do metabolismo ou de nutrição parenteral pode gerar contagens falsamente elevadas de plaquetas nos analisadores que utilizam método óptico, devido à formação de gotículas com alto índice refratário.

Concluindo, diante das situações acima descritas, que podem determinar leituras automatizadas fora da realidade do paciente e/ou desencadear condutas médicas equivocadas, é muito importante que, quando o analisador hematológico gerar um alarme em forma de *flag* ou asterisco avisando que a contagem não é confiável, a avaliação da lâmina sempre deve ser realizada, mesmo em contagens dentro do intervalo de normalidade.

Bibliografia Consultada

FAILACE R. Hemograma: manual de interpretação. 4ª ed. Porto Alegre: Artmed, 2003.

FARIAS MG; DAL BOS. Importância clínica e laboratorial do volume plaquetário médio. J Bra Patol Med Lab 2010; 46:4. Disponível em: http://www.scielo.br/scielo.php?script=sci_arttext&pid=S1676-24442010000400003&lng=en&nrm=iso http://dx.doi.org/10.1590/S1676-24442010000400003. Acessado em 19 de junho 2012.

GUERRA JCC; KANAYAMA RH; NOZAWA ST et al. Plaquetopenias: diagnóstico usando citometria de fluxo e anticorpos antiplaquetas. Enstein 2011;9(2Pt1):130-4.

LATIF S; VEILLON DM; BROWN D et al. Spurious automated platelet count: enumeration of yeast forms as platelets by the Cell-DYN 4000. Am J Clin Pathol 2003;120:882-5.

OLIVEIRA RAG. Hemograma: como fazer e interpretar. São Paulo: LPM, 2007.

103 Como os analisadores hematológicos se comportam na presença de agregados plaquetários? Qual procedimento pode ser realizado para conseguir liberar uma contagem nestes casos?

Terezinha Paz Munhoz

Grumos plaquetários EDTA dependentes podem levar a contagens de plaquetas falsamente diminuídas. Além disso, os equipamentos automatizados podem contar os agregados de plaquetas como glóbulos brancos, elevando o número de leucócitos. A maioria dos analisadores hematológicos emitirá algum sinal de alerta, por meio da alteração do gráfico de distribuição das plaquetas ou pela emissão de um *flag* como *platelet clumps*. Esse resultado nunca deve ser liberado da maneira que está e a lâmina necessita ser revisada.

Uma alternativa para conseguir uma contagem correta em amostras nas quais as plaquetas já se agregaram é a análise da amostra após agitação em *vórtex* por 2 a 5 minutos, em máxima rotação, para desfazer o grumo, liberando as plaquetas. Na maioria dos casos, esse procedimento é satisfatório com o aumento da contagem das plaquetas, o que deve ser confirmado pela observação de uma nova lâmina do sangue após a violenta agitação. Esse procedimento foi baseado em estudos publicados na literatura e confirmado pela experiência em nosso laboratório, onde utilizamos 3 minutos como tempo de agitação. No primeiro estudo publicado, houve resolução dos grumos de plaquetas em 43,6% dos casos, com média de aumento de 73% nas plaquetas. Em 49,5% das amostras, houve resolução parcial dos grumos. E em 6,9% não houve desagregação das plaquetas. Atenção para o fato de que o único parâmetro que pode ser utilizado após a agitação pelo *vórtex* é a contagem das plaquetas. Os demais parâmetros do hemograma devem ser liberados pela análise do material antes da utilização do *vórtex*. Um procedimento para evitar a agregação plaquetária EDTA dependente é a coleta de sangue em outro anticoagulante, o citrato de sódio, mas é importante lembrar que nessa amostra o resultado da contagem de plaquetas deve ser multiplicado pelo fator 1,1 para corrigir a diluição causada pela quantidade de anticoagulante. Outra possibilidade é a realização da contagem no equipamento imediatamente após a coleta, antes da formação de grumos. Também o aquecimento da amostra em banho-maria a 37ºC pode ser considerado em casos de aglutinação dependente de temperatura.

Bibliografia Consultada

GULATI GL; ASSELTA A; CHEN C. Using a vortex to disaggregate platelet clumps. Lab Medic 1997;28:665-7.

STEVEN H. Can EDTA blood specimens be vortexed to obtain a platelet count when platelet aggregates are found? Cap Today 2001. Disponível em: www.cap.org

104 O que são macrotrombócitos e plaquetas gigantes e quais considerações devem ser levadas em conta no momento de liberar a observação de sua presença?

Claudio José de Freitas Brandão

Macrotrombócitos, macroplaquetas, plaquetas regenerativas e plaquetas gigantes são algumas denominações utilizadas pelo laboratório para definir as plaquetas com tamanho aumentado em relação ao normal. Por meio da contagem automatizada podemos determinar o tamanho das plaquetas presentes em uma amostra de sangue total e obter índices derivados das suas medidas populacionais (VPM – Volume Plaquetário Médio, PDW – Plaquetócrito e P-LCR – Índice de Plaquetas Grandes). Convencionalmente, plaquetas normais apresentam diâmetros que variam entre 1,0 e 3,0μm, os macrotrombócitos (ou macroplaquetas) apresentam até 7,0μm e as plaquetas gigantes são as que apresentam diâmetro superior a 8,0μm. É importante ressaltar que elementos presentes no sangue que apresentam diâmetros superiores a 4,5μm não são contados como plaquetas quando se utiliza o método de impedância. Disso decorre o fato de algumas macroplaquetas e a totalidade das plaquetas gigantes não serem contadas por esse método. Em algumas situações, o equipamento liberará *flags* chamando a atenção para que se reavalie a contagem de plaquetas. Um bom recurso automatizado para corrigir contagens falsamente diminuídas nessas situações é o emprego do método opticofluorescente, que é capaz de discriminar as macroplaquetas e a maioria das plaquetas gigantes, incluindo-as na contagem global. Assim, haverá discordância entre a contagem de plaquetas pelos métodos de impedância e opticofluorescente, com maior confiabilidade para esse último.

Ao microscópio, plaquetas com tamanho aumentado chamam a atenção do observador e o induz a divulgar a presença de "macroplaquetas" no laudo do hemograma. Essa informação pode ser interpretada pelo médico assistente como indicativo de atividade medular e que a eventual trombocitopenia, nessa situação, seria motivada pelo consumo periférico de plaquetas. Contudo, essa informação, quando baseada unicamente na observação visual, pode incorrer em erros devido à subjetividade da percepção do observador e às anomalias da forma e do tamanho da plaqueta devidas a interferências técnicas quando do preparo do esfregaço sanguíneo. É recomendável que o laboratório estabeleça regras para a liberação de plaquetas com maior volume (macroplaquetas ou plaquetas gigantes). Deve-se considerar a presença de macroplaquetas por meio da microscopia, quando seu percentual estiver acima de 10% do total de plaquetas observadas no esfregaço corado, minimizando a subjetividade individual. Outro aspecto a ser considerado é que quando as plaquetas são dispostas em uma extensão sanguínea (esfregaço) não corada, elas se ativam, aderem ao vidro e repousam seu conteúdo sobre a área adjacente, dando a ilusão de que seu volume é significativamente maior que o real. Esse processo é tempo-dependente, ou seja, quanto maior o tempo de contato com o vidro, maior volume aparentará ter. Plaquetas em um esfregaço sanguíneo não corado mantidas por 1 hora sobre o vidro da lâmina aparentarão ter um diâmetro duplicado, levando o analista a referir a presença de macroplaquetas na amostra. Para evitar esse erro recomenda-se que esfregaços sanguíneos sejam imediatamente corados após sua confecção. Além disso, é prudente observarem-se os parâmetros que refletem o volume plaquetário como o VPM, PDW e P-LCR e a compatibilidade dos seus resultados com a dos achados de macroplaquetas no esfregaço sanguíneo.

Bibliografia Consultada

BENTLEY SA; JOHNSON A; BISHOP CA. A parallel evaluation of four automated haematology analysers. Am J Clin Pathol 1993;100:626-32.

COLLEGE OF AMERICAN PATHOLOGISTS. SURVEYS & ANATOMIC PATHOLOGY EDUCATION PROGRAMS. Hematology, clinical microscopy, and body fluids glossary, 2005.

HARRISON P; AULT KA; CHAPMAN S et al. An interlaboratory study of a candidate reference method for platelet counting. Am J Clin Pathol 2001;115: 448-59.

WHITE JG. Structural defects in inherited and giant platelet disorders. In: Harris H; HIRSCHHORN K (eds). Adv Hum Genet 1990;19:133-234.

105 A que se deve a grande dificuldade encontrada pelos analistas na análise correta de plaquetas?

Claudio José de Freitas Brandão

As plaquetas sanguíneas são fragmentos celulares que apresentam elevada capacidade de ativação e adesão, alterando sua forma e apresentação em função de estímulos recebidos durante a coleta e processamento do sangue para análise e exigindo cuidados e atenção durante as fases que antecedem sua análise pelo laboratório. Diversos métodos são sugeridos para a contagem das plaquetas e não há um deles absolutamente eficaz diante de todas variáveis clínicas e metodológicas que possam influenciar essa contagem.

Alguns métodos obsoletos ainda são exigidos pelos serviços e pelos médicos solicitantes para a contagem de plaquetas (como os métodos indiretos de contagem baseados na hematimetria do paciente), e os laboratórios devem atualizar suas metodologias, buscando associações de métodos que atendam às exigências de precisão e acurácia requeridas. Ao obter um nível criticamente baixo de plaquetas, deve-se recorrer aos resultados anteriores sobre a contagem de plaquetas do paciente, pesquisar presença de microcoágulos ou fibrinas, consultar o médico assistente quanto à clínica do paciente, observar eventuais alarmes fornecidos pelo analisador hematológico e buscar recursos técnicos que auxiliem na confirmação dos resultados (contagem por outro método automatizado, compatibilidade com os parâmetros de volume plaquetário, por exemplo). Além disso, deve-se atentar para o tempo de estocagem e horário de coleta da amostra, lesão da amostra durante a coleta, presença de coágulos e grumos plaquetários, utilização de drogas e de soluções diluentes pelo paciente, calibração do equipamento, entre outros.

Bibliografia Consultada

ABIDI P; FAGHIH IE; TALAEI M; GHANEI M. Polupation-based platelet reference values for an iranian population. Inter J Lab Hematol 2007;29:195-9.

FELLE P; MCMAHON C; ROONEY S et al. Platelets in the paediatric population: the influence of age and the limitations of automation. Clin Lab Haematol 2005;27:250-25.

International Council for Standardization in Haematology Expert Panel on Cytometry and International Society of Laboratory Hematology Task Force on Platelet Counting. Platelet counting by the RBC/platelet ratio method: a reference method. Am J Clin Pathol 2001;115:460-4.

NORFOLK DR; ANCLIFF PJ; CONTREAS M et al. Consensus statement on platelet transfusion therapy royal college of physicians consensus conference. Br J Haematol 1998; 101:609-67.

THIAGARAJAN P. Platelet Disorders, 2009.

Liberação Automática de Resultados

106 O que compreende a fase pós-analítica do hemograma e qual sua importância?

Maria Silvia C. Martinho

A fase pós-analítica, conforme o próprio nome sugere, envolve todas as atividades depois da análise, compreendendo as ações de tratamento dos resultados tais como revisões quando necessárias, transcrições e liberação dos resultados do hemograma. Trabalhos científicos fornecem dados variados com relação às inconformidades nos resultados de exames laboratoriais na fase pós-analítica, que variam de 16 a 30% nas publicações consultadas, mas que, de qualquer maneira, sinalizam para a necessidade de ter atenção redobrada nessa fase do processo. Essa fase envolve um número apreciável de analistas nos processos com etapas manuais. Nas etapas automatizadas, apesar de não haver envolvimento direto de pessoas, são necessários cuidados com o sistema de informações do laboratório e com eventuais *softwares* de gerenciamento dos dados.

107 Quais os principais problemas na liberação dos resultados do hemograma?

João Francisco Molina

O hemograma é um exame que fornece grande quantidade de informações, tanto numéricas como descritivas. O principal problema é, sem dúvida, a liberação de um valor errado em algum parâmetro.

Todos os processos manuais são mais sujeitos a erro por dependerem do conhecimento, da atenção das pessoas e da consciência da necessidade de liberação de resultados corretos. A inserção da contagem das células é uma das principais causas de erro e, muitas vezes, ainda é feita por um digitador. Valores equivocados podem levar a diagnósticos impactantes ou procedimentos invasivos; um exemplo disso seria a digitação de uma contagem de plaquetas errada de 10.000/mm^3 em vez do valor correto de 100.000/mm^3.

Hoje em dia, visando à melhoria da qualidade e à otimização dos processos, a maioria dos analistas já realiza a microscopia dos casos alterados e em seguida procede à digitação dos dados. Em alguns casos, há liberação dos resultados por outra pessoa capacitada.

Para minimizar problemas na digitação de resultados, duas ações mostram-se muito eficientes:

- Inserção automática da contagem das células da diferencial manual (pianinho) diretamente no sistema através de contadores ligados à interface.
- Adoção de regras eficientes de liberação automática, com um percentual mínimo de 70%, considerando o tipo do serviço: ambula-

torial, de medicina do trabalho, entre outros. Em laboratórios hospitalares ou em clínicas onco-hematológicas, não é possível conseguir esses índices.

Para garantir a segurança da liberação automática, é importante que a interface e as regras estejam bem implementadas, validadas e monitoradas.

108 O que são critérios ou regras de liberação automática?

João Francisco Molina

São os parâmetros utilizados na configuração das regras do sistema de apoio à decisão e que serão aplicados aos resultados recebidos pelo interfaceamento para determinar se o resultado é coerente e está dentro dos critérios de normalidade e neste caso liberá-lo automaticamente.

Sistema de apoio à decisão é um *software* que aplica uma ou mais regras ao resultado do exame e vai classificá-lo como coerente ou não. Os resultados coerentes são liberados automaticamente e os demais são retidos com algum alerta para que possa então ser avaliado por algum analista.

As regras devem refletir o mesmo raciocínio que o analista faria em uma liberação manual e obedecer rigorosamente aos critérios de liberação adotados pelo laboratório.

109 Existe alguma padronização com relação aos critérios para liberação automática? Como defini-los?

Marcos Kneip Fleury

O desenvolvimento dos equipamentos de automação em hematologia propiciou grandes avanços na avaliação qualitativa e quantitativa das células hematológicas. Os modernos equipamentos são capazes de contar células com grande precisão e também de identificar algumas características morfológicas. O tamanho da partícula contada pelos sistemas automatizados é corretamente avaliado, pois estes parâmetros médios são obtidos a partir de uma amostragem de alguns milhares de células. A incorporação de tecnologias, como a óptica *laser*, a radiofrequência, a fluorescência e a imunofenotipagem, trouxe um avanço surpreendente aos contadores eletrônicos. Com essas tecnologias é possível a identificação dos tipos leucocitários avaliando também outras características celulares como a complexidade nuclear e o tamanho e complexidade do citoplasma. A fluorescência permite a identificação e a contagem de leucócitos, de plaquetas e de reticulócitos por meio da quantidade de DNA/RNA presentes na célula. Com todas essas ferramentas, a contagem diferencial manual teve seu papel fundamental bastante modificado. A automação em hematologia permite que os exames normais, ou aqueles que apresentem discretas alterações, sejam liberados automaticamente, isto é, dispensando o exame morfológico tradicional. Esse avanço deve ser encarado como um valoroso aliado para o profissional das análises clínicas, principalmente os que lidam com grandes rotinas. A tecnologia permite que os exames mais complexos possam receber mais atenção do microscopista, já que os exames normais podem ser liberados pelo equipamento. Entretanto, todo esse avanço trouxe também muitas dúvidas sobre quais exames liberar automaticamente e quais devem ser avaliados ao microscópio. Mais uma vez, não existe uma regra única a ser seguida. Os órgãos normatizadores internacionais, principalmente o *International Council for Standardization in Haematology* (ICSH), sugere um conjunto de regras que devem ser adotadas pelo laboratório para estabelecer um protocolo de liberação automática de exames. Esse protocolo deve ser estabelecido de acordo com o tipo de população atendida pelo laboratório. O laboratório de um hemocentro atende a uma população com doenças completamente diferentes daquelas encontradas em um posto de saúde ou em um ambulatório de medicina do trabalho. Para estabelecer estas regras, o ICSH sugere que o laboratório realize 1.000 hemogramas ou o número de exames equivalente a 30 dias da rotina. Durante esse período, todos os exames serão avaliados pelo equipamento e também manualmente, e os resultados separados em quatro grupos:

a) Verdadeiro-positivo – o equipamento mostrou um alarme e a alteração foi confirmada manualmente.
b) Falso-positivo – o equipamento apresenta o alarme, mas a alteração não é confirmada manualmente.
c) Verdadeiro-negativo – nem o equipamento nem o exame manual mostram alterações.
d) Falso-negativo – o equipamento não emite alarme e alguma anormalidade é identificada manualmente.

Com base nestes resultados, o laboratório deve estabelecer quais seriam os exames que poderiam ter sido liberados automaticamente e quais deles deveriam ser avaliados manualmente. Um bom critério de liberação deve apresentar um número de falso-negativos próximo de 3% dos exames e a redução no total de lâminas avaliadas manualmente em pelo menos 30%, novamente chamando a atenção para o tipo de população atendida pelo laboratório.

Bibliografia Consultada

BARNES PW; MC FADDEN SL; MACHIN SJ; SIMSON E. The international consensus group for hematology review: suggested criteria for action following automated CBC and WBC differential analysis. Lab Hematol 2005;11:83-90.

BRIGGS C. Quality counts: new parameters in blood cell counting. Int Jnl Lab Hematol 2009;31:277-97.

GALLOWAY MJ; CHARLTON A; HOLLAND D; TRIGG G; GIBSON R. An audit of the implementation of the international consensus group´s guidelines on reporting of blood films. J Clin Pathol 2010;63:351-4.

HOUWEN B. The differential cell count. Lab Hematol 2001;7:89-100.

KOTTKE-MARCHANT K; DAVIS BH. Laboratory Hematology Practice. Oxford: Willey-Blackwell, 2012.

Interface de Equipamentos de Hematologia Automatizados

110 Quais os principais cuidados que devemos ter quando realizamos a interface de um equipamento de hematologia?

João Francisco Molina

O interfaceamento de um equipamento em si é a troca de informações entre o sistema *middleware* e o equipamento. Essa comunicação quase sempre obedece a um protocolo de comunicação, na maioria das vezes esse protocolo é suficiente para garantir de forma segura essa transação. Atualmente, a maioria dos equipamentos utiliza um protocolo muito eficiente chamado ASTM, desenvolvido pelo CLSI (*Clinical and Laboratory Standards Institute*). Equipamentos um pouco mais antigos utilizam protocolos proprietários, alguns bastante seguros, outros nem tanto. Nestes casos existem várias técnicas que o desenvolvedor do *middleware* poderá aplicar para aumentar a eficiência e a segurança do interfaceamento. Também é fundamental que a interface obedeça rigorosamente ao manual de interface do equipamento fornecido pelo fabricante.

O principal cuidado é sempre em torno do resultado. Dois pontos devem ser exaustivamente testados e validados:

- O interfaceamento, garantindo que os valores liberados pelo equipamento sejam exatamente os mesmos registrados no sistema *middleware*.
- As regras de liberação automática, que devem corresponder exatamente aos critérios estabelecidos pelo laboratório.

Durante a implementação do interfaceamento, deve-se realizar exaustivamente o que chamamos de validação por "evidência física", que consiste em imprimir os resultados gerados pelo equipamento e os resultados recebidos no sistema e criar uma documentação contemplando todos os exames realizados no equipamento. Essa validação por "evidência física" deve ser repetida periodicamente e assim aumentar a segurança do processo de interfaceamento e liberação automática.

Bibliografia Consultada

ASTM – American Society for Testing and Materials. Disponível em: www.astm.org.

CLSI – Clinical and Laboratory Standards Institute. Disponível em: www.clsi.org.

Manual de interface do equipamento: fornecido pelo fabricante.

Manual do protocolo ASTM. www.astm.org.

111 Como é o fluxo de informações entre os analisadores hematológicos e o LIS (*Laboratory Information System*) ou SIL (Sistema de Informação Laboratorial) nos sistemas bidirecionais?

José de Sá

Um analisador hematológico pode ser integrado ao LIS de dois modos:

- **Comunicação unidirecional**: neste caso, a comunicação ocorre somente do analisador para o sistema de informações, o LIS. Nessa configuração, o exame é realizado no equipamento e o resultado é transmitido diretamente para o LIS. Como o analisador não tem a informação do que fazer com a amostra, ele fará sempre um hemograma completo. Esse tipo de integração não é recomendado.

- **Comunicação bidirecional**: essa é a configuração recomendada e funciona da seguinte forma:
  - O analisador faz a leitura do código de barras da amostra.
  - O analisador envia um pedido para o LIS com a identificação da amostra, o *rack*/posição física do tubo e a identificação do analisador que está fazendo a solicitação.
  - O LIS verifica no sistema se esse exame realmente está pendente. Caso não esteja pendente, ou for um número de amostra inválida, o LIS envia ao analisador a informação para não realizar o exame.
  - Caso seja uma amostra válida, o LIS, baseado na requisição de exames do cliente, envia uma ordem para o analisador, solicitando os exames a serem realizados (como, por exemplo, somente contagens globais, contagens globais + diferencial ou reticulócitos). O LIS também pode enviar os dados demográfi-

cos dos clientes (nome, data de nascimento, sexo etc.), ou outras informações necessárias (urgência, localização do paciente dentro do hospital, instruções especiais, entre outras), caso necessário.
- Ao receber essa ordem, o analisador realiza os exames solicitados e atualiza os dados demográficos no banco de dados local.
- Ao finalizar o resultado, o analisador faz uma nova chamada ao LIS e envia os resultados dos exames (todos os parâmetros, para hemograma completo com contagem de reticulócitos, se for o caso).

Em toda transação trafegada, é executado um algoritmo de verificação de integridade dos dados transmitidos, com o cálculo de um dígito *check*. Isso é muito importante para evitar erros por perdas ou alteração de dados trafegados na rede.

Além dos resultados das amostras, o LIS pode receber também todos os dados de controle de qualidade realizados nos analisadores.

112 Qualquer sistema de informática de laboratório pode ser interfaceado com os equipamentos automatizados?

João Francisco Molina

Na teoria sim. Qualquer sistema de informática pode interfacear qualquer equipamento, porém, na prática, o interfaceamento de equipamentos automatizados de hematologia possibilita inúmeros recursos e possui características específicas que tornam este procedimento complexo. Se o sistema de informática for limitado, não irá conseguir extrair toda a potencialidade do equipamento. Isso ocorre com muita frequência, pois os sistemas de informática não acompanharam a evolução dos equipamentos.

113 No interfaceamento há possibilidade de gravação de um valor errado ou a troca de resultados?

João Francisco Molina

O uso de um protocolo de interface eficiente como o ASTM (*American Society for Testing and Materials*) garante que as informações trocadas entre o sistema *middleware* e o equipamento ocorram de forma segura. No entanto, os principais problemas encontrados nos interfaceamentos ocorrem na aplicação errada das regras de negócio e na gravação do banco de dados. Estes erros ocorrem durante o desenvolvimento do *software*.

Para garantir totalmente o processo de interfaceamento, devem ser utilizadas técnicas de validação dos resultados e regras.

Um método eficiente é a validação por "evidência física" que consiste em imprimir os resultados gerados pelo equipamento e os resultados recebidos no sistema e criar uma documentação contemplando todos os exames realizados no equipamento.

A quantidade de testes por exame pode variar de acordo com o grau de rigor de cada laboratório, mas deve contemplar no mínimo um registro físico para cada regra. Por exemplo, um exame que pode ter resultados "positivo ou negativo" deve ter no mínimo dois registros físicos, evidenciando os dois resultados possíveis.

Essa validação deve ser utilizada quando implementar um interfaceamento novo e ser repetido periodicamente. Também deve ser utilizado sempre que o *middleware* sofrer alguma alteração ou atualização.

Bibliografia Consultada

ASTM – American Society for Testing and Materials. Disponível em: www.astm.org.

114 O que é um *middleware*?

João Francisco Molina

O conceito geral de *middleware* é um *software* que realiza uma determinada função específica integrado a outro ou outros *softwares* que, em conjunto, formam um sistema mais amplo. Por exemplo, um *software* que faz um interfaceamento ou realiza um sistema de apoio à decisão ou de programa de armazenamento de amostras, todos são *middlewares*.

Comumente chamamos de *middleware* o *software* de "interfaceamento" e todas as suas funções. O conjunto dos demais sistemas do laboratório é chamado de LIS (*Laboratory Information System*).

115 Quais são os pontos principais que devem ser observados em um *middleware* eficiente?

João Francisco Molina

O sistema deve focar principalmente em um controle eficaz do fluxo de trabalho do setor. O sistema deve ser capaz de controlar todas as atividades operacionais, liberando os profissionais para as atividades que exijam maior conhecimento técnico.

De forma resumida, os pontos principais a serem observados são:

- Controle do fluxo da amostra, isto é, para quais equipamentos a amostra deverá ser conduzida e quais exames serão processados em cada um dos equipamentos.
- Controle da realização de lâminas, preferencialmente de forma automática, sem uso de papel, evitando a etapa de juntar as lâminas ao papel do equipamento.
- Sistema de Apoio à Decisão integrado, para liberação automática de resultados coerentes.
- Sistema de Controle de Qualidade integrado, podendo bloquear automaticamente qualquer resultado que viole alguma regra e até mesmo bloquear os demais resultados até que o problema seja resolvido.
- Sistema de apoio eficiente ao morfologista, com visualização de todas as informações do equipamento (valores, alarmes e gráficos), contagem de células (pianinho) diretamente no sistema, visualização de resultados anteriores (laudo evolutivo) e inclusão de observações no laudo e de comentários de uso interno, estes não visualizados no laudo.

- Controle eficiente de localização da amostra em qualquer etapa do processamento: rastreabilidade.
- Controle de auditoria por usuário para as principais ações, tais como recebimento da amostra, interfaceamento, digitação/alteração de resultados, liberação de resultados etc.

IV

PRINCIPAIS ALTERAÇÕES DO HEMOGRAMA

116 Como fazer a classificação laboratorial das anemias?

Helena Z. W. Grotto

Os exames laboratoriais são auxiliares importantes na diferenciação entre os diversos tipos de anemias. A partir dos dados do hemograma, podemos classificar as anemias em diferentes formas:

A classificação morfológica é a mais comumente utilizada e baseada nos valores de VCM (Volume Corpuscular Médio) e HCM (Hemoglobina Corpuscular Média), ou seja, diferencia as anemias de acordo com o tamanho e conteúdo de hemoglobina das hemácias.

1. Anemias normocíticas normocrômicas: apresentam VCM entre 80 e 95fL e HCM ≥ 27pg. Exemplos de anemias normocíticas normocrômicas: anemia da doença renal, anemia de doença crônica, anemias por deficiências mistas, anemia após sangramento agudo ou hemólise aguda.
2. Anemias macrocíticas: apresentam VCM > 95fL. As principais representantes são as anemias megaloblásticas por deficiência de vitamina B_{12} e ácido fólico, mas outros fatores podem estar relacionados com a formação de macrócitos, como doença hepática, alcoolismo, mielodisplasia e presença de reticulocitose.
3. Anemias microcíticas hipocrômicas: apresentam VCM < 80fL e HCM < 27pg. Compreendem as anemias causadas por um deficiência de hemoglobinização das células, como acontece na anemia ferropriva, nas β e α-talassemias heterozigóticas, anemia sideroblástica e casos mais graves de anemia da inflamação.

Um outro tipo de classificação que pode ser feito baseia-se na capacidade regenerativa da medula diante do estado de hipóxia resultante da queda de hemoglobina. O principal dado que auxilia nessa classificação é a contagem de reticulócitos (RTCs), agora aliada aos valores de reticulócitos imaturos. Assim, quando a anemia vem acompanhada de reticulocitose e/ou aumento na fração imatura dos RTCs, é possível supor que se trata de uma anemia do tipo regenerativa, ou seja, a medula óssea tem seu aparato íntegro para responder ao estímulo desencadeado pela eritropoietina. Exemplo: anemias hemolíticas. Após a introdução de terapêutica de reposição, a elevação dos valores de RTCs e IRF seriam um sinal de sucesso do tratamento. Em uma situação oposta, em que a anemia vem acompanhada de contagens normais ou reduzidas de RTCs e da fração de imaturidade, nos faz pensar que a medula óssea deve ter algum tipo de comprometimento que impede ou dificulta a resposta à hipóxia. Esse comprometimento pode ser secundário a uma baixa produção de eritropoietina, como acontece no paciente com doença renal, ou mesmo redução ou falta de alguma "matéria-prima" importante para a eritropoiese, como a oferta de ferro, a vitamina B_{12} ou ácido fólico. Lesões da medula óssea, das células precursoras ou substituição do tecido normal da medula também vão causar anemias hipoproliferativas. Exemplos: aplasia de medula, anemias carenciais, leucemias, anemia renal, entre outras. E um terceiro tipo de classificação diz respeito à fase da eritropoiese que está comprometida e que de algum modo está alterando a formação, diferenciação ou proliferação da célula vermelha. Nesse caso, as anemias são classificadas em da fase de diferenciação, da fase de proliferação, da fase de hemoglobinização e da fase de circulação.

A figura 1 resume os diferentes tipos de classificação das anemias dentro do esquema da eritropoiese.

Bibliografia Consultada

GROTTO HZW; LOPES AC. Interpretação clínica do hemograma. São Paulo: Atheneu, 2009.

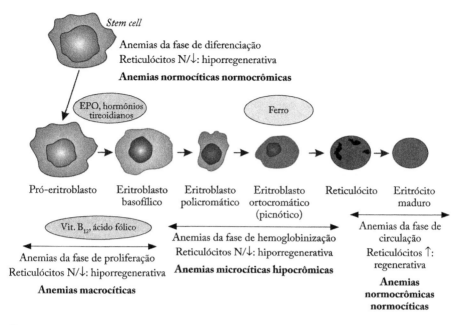

Figura 1 – Esquema da eritropoiese com a classificação funcional das anemias. Nos círculos estão indicados os principais fatores envolvidos em cada uma das fases. EPO = eritropoietina.

117 Como o RDW pode auxiliar na diferenciação de uma anemia?

Paula Loureiro

O RDW (*Red Cell Distribution Width*) é um índice da variação no tamanho de uma população de eritrócitos. Os valores normais variam entre os vários autores, entretanto referências mais recentes indicam os valores de RDW (SD 39-46fL) e RDW (CV 11,6-14,6% em adultos).

As situações em que o RDW fornece pistas para a elucidação diagnóstica precoce são analisadas a seguir.

- RDW elevado é uma pista para o diagnóstico de deficiências nutricionais como ferro, ácido fólico e vitamina B_{12}, por elevar-se antes da alteração dos outros parâmetros eritrocitários, por exemplo, o VCM.
- Auxilia a diferenciar as anemias macrocíticas de causas não megaloblásticas, normalmente com RDW normal, das anemias megaloblásticas por deficiência de vitamina B_{12} ou folato, onde o RDW é elevado.
- RDW é útil na diferenciação da anemia ferropriva nas fases iniciais, quando o RDW se eleva com o VCM ainda dentro da normalidade.
- RDW mostra-se importante na diferenciação das anemias microcíticas, sendo elevado na anemia ferropriva com VCM baixo e normal nas Talassemias com VCM igualmente baixo.
- A elevação do RDW é indicativa para a revisão do esfregaço em laboratórios que utilizam a automação da hematologia.

A análise dos histogramas é muito importante, pois permite ao analista entender a distribuição dos eritrócitos em relação a tamanho, constatação de dupla população de eritrócitos bem distinta, tendência à normalização com presença de novos eritrócitos em situações de tratamento para reposição de derivados de ferro, vitamina B_{12}, por exemplo.

Além das situações clínicas já discutidas, o RDW elevado pode indicar outras alterações dos eritrócitos tais como fragmentação de eritrócitos, aglutinação, dupla população de eritrócitos.

A figura 1 mostra algumas alterações dos histogramas.

A figura 1A exemplifica a situação clínica onde a alteração da eritropoiese se inicia com tendência de elevação do VCM, mas ainda dentro da normalidade, e elevação do RDW, mostrando uma distribuição anormal provavelmente pela presença de macrócitos.

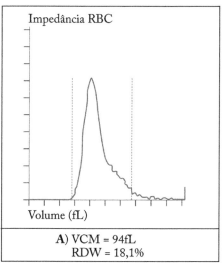

A) VCM = 94fL
RDW = 18,1%

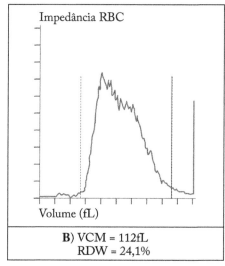

B) VCM = 112fL
RDW = 24,1%

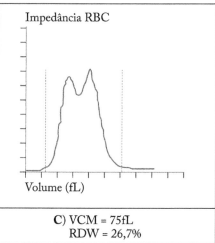

C) VCM = 75fL
RDW = 26,7%

Figura 1 – Histogramas com VCM e RDW alterados.

A figura 1B mostra outra situação onde o VCM é francamente alterado, com a elevação importante do RDW, evidenciando distribuição anormal com tendência a macrócitos.

A figura 1C evidencia dupla população de hemácias bem distinta com VCM diminuído, caracterizando uma população microcítica e a presença de outra população normal, provavelmente.

Bessman et al., em 1983, propuseram uma classificação das anemias, levando em consideração o VCM e RDW de acordo com o quadro 1.

As várias situações descritas observadas a partir dos resultados dos analisadores hematológicos e a correlação entre os índices eritrocitários, assim como a análise dos histogramas adicionam um diferencial ao diagnóstico hematológico laboratorial. Os achados, ao serem informados nos laudos dos exames, permitem ao médico assistente utilizar essas informações na identificação precoce de prováveis condições clínicas que levam ao diagnóstico precoce das anemias.

Bibliografia Consultada

BESSMAN JD; GILMER PR; GARDNER FH. Improved Classification of Anemias by VCM and RDW. Am J Clin Pathol 1983;80:322-6.

BRIGGS C; BAIN BJ. Basic hematological techniques. In: Bain BJ, Bates I, Laffan M, Lewis MD. Dacie and Lewis Practical Hematology. 11th ed. Philadelphia, PA: Churchil Livingstone/Elsevier, São Paulo 2012. Chap 3.

BROTTO C; TAVARES RG. Avaliação comparativa dos parâmetros hematológicos RDW-CV e RDW-SD. Newslab São Paulo, 2010;103:165-7.

FAILACE R. Hemograma. 5ª ed. Porto Alegre: Artmed, 2009.

GROTTO HZW. Diferenciação das anemias microcíticas utilizando a determinação do RDW. Rev Bras Hematol Hemoter 2008;30.

Quadro 1 – Causas de anemias levando em consideração a relação do RDW e VCM.

VCM < 80fL	RDW < 14,6%	RDW > 14,6%
	Normal em crianças pequenas	Anemia ferropriva evidente
	Talassemias menores	HbS-beta talassemia
	Anemias de doenças crônicas	Doença da hemoglobina H, talassemia beta maior
	Esferocitose hereditária	Microangiopáticas (fragmentos de eritrócitos)
	Eliptocitose hereditária	Anemias sideroblásticas congênitas
	Traço de Hemoglobina E	
VCM 80-100fL	**RDW < 14,6%**	**RDW > 14,6%**
	Normal em adultos não anêmicos	Deficiências mistas
	Anemias de doenças crônicas	Deficiência em folato no início
	Hemoglobinas AS, AC	Deficiência em ferro no início
	Deficiência G-6-PD	Anemia falciforme (SS)
	Hipotireoidismo, quimioterapia	Anemia sideroblástica (SMD)
	Anemia aplástica, LLC, LMC	Mielodisplasia, mielofibrose
	Anemias pós-hemorragias	Transfusão
	Esferocitose hereditária	AHAI
	Eliptocitose hereditária	Quimioterapia
	Anemia da doença renal	Esferocitose hereditária
VCM > 100fL	**RDW <14,6%**	**RDW > 14,6%**
	Anemia aplástica	Deficiência de folato
	Quimioterapia	Deficiência de vitamina B_{12}
	Alcoolismo	Anemia hemolítica autoimune
	Hepatopatias	Anemia falciforme (SS)
	Hipotireoidismo	Anemia sideroblástica (SMD)
	Antivirais	Mielodisplasia
		LLC com hiperleucocitose
		Quimioterapia

Fonte: Bessman modificado, 1983.

118 Quais alterações na morfologia dos eritrócitos estão presentes nos diferentes tipos de anemia?

Marcos Kneip Fleury

As alterações da morfologia eritrocitária podem ser divididas em tamanho, denominadas anisocitose, e de forma, chamadas poiquilocitose ou pecilocitose. As anemias podem ser classificadas, didaticamente, de duas maneiras: uma denominada cinética, que considera a resposta reticulocitária e classifica as anemias como regenerativas ou não regenerativas. A primeira quando existe a resposta de reticulócitos e a última quando essa resposta não está presente. Entretanto, a forma mais difundida nos textos de hematologia para classificar as anemias é a chamada classificação morfológica. Nessa modalidade, as anemias são divididas de acordo com o volume globular médio (VGM) e a hemoglobina globular média (HGM). Dessa forma, as anemias são divididas em três grupos: anemias microcíticas hipocrômicas, anemias macrocíticas e anemias normocíticas normocrômicas. Segundo essa classificação, as anemias são agrupadas conforme o tamanho das hemácias e seu conteúdo de hemoglobina. As anemias microcíticas hipocrômicas compõem o grupo de maior frequência, pois dele fazem parte a anemia ferropriva, as talassemias, alguns casos de anemia de doença crônica, a intoxicação pelo chumbo e a anemia sideroblástica. A anemia ferropriva representa a forma mais comum de anemia em todo o mundo e as talassemias apresentam alta prevalência em países da Europa, África, Ásia e nas Américas. Entre as anemias macrocíticas podemos destacar como representantes mais comuns o conjunto de anemias denominadas megaloblásticas. Estas anemias decorrem da carência da vitamina B_{12}, de folato ou de ambos. As anemias hemolíticas também podem apresentar características macrocíticas, dependendo da resposta medular ao estímulo anêmico. O grupo das anemias normocíticas normocrômicas

IV. PRINCIPAIS ALTERAÇÕES DO HEMOGRAMA

282

inclui, principalmente, a anemia decorrente de hemorragia aguda, as anemias que acompanham os processos neoplásicos de qualquer natureza, as infiltrações medulares e a anemia causada pela deficiência de eritropoietina, por exemplo, nos casos de insuficiência renal grave. A avaliação das alterações da forma das hemácias pode auxiliar enormemente o trabalho do analista clínico na indicação de uma hipótese diagnóstica, embora, na maioria dos casos, estas alterações não sejam características de uma determinada doença. Hemácias ovaladas, elípticas ou em forma de alvo podem estar presentes em várias doenças, mas seu achado não permite indicação segura de uma hipótese diagnóstica. A poiquilocitose deve ser vista como uma pista para o diagnóstico, mas deve ser sempre interpretada com cautela. Alterações como a presença de esferócitos indicam hemólise, hemácias fragmentadas podem estar presentes em doenças de origem vascular, próteses cardíacas e muitas outras condições patológicas. A hemácia em forma de "foice" ou drepanócito talvez seja a única das alterações morfológicas que pode estar relacionada exclusivamente a uma doença. O achado destas células no sangue periférico está relacionado à presença da hemoglobina S.

Bibliografia Consultada

BRIDGES KR; PEARSON HA. Anemias and Other Red Cell Disorders. New York: McGraw-Hill – Medical, 2008.

HOFFMAN R; BENZ EJ; Mc GLAVE P et al. Hematology – Basic Principles and Practice. 3rd ed. Philadelphia: Churchill Livingstone, 2000.

KOTTKE-MARCHANT K; DAVIS BH. Laboratory Hematology Practice. Oxford: Willey-Blackwell, 2012.

LEWIS SM; BAIN BJ; BATES I. Dacie e Lewis Practical Haematology. 8th ed. London: Churchill Livingstone, 2001.

PETERSON P; BLOMBERG DJ; RABINOVITCH A; CORNBLEET PJ. Physician Review of the Peripheral Blood Smear: When and Why. An opinion. Lab Hematol 2001;7:175-9.

119 Quais as causas da anemia normocítica normocrômica e as correspondentes alterações no hemograma e em exames correlatos?

Marcelo Luide Pereira Gonçalves

As principais causas de anemia normocítica normocrômica (definida por apresentar VCM entre 80 e 100fL e HCM ≥ 27pg) são relacionadas a:

- doença renal crônica;
- outras doenças crônicas;
- perdas sanguíneas agudas ou hemólise aguda;
- insuficiência ou hipofunção medular;
- deficiências mistas de ferro e vitamina B_{12}/ácido fólico.

As principais alterações presentes no hemograma, de acordo com a causa da anemia, estão descritas no quadro 1.

Quadro 1 – Alterações no hemograma de acordo com a causa da anemia.

Condição clínica	Alterações comumente observadas no hemograma	Alterações comumente observadas no esfregaço sanguíneo	Alterações em outros exames laboratoriais
Sangramento agudo	Geralmente pouco significativas	Policromatofilia	–
Anemia nutricional mista	Aumento do RDW	Anisocitose Dimorfismo eritrocitário	Ferritina↓, Fe↓, CTLF↑, ácido fólico/B_{12}↓
Anemia da doença renal crônica	RDW normal	Geralmente pouco significativas	Creatinina sérica↑

284

Quadro 1 – Alterações no hemograma de acordo com a causa da anemia. (*Continuação*)

Condição clínica	Alterações comumente observadas no hemograma	Alterações comumente observadas no esfregaço sanguíneo	Alterações em outros exames laboratoriais
Hemólise	RDW normal ou elevado Trombocitose	Policromatofilia Esferócitos Esquizócitos	Haptoglobina↑ LDH↑ Bilirrubina indireta↑ Reticulócitos↑
Anemia da doença crônica	RDW normal	Geralmente pouco significativas	Ferritina (N ou ↑) CTLF (N ou ↓) Fe (N ou ↓)
Distúrbio medular primário	Aumento do RDW Outras citopenias Monocitose Leucocitose Trombocitose	Dimorfismo eritrocitário (SMD) Pseudo-Pelger-Huët (SMD) Macrócitos ovalados (SMD) *Rouleaux* (mieloma) Blastos (leucemia aguda) Presença de células estranhas ao ambiente medular (infiltração tumoral)	Mielograma Exames citogenéticos e biologia molecular (apresentarão alterações peculiares a cada doença)

SMD = Síndrome Mielodisplásica; Fe = Ferro Sérico; CTLF = Capacidade Total de Ligação do Ferro; LDH = Desidrogenase Láctica.

Bibliografia Consultada

BEUTLER E; LUZZATTTO L. Hemolytic anemia. Semin Hematol 1999;36 (4 Suppl 7):38-47.

PENDSE S; SINGH AK. Complications of chronic kidney disease: anemia, mineral metabolism, and cardiovascular disease. Med Clin North Am 2005;89: 549-61.

TEFFERI A. Practical algorithms in anemia diagnosis [letter]. Clin Proc 2004; 79:955-6.

WEISS G; GOODNOUGH LT. Anemia of chronic disease. N Engl J Med 2005; 352:1011-23.

120 Quais parâmetros utilizar no hemograma para diferenciar as anemias hipocrômicas microcíticas? Que exames devem ser solicitados para definir os diagnósticos?

Helena Z. W. Grotto

Como pode ser observado na figura 1, o diagnóstico diferencial das anemias microcíticas hipocrômicas baseia-se principalmente nas provas bioquímicas relacionadas com a avaliação do estado do ferro, uma vez que a principal causa desse tipo de anemia é a ferropriva. Entretan-

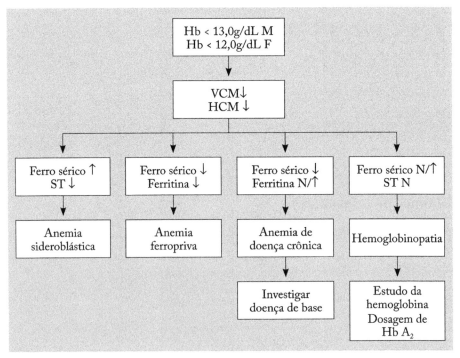

Figura 1 – Esquema do diagnóstico diferencial das anemias hipocrômicas microcíticas. ST = saturação da transferrina; M = sexo masculino; F = sexo feminino.

to, as α e β-talassemias são relativamente comuns em nosso meio e suas formas heterozigotas também apresentam microcitose-hipocromia. A anemia de doença crônica ou anemia da inflamação em geral é normocítica, mas em casos mais graves ou na concomitância da deficiência absoluta do ferro também pode ser microcítica.

Alguns dados do hemograma podem auxiliar em uma primeira diferenciação e direcionar quais os exames comprobatórios seriam indicados para confirmar uma ou outra anemia. Esses parâmetros são: o RDW, em geral mais alargado na anemia ferropriva e próximo ou mesmo normal nas talassemias, além dos parâmetros relacionados com o conteúdo de hemoglobina dos reticulócitos (CHr ou Ret-He). Foi descrito em diversos estudos que o grau de hemoglobinização dos reticulócitos é menor na beta-talassemia heterozigótica do que na anemia ferropriva. Desse modo, esse dado, obtido junto com o hemograma, poderia ser usado como indicador de uma investigação mais direcionada à anemia ferropriva ou à hemoglobinopatia.

Bibliografia Consultada

GROTTO HZW; LOPES AC. Interpretação Clínica do Hemograma. São Paulo: Atheneu, 2009.

URRECHAGA E; BORQUE L; ESCANERO JF. Erythrocyte and reticulocyte parameters in iron deficiency and thalassemia. J Clin Lab Anal 2011;25: 223-8.

121 O que são anemias macrocíticas e quais as alterações laboratoriais encontradas?

Paula Loureiro

Com o advento das tecnologias automatizadas, as medidas dos índices eritrocitários foram mais valorizadas devido à exatidão da medida.

Define-se como anemia macrocítica a condição caracterizada pela diminuição da hemoglobina a valores abaixo da referência para o sexo e idade, levando em consideração a altitude e pela presença de eritrócitos com volume maior que os eritrócitos normais, ou seja, com VCM elevado, denominados macrócitos. A macrocitose é identificada quando há aumento de macrócitos em relação aos eritrócitos normais.

A anemia macrocítica pode ocorrer em decorrência de uma eritropoiese anormal, podendo ser diferenciada entre megaloblástica e não megaloblástica. Ao identificar no hemograma uma anemia macrocítica, é fundamental buscar outras alterações laboratoriais da linhagem eritroide, leucocitária e plaquetínea, que são pistas importantes para auxiliar o diagnóstico da doença associada à anemia macrocítica (Quadro 1).

Quadro 1 – Alterações laboratoriais que ocorrem em anemias macrocíticas.

Células	Alterações
Eritrócitos	Macrocitose, anisocitose, poiquilocitose (eritrócitos em lágrima, esquizócitos), macro-ovalócitos, policromasia, pontilhado basofílico, corpúsculo de Howell-Jolly, anéis de Cabot, eritrócitos em alvo, dimorfismo de eritrócitos. Reticulocitose e reticulocitopenia Presença de eritroblastos
Leucócitos	Leucopenia, neutrófilos hipersegmentados, neutrófilos hipossegmentados, neutrófilos hipogranulares, células pseudo-Pelger
Plaquetas	Macroplaquetas, plaquetopenias e plaquetose

Diante de uma anemia macrocítica, é fundamental diferenciar se ela é megaloblástica ou não megaloblástica, com base nas alterações encontradas no esfregaço sanguíneo e no mielograma. Associados a essa diferenciação também devem ser avaliados os reticulócitos, que indicarão o índice de atividade medular.

As alterações nos eritrócitos, características de anemia macrocítica megaloblástica, são: macrócitos, macro-ovalócitos, pontilhado basofílico, corpúsculo de Howell-Jolly, anéis de Cabot. Nos leucócitos e plaquetas as alterações são: leucopenia, neutrófilos hipersegmentados e plaquetopenia. No mielograma, a presença de metamielócitos gigantes é característica, além das alterações já citadas.

Os valores referenciais de VCM apresentam uma grande variação na literatura, alguns considerando acima de 95-98fL, e outras referências, acima de 100fL. O importante é analisar a tendência do VCM e fazer uma comparação com os valores anteriores, ou seja, o indivíduo é sua própria referência. Se o VCM de uma pessoa com saúde, considerada normal, é 87fL, por exemplo, e ao longo de um período aumenta, atingindo valores acima de 95fL, isso é um sinal de alerta e deve-se aprofundar a investigação diagnóstica, analisando o valor do RDW e buscando outras alterações das células sanguíneas.

O VCM nas anemias macrocíticas pode variar de 95-98fL a valores mais elevados, podendo atingir até 140fL. Na fase inicial de uma anemia macrocítica, o índice RDW poderá alterar-se mais precocemente, indicando a variação de diâmetro entre os eritrócitos. Nas anemias macrocíticas megaloblásticas, o valor de VCM atinge índices bem elevados, sobretudo nas anemias por deficiência de vitamina B_{12} e ácido fólico, atingindo valores superiores a VCM de 120fL.

A investigação da anemia macrocítica é complexa e muitos achados, quando não analisados em conjunto, podem induzir a um raciocínio errôneo. Para ter sucesso na condução ao diagnóstico, devem-se considerar a história clínica, o exame clínico e, principalmente, as pistas observadas nos exames hematológicos laboratoriais do sangue periférico, o hemograma, a leitura do esfregaço e dos reticulócitos, além do aspirado de medula óssea, o mielograma, obviamente nas situações em que for indicado.

Quadro 2 – Anemia macrocítica com megaloblastose ou não e correlação com reticulócitos.

Tipo de Anemia Macrocítica	Condição clínica associada	Alterações
Anemias Megaloblásticas	Deficiência de vitamina B_{12} e de ácido fólico	Reticulócitos diminuídos, macrócitos, macro-ovalócitos, pontilhado basofílico, corpúsculo de Howell-Jolly, anéis de Cabot. Nos leucócitos e plaquetas as alterações são: leucopenia, neutrófilos hipersegmentados e plaquetopenia. No mielograma, a presença de metamielócitos gigantes Plaquetopenia
	Sem deficiências – drogas e doenças congêntitas	Reticulócitos normais ou diminuídos, macrocitose, neutrófilos segmentados
Anemias Não Megaloblásticas	Anemias hemolíticas	Reticulócitos aumentados, policromasia, esquizócitos, poiquilocitose, eritroblastos
	Hemorragia	Reticulócitos aumentados, policromasia
	Alcoolismo Doença hepática Hipotireoidismo	Reticulócitos diminuídos ou normais Macrocitose, presença de eritrócitos em alvo, anisocitose
	Síndrome mielodisplásica	Reticulócitos discretamente aumentados, diminuídos ou normais Presença de neutrófilos hipossegmentados, pseudo-Pelger--Huët, hipogranulia citoplasmática, dimorfismo eritrocitário, eritrócitos em lágrima
	Anemia Aplástica	Reticulócitos diminuídos, leucopenia e plaquetopenia
	Gravidez	Anisocitose
	Hipóxia, Doença Pulmonar Obstrutiva Crônica	Reticulócitos normais, hemoglobina elevada

Bibliografia Consultada

FAILACE R. Hemograma. 5ª ed. Porto Alegre: Artmed, 2009.

GROTTO HZW. Interpretação Clínica do Hemograma. São Paulo: Atheneu, 2009.

HOFFBRAND AV; MOSS PAH; PETIT JE. Fundamentos de Hematologia. 5ª ed. Porto Alegre: Artmed, 2008.

122 O que é Anemia de Doença Crônica (ADC) e como é realizado o diagnóstico diferencial com relação à Anemia Ferropriva (AF)?

Helena Z. W. Grotto

Anemia de Doença Crônica (ADC), atualmente também referida como "anemia da inflamação", é o tipo mais frequente entre pacientes hospitalizados. Pode estar associada a diversas condições infecciosas, inflamatórias ou neoplásicas e é caracterizada, laboratorialmente, por redução do ferro sérico, embora haja ferro nos estoques. Na identificação dos pacientes com ADC, é importante que, preliminarmente, sejam excluídas as anemias causadas por insuficiência endócrina, renal ou hepática, assim como as decorrentes das deficiências de ferro, folato e cobalamina e/ou consequentes a processos hemolíticos. A alteração no metabolismo do ferro e consequente redução na hemoglobinização das células são os principais fatores envolvidos na etiopatogênese desse tipo de anemia. A anemia da inflamação resulta da ativação dos sistemas imune e inflamatório, com consequente excessiva liberação de citocinas e proteínas de fase aguda. A superprodução dessas proteínas, além de levar às anormalidade do ferro, também causará produção inadequada de eritropoietina (EPO) e bloqueio na resposta dos precursores eritroides à EPO; redução no tempo de sobrevida das hemácias; e proliferação e diferenciação inadequadas das células eritroides.

Participam da fisiopatologia da ADC: interferon gama (IFN-γ), fator de necrose tumoral alfa (TNF-α), interleucinas-1, 6 e 10 (IL-1, IL-6 e IL-10) e hepcidina, entre outras. A hepcidina é um peptídio antimicrobiano sintetizado pelo fígado e um regulador negativo do metabolismo do ferro. A ferroportina, exportador universal do ferro das células para o plasma, é o receptor da hepcidina, e a interação hepcidina-ferroportina controla os níveis de ferro nos enterócitos, hepatócitos e macrófagos. O complexo hepcidina-ferroportina é internalizado, e a ferroportina, degradada, bloqueando a liberação do ferro dessas células. Como consequência, ocorre o acúmulo de ferro nos hepatócitos e macrófagos e a redução de captação de ferro pelos enterócitos. Nos enterócitos, a hepcidina inibirá a absorção do ferro e nos macrófagos impedirá sua liberação, levando à hipoferremia e ao aumento do ferro sequestrado pelos macrófagos, que, por sua vez, limitarão a disponibilidade de ferro para a eritropoiese e, consequentemente, causando anemia.

Características laboratoriais da ADC: a maioria dos pacientes apresenta anemia de leve a moderada (os níveis de hemoglobina raramente são inferiores a 8,0g/dL), do tipo normocítica normocrômica, embora em 20 a 50% dos casos o VCM esteja diminuído, caracterizando uma anemia microcítica. Uma microcitose muito acentuada indica a coexistência de AF ou talassemia. A contagem de reticulócitos está normal ou reduzida. Nas provas bioquímicas, a dosagem de ferro sérico está reduzida, a saturação da transferrina está normal ou baixa e a dosagem de ferritina encontra-se em níveis normais ou mesmo elevados, já que a ferritina é uma proteína de fase aguda e nesses casos os seus níveis séricos não representam o ferro de estoque. Nos casos em que o paciente tem a anemia de inflamação e, ao mesmo tempo, apresente fatores que possam levar à deficiência de ferro, como carência alimentar ou sangramentos, esse diagnóstico torna-se mais complicado e parâmetros como conteúdo de hemoglobina dos reticulócitos e dosagem do receptor da transferrina podem acrescentar informações que auxiliam no diagnóstico diferencial.

Bibliografia Consultada

CULLIS JO. Diagnosis and management of anaemia of chronic disease: current status. Br J Haematol 2011;154:289-300.

FRANCHINI M; MONTAGNANA M; LIPPI G. Hepcidin and iron metabolism: from laboratory to clinical implications. Clin Chim Acta 2010;411:1565-9.

WEISS G. Pathogenesis and treatment of anaemia of chronic disease. Blood Rev 2002;16:87-96.

123 O que são e como se classificam as Talassemias?

Dalton Kittler de Mello

A hemoglobina humana é uma estrutura complexa formada por uma estrutura proteica, a globina, e uma não proteica, o heme. A hemoglobina normal do adulto é formada por dois pares de cadeias proteicas denominadas alfa, beta, gama e delta. Há quatro genes que codificam a cadeia alfa e dois que codificam a cadeia beta. Essas cadeias definem tipos de hemoglobinas com estruturas e funções diferentes.

Os principais tipos normais de hemoglobina são: hemoglobina A, que corresponde de 95 a 98% da hemoglobina em adultos e é formada por duas cadeias alfa e duas beta; hemoglobina A_2, responsável por 2 a 3,5% da hemoglobina de adultos e formada por duas cadeias alfa e duas cadeias delta e hemoglobina F que pode estar presente em até 2% da hemoglobina de adultos e é composta por duas cadeias alfa e duas cadeias gama.

As Talassemias são um grupo heterogêneo de doenças genéticas recessivas causadas pela redução da velocidade na síntese de globinas. Os tipos mais comuns devem-se à redução de globina alfa ou beta. Situações mais raras envolvem redução de sínteses conjuntas de globinas delta e beta ou delta, beta e gama. A maioria das talassemias caracteriza-se pela falta de sintomas clínicos nos heterozigotos e pela gravidade clínica nos homozigotos.

A Talassemia alfa ocorre pela deleção ou mutação de um ou mais dos quatro genes que codificam a cadeia alfa da globina. O quadro clínico varia com o número de genes afetados:

- Portador silencioso apresenta um gene afetado, não apresenta anemia, mas sim discreta microcitose ou normocitose, sendo o diagnóstico possível apenas com análise do DNA.

- Traço alfa-talassêmico apresenta dois genes afetados, anemia discreta, hemácias microcíticas, hipocromia, VCM de 65 a 75fL, HCM de 20 a 24pg e RDW normal.
- Doença da hemoglobina H apresenta três genes afetados, anemia discreta a grave, hemácias microcíticas, hipocromia, Hb de 8 a 11g/dL, VCM de 55 a 65fL, HCM de 20 a 24pg, policromatocitose, reticulocitose discreta e corpos de Heinz.
- Alfa-talassemia maior apresenta quatro genes afetados, não há produção de cadeia alfa, alterações talassêmicas graves, eritroblastose, hidropsia fetal com morte neonatal.

A Talassemia beta ocorre por mutação de um ou dos dois genes que codificam a cadeia beta; em torno de 200 mutações foram identificadas, sendo 20 comuns. A gravidade da anemia depende do número de mutações presentes e do grau de diminuição de produção das cadeias beta.

Subdivide-se em:

- Traço beta-talassêmico com um gene alterado e outro normal, anemia branda com microcitose.
- Beta-talassemia menor apresenta dois genes afetados e produção variável de cadeias beta, anemia de branda a grave, hipocromia, microcitose, pontilhado basófilo e células-alvo.
- Beta-talassemia maior ou anemia de Cooley que apresenta dois genes afetados com grande diminuição ou completa ausência de produção de cadeias beta, anemia grave com necessidade de transfusões ao longo de toda vida, anisocitose pronunciada, pecilocitose e acentuada microcitose com hipocromia.

Bibliografia Consultada

LEWIS SM. Hematologia prática de Dacie e Lewis. 9ª ed. Porto Alegre: Artmed, 2006.

NAOUM PC. Dificuldades no diagnóstico laboratorial das hemoglobinopatias. Rev Bras Hematol Hemoter 2007;29(3):226-8.

VARGAS SP. Diagnóstico laboratorial para talassemias. Rev Saúde e Pesquisa, 2008;1(1):85-8.

124 Como fazer o diagnóstico laboratorial das Talassemias? Quais os achados hematológicos de cada tipo?

Dalton Kittler de Mello

O diagnóstico laboratorial envolve alguns testes de triagem tais como hemograma, eletroforese de hemoglobina em pH alcalino e resistência osmótica em solução de cloreto de sódio a 0,36%, e outros vários testes confirmatórios, como a eletroforese em pH ácido e alcalino, isoeletroforese, Cromatografia Líquida de Alta *Performance* (HPLC), estudo molecular do DNA, ferro sérico e ferritina.

Para o diagnóstico da Talassemia alfa pode ser realizada a pesquisa intraeritrocitária de Hb H, que é realizada no sangue total após 30 a 60 minutos de incubação a 37ºC com azul de cresil brilhante. Após a realização da distensão deste sangue, é possível visualizar ao microscópio a precipitação da Hb H nos eritrócitos dos portadores de talassemia alfa, precipitação essa que confere um aspecto de *bola de golfe* aos eritrócitos (Foto 25, p. 374). A pesquisa intraeritrocitária de Hb H pode revelar uma célula positiva para cada 1.000 ou 2.000 pesquisadas, mas nem sempre é possível sua visualização, mesmo que tenha apresentado traço de Hb H na eletroforese.

Portadores de Hb H com concentração entre 0,5 e 2,0% não mostram alterações numéricas ao eritrograma. Portadores de Hb H com concentrações entre 3,0 e 7,0% apresentam eritrocitose em relação do hematócrito e índices hematimétricos VCM e HCM reduzidos. Na doença da hemoglobina H, a concentração da Hb H é sempre maior que 15% e o eritrograma exibe alterações morfológicas associadas a moderado grau de anemia.

Na talassemia beta menor, a concentração da Hb A_2 apresenta-se elevada, > 4 a 7%, apresenta eritrocitose em relação ao hematócrito, VCM e HCM reduzidos, morfologia eritrocitária com presença de micrócitos, esquizócitos, dacriócitos, células-alvo, hipocromia e ponti-lhados basófilos. A Talassemia beta maior apresenta eletroforese com Hb fetal elevada, entre 20 e 100%.

Bibliografia Consultada

LEWIS SM. Hematologia prática de Dacie e Lewis. 9ª ed. Porto Alegre: Artmed, 2006.

NAOUM PC. Dificuldades no diagnóstico laboratorial das hemoglobinopatias. Rev Bras Hematol Hemoter 2007;29(3):226-8.

VARGAS SP. Diagnóstico laboratorial para talassemias. Rev Saúde e Pesquisa 2008;1(1):85-8.

125 O que sugere a presença de eritrócitos falcizados no esfregaço sanguíneo? Esta informação pode ser relatada sem a realização de testes adicionais?

Marcos Kneip Fleury

O achado de hemácias em foice ou drepanócitos no sangue periférico pode ser considerado uma das alterações de forma mais representativas e características na rotina hematológica (Foto 26, p. 374). O afoiçamento das hemácias significa que a molécula da hemoglobina sofreu uma mutação em sua estrutura de aminoácidos modificando suas características físico-químicas fundamentais. A forma de foice das hemácias originou o nome desta alteração, hemoglobina S, do inglês *sickle*. A mutação que causa a hemoglobina S substitui o sexto aminoácido da cadeia beta da globina, o ácido glutâmico, que é substituído por uma valina. Essa substituição diminui a solubilidade da hemoglobina no estado desoxigenado, fazendo com que essa cristalize e precipite, deformando a hemácia que assume então a forma de foice. Além da modificação da forma, a célula torna-se rígida, aderindo ao endotélio vascular, podendo obstruir parcial ou completamente o fluxo sanguíneo em vasos de pequeno calibre. A presença de hemoglobina S define um grupo de doenças denominado Doença Falciforme. A mutação S em homozigose causa a anemia falciforme, e em heterozigoze, o chamado traço falcêmico ou hemoglobinopatia AS. O relato da presença de hemácias em "foice" pode e deve ser feito em qualquer quantidade, de acordo com as recomendações do CLSI, porém é necessária a identificação correta dessas células, já que um microscopista pouco experiente pode confundi-las com outros poiquilócitos. Somente a presença dessa alteração morfológica não permite o diagnóstico da doença específica, mas indica, com certeza, a presença da hemoglobina S. É muito importante ressaltar que os achados da hematoscopia devem ser sempre considerados em conjunto e nunca isoladamente. A presença de hemácias em foice, na maioria dos casos, não é um achado isolado no sangue periférico. A anemia moderada ou intensa, a policromatofilia, os esferócitos e outras alterações de forma, em geral também estão presentes. O diagnóstico preciso da Doença Falciforme necessita de testes adicionais, como a eletroforese de hemoglobinas, cromatografia líquida de alta eficiência (CLAE) ou mesmo análise da estrutura do DNA. Entretanto, a análise morfológica cuidadosa da amostra é de fundamental importância para nortear a pesquisa e indicar os testes laboratoriais complementares.

Bibliografia Consultada

BRIDGES KR; PEARSON HA. Anemias and Other Red Cell Disorders. New York: McGraw-Hill – Medical, 2008.

HOFFMAN R; BENZ EJ; Mc GLAVE et al. Hematology – Basic Principles and Practice. 3rd ed. New York: Churchill Livingstone, 2000.

KOTTKE-MARCHANT K; DAVIS BH. Laboratory Hematology Practice. Oxford: Willey-Blackwell, 2012.

LEWIS SM; BAIN BJ; BATES I. Dacie e Lewis Practical Haematology. 11th ed. Philadelphia: Churchill Livingstone, 2012.

PETERSON P; BLOMBERG DJ; RABINOVITCH A; CORNBLEET PJ. Physician Review of the Peripheral Blood Smear: when and why. An opinion. Lab Hematol 2001;7:175-9.

126 Como podem ser classificadas as anemias hemolíticas e quais alterações podem ser observadas no hemograma?

Helena Z. W. Grotto

As anemias hemolíticas podem ser assim classificadas: 1. de acordo com o acometimento clínico em aguda ou crônica; 2. podem ainda ser divididas em hereditárias ou adquiridas; ou 3. de origem intra ou extravascular.

As anemias hemolíticas hereditárias podem ser decorrentes de alterações na composição da membrana celular, como acontece na esferocitose hereditária, alterações na síntese da hemoglobina, como na anemia falciforme, ou alterações enzimáticas, como a deficiência de G-6-PD. As adquiridas podem ser causadas por uma lesão mecânica da hemácia, como acontece na púrpura trombocitopênica trombótica/ síndrome hemolítico – urêmica, na coagulação intravascular disseminada, nas disfunções valvares, na hipertensão maligna e malformações vasculares. Agentes infecciosos ou drogas também podem levar à menor sobrevida das hemácias. De grande importância são também as anemias hemolíticas autoimunes. Um dado do hemograma que costuma ser comum a todas elas é a reticulocitose, que, dependendo da intensidade, pode elevar o valor do VCM, já que o RTC tem um tamanho maior do que a hemácia madura. São relativamente comuns valores aumentados de RDW decorrentes de intensa poiquilocitose e da presença de mais de um tipo de população eritrocitária. Relevantes também são as alterações morfológicas observadas à microscopia e que podem dar informações importantes sobre a etiologia da hemólise. Os esferócitos são frequentes nas hemólises extravasculares, enquanto os esquisócitos ou hemácias fragmentadas são frequentes nas intravasculares. O quadro 1 mostra algumas alterações morfológicas das hemácias em diferentes tipos de anemias hemolíticas.

300

Quadro 1 – Alterações morfológicas das hemácias.

Condição clínica associada à anemia hemolítica	Alterações observadas no sangue periférico
Eliptocitose	Eliptócitos e ovalócitos
Piropoiquilocitose	Poiquilocitose acentuada, eliptócitos, ovalócitos, hemácias fragmentadas
Microangiopática	Células fragmentadas (esquisócitos, que podem ser confundidos com plaquetas pelos contadores hematológicos), microesferócitos
Esferocitose hereditária	Esferócitos
Autoimune	Esferócitos, esquisócitos
Deficiência de G-6-PD	Hemácias "mordidas" ou queratócitos
Hemoglobinúria paroxística noturna	Eritrofagocitose

Bibliografia Consultada

BAIN BJ. Diagnosis from the blood smear. N Engl J Med 2005;353:498-507.

GROTTO HZW; LOPES AC. Interpretação Clínica do Hemograma. São Paulo: Atheneu, 2009.

HOFFBRAND AV; MOSS PAH; PETTIT JE. Essential Haematology. Oxford: Blackwell Publishing, 2006.

LEWIS SM; BAIN BJ; BATES I. Dacie and Lewis Practical Haematology. London: Churchill Livingston, 2001.

127 Qual é a importância da liberação da quantidade de eritroblastos circulantes?

Flavo Beno Fernandes

Excetuados os primeiros 7-10 dias de vida, indivíduos normais (hígidos) não têm eritroblastos circulantes. Por outro lado, durante a gestação e nos portadores de beta-talassemia, a circulação de eritroblastos é vista comumente. O controle de circulação dos eritroblastos é mediado por perda de receptores de superfície (maturação), por aceleração de produção (induzida por hipóxia) e por estresse (levando à lesão inflamatória). Ou seja, quando temos eritroblastos circulantes alguma das situações anteriormente citadas deve estar ocorrendo.

Nos estudos clínicos, os eritroblastos no sangue periférico são marcadores de gravidade. Eles ocorrem principalmente em doenças graves e determinam um prognóstico ruim por aumento da morbidade e mortalidade. É importante lembrar que eles são um marcador precoce de mortalidade e ciculam em média de 1-3 semanas já antes de a morte ocorrer.

Em vários grupos de pacientes, a presença dos eritroblastos determina aumento da mortalidade. No estudo de Stachon, 421 pacientes em UTI (geral, cirúrgica, cardíaca e de traumatismo) de um hospital universitário foram acompanhados com contagens automatizadas diárias de eritroblastos. Foram observados 19,2% dos pacientes com NRBC, com valores iniciais de eritroblastos que variaram de 20-2.930/μL. Quando avaliada a mortalidade, foi observado que no grupo que não apresentou eritroblastos circulantes ela foi de 5,9%, e no grupo que apresentou eritroblastos circulantes, de 42%. Na tabela 1 pode ser observada a avaliação da mortalidade em função do número de eritroblastos circulantes.

Estes achados são repetidos em outros grupos de pacientes e decorrentes da hipóxia tecidual e lesão inflamatória determinadas pelas doenças, as quais podem ser identificadas pela presença dos eritroblastos no sangue periférico.

Tabela 1 – Avaliação da mortalidade em função do número de eritroblastos circulantes.

Eritroblastos (µL)	Número de pacientes	Mortalidade (%)
0	31/316	9,8
1-99	34/67	50,7
100-199	16/26	61,5
≥ 200	11/14	78,6

Bibliografia Consultada

KIL TH; HAN JY; KIM JB et al. A study on the measurement of nucleated red blood cell (nRBC) count basead on birth weight and its correlation with perinatal prognosis in infants with very low birth weights. Korean J Pediatr 2011;54(2): 69-78.

STACHON A; HOLLAND-LETZ T; KRIEG M. High in-hospital mortality of intensive care patients with nucleated red blood cells in blood. Clin Chem Lab Med 2004,42(8):933-8.

128 Que alterações clínicas e laboratoriais podem ser encontradas em casos de malária?

Fabio Lima Sodré

A malária pode apresentar uma série de sinais e sintomas. O sinal clínico mais relevante é a febre, a qual pode chegar a mais de 40ºC e está associada, em geral, a calafrios e sudorese intensa, e a duração média dos episódios febris varia de 6 a 12 horas. Além dessas alterações, os episódios febris, em geral, são acompanhados de cefaleia, mialgia, náuseas e vômitos. Como os ciclos do parasita repetem-se a cada 48 horas nas infecções por *Plasmodium vivax*, *Plasmodium falciparum* e *Plasmodium ovale* e a cada 72 horas nas infecções por *Plasmodium malariae*, os sintomas ocorrem com estes intervalos de tempo, a depender da espécie do parasita. Ao exame físico são detectadas esplenomegalia e discreta hepatomegalia. Nos casos da forma grave da doença, 3-5% das hemácias podem estar parasitadas, e o comprometimento de outros órgãos e tecidos pode ser detectado: no sistema nervoso central (distúrbios mentais, hemorragias retinianas, convulsões, delírios e coma); no pulmão (insuficiência respiratória secundária a edema pulmonar); nos rins (insuficiência renal secundária à necrose tubular aguda, oligúria e hemoglobinúria); no fígado (icterícia secundária à hepatopatia aguda e à necrose tecidual); no coração (arritmias cardíacas), no trato gastrintestinal (diarreia). Laboratorialmente, a malária é caracterizada pela presença de parasitas circulantes, visualizados em inclusões citoplasmáticas dos eritrócitos nos esfregaços de sangue periférico. Além da visualização direta do parasita, podemos encontrar na análise do sangue periférico a redução do número de eritrócitos, esquizócitos, anisocitose e policromasia. Em casos não complicados, há ainda redução da concentração de haptoglobina, aumento de reticulócitos, elevação da velocidade de hemossedimentação, aumento da proteína C-reativa, hiperbilirrubinemia e elevação das enzimas hepáticas, aspartato amino-transferase e alanina aminotransferase. Nos casos da forma grave da doença, pode-se observar, a depender do tecido acometido, uma série de alterações. Entre elas podemos citar: elevação de creatinina e ureia, acidose metabólica com elevação dos níveis séricos de lactato, queda dos níveis de PO_2 e de saturação de oxigênio, hemoglobinúria, trombo-citopenia, distúrbio hidreletrolítico e hipoglicemia.

Bibliografia Consultada

Brasília (Distrito Federal). Ministério da Saúde. Guia prático de tratamento da malária no Brasil. Série A. Normas e Manuais Técnicos. Brasília, 2010. v.1. Disponível em: http://portal.saude.gov.br/portal/arquivos/pdf/guia_pratico_tratamento_malaria_brasil_2602.pdf. Acessado em 01 de julho de 2012.

TIERNEY Jr LM; McPHEE SJ; PAPADAKIS MA. Diagnóstico e Tratamento. São Paulo: Atheneu, 2001.

129 Quais as causas de leucopenia? Como interpretar a leucopenia isolada? Em que casos deve ser solicitado hemograma pós-exercício?

Marjorie Paris Colombini

Leucócitos circulantes consistem em um grupo heterogêneo de células constituído por granulócitos (neutrófilos, eosinófilos e basófilos), linfócitos (B, T e *natural killer* – NK) e monócitos, onde cada tipo desempenha papel único e representa uma fração diferente da população leucocitária periférica. Leucopenia é então definida como a diminuição da contagem periférica dos glóbulos brancos, podendo ser global ou seletiva. Cada um dos componentes possui valor de referência próprio, de acordo com sexo, faixa etária e, em alguns casos, raça.

A contagem global de leucócitos no indivíduo adulto normal varia de 4.000 a 10.000/mm³, e quando inferior a 3.000/mm³ é denominada leucopenia, sendo necessário, nesses casos, avaliar o tipo específico da célula envolvida. A diminuição dos neutrófilos apresenta grande impacto clínico, ou seja, a leucopenia à custa da neutropenia, isto porque, embora os neutrófilos correspondam a apenas 1% da massa sanguínea total, a manutenção do número e da função adequada é essencial para o combate às agressões infecciosas e preservação da saúde.

Denomina-se neutropenia contagens de neutrófilos inferiores a 2.000/mm³ no sangue periférico, sendo leve quando entre 1.000 e 1.500/mm³, moderada entre 500 e 1.000/mm³ e grave abaixo de 500/mm³. Nos indivíduos da raça negra e nos judeus Yemenite, essa contagem é normalmente mais baixa e a neutropenia é considerada quando inferior a 1.500/mm³. As causas de diminuição na produção de neutrófilos na medula óssea são amplas e podem incluir:

1. **Diminuição da produção medular**

    a) Substituição dos componentes normais por células metastáticas ou componentes hematológicos patológicos, fibrose medular, necrose medular.

    b) Drogas como cloranfenicol, penicilinas semissintéticas, sulfonamidas, nitrofurantoína, antidepressivos tricíclicos, drogas antitireoidianas, diuréticos tiazídicos, agentes hipoglicemiantes, quinidina, procainamida, aluporinol e anti-histamínicos.

    c) Agentes que levam à supressão medular: quimioterápicos e outros agentes tóxicos (benzeno, clorofórmio, álcool e arsênico) podem também suprimir a atividade medular, incluindo a granulopoiese.

    d) Desordens hematológicas com supressão medular: anemia aplástica, síndrome mielodisplásica, síndrome Chédiak-Higashi, hemoglobinúria paroxística noturna, irradiação da medula óssea, anemia megaloblástica por deficiência de vitamina B_{12} e folato.

    e) Alterações hereditárias: anemia de Fanconi, neutropenia familial cíclica, síndrome de Kostmann.

2. **Aumento da destruição/utilização periférica**

    a) Hiperesplenismo: doença colagenosa, cirrose, síndrome de Felty.

    b) Imunomediada: anticorpo antineutrófilo, anticorpo associado à droga, miscelânea.

    c) Infecções (também podem causar diminuição da produção), especialmente em idosos, recém-nascidos ou pacientes com reserva medular limitada, algumas infecções virais.

    d) Outras causas: hemodiálise, cirurgia cardíaca aberta.

A população pediátrica de até 1 ano de idade apresenta maior contagem no número de linfócitos (3.000 a 16.000/mm^3) e quando essa contagem é menor que 3.000/mm^3 denomina-se linfopenia, podendo ser a causa de leucopenia nessa população. Entre as causas de linfopenia, destacam-se as síndromes imunodeficientes hereditárias (ataxia-telangiectasia, síndrome de Wiskott-Aldrich, entre outras); imunodeficiência adquirida (vírus da imunodeficiência humana); aumento da destruição por uso de corticoides, síndrome de Cushing, radiação, quimioterapia; perda intestinal de linfócitos (linfangiectasia, doença de Whipple), doença oncológica (doença de Hodgkin, doença oncológica terminal) e miscelâneas (aplasia medular, doença colagenosa vascular, falência renal, sarcoidose, tuberculose).

Nos pacientes em investigação de leucopenia, em especial nos casos de leucopenia/neutropenia étnica benigna e doenças com alteração do *pool* marginal de leucócitos, o leucograma após esforço é útil, pois possibilita observar a elevação do nível de leucócitos e neutrófilos, o que não ocorre nas demais causas. O teste consiste na realização de coleta de sangue em repouso relativo de 30 minutos (tempo basal) e após 5 minutos do exercício físico, como subir e descer escadas, por exemplo, ou mesmo caminhar em esteira ergométrica.

Bibliografia Consultada

BAGBY GC. Disorders of neutrophil production. In: Cecil Text Book of Medicine. 20th ed. Bennett and Plum, 1996, p. 908-20.

HANSON CA. Peripheral blood and bone marrow: morphology, counts and differentials, and reactive disordes. In: Alkan S et al. Clinical Laboratory Medicine. 2nd ed. Lippincott Williams & Wilkins, 2002. Cap. 40, p. 796-829.

KONDO AT; HAMERSCHLAK N. Leucopenia – Alterações Dos Neutrófilos e Agranulocitose. In: Hamerschlak N. São Paulo: Manual de Hematologia. Manole, 2010, p. 101-11.

130 Como fazer para analisar os leucócitos em leucopenias muito acentuadas, principalmente em casos de controle de quimioterapia, quando se investiga a presença de blastos?

Leila J. Borracha Gonçalves

O creme leucocitário ou *buffy coat* consiste no concentrado de leucócitos e plaquetas que ficam localizados entre a camada de plasma e a de eritrócitos após centrifugação da amostra. É uma técnica utilizada em pacientes leucopênicos em tratamento de doenças onco-hematológicas para pesquisarmos a presença de blastos.

A realização da técnica é extremamente simples, em que se coloca a amostra do sangue total homogeneizado em um tubo de Wintrobe que é centrifugado a 2.500rpm, por 10 minutos. Após a centrifugação, remover com cuidado o plasma sobrenadante, desprezar, e com a mesma pipeta retirar a camada leucoplaquetária. Colocar em um tubo simples, homogeneizar delicadamente e fazer a distensão do esfregaço. Nesse material retirado sempre vamos ter, além dos leucócitos e plaquetas, pequenas quantidades de eritrócitos e plasma, que auxiliarão na confecção do esfregaço. Deixar secar, identificar que é material concentrado e realizar a coloração.

A análise microscópica dessa lâmina concentrada somente é indicada para a avaliação qualitativa e quantitativa dos leucócitos. As análises de série vermelha e plaquetária devem ser realizadas na distensão simples, isto é, na lâmina realizada com o sangue total sem estar concentrado.

Bibliografia Consultada

BAIN BJ. Células Sanguíneas: um guia prático. 2ª ed. Porto Alegre: Artes Médicas, 1997.

LEWIS SM; BAIN BJ; BATES I. Hematologia Prática de Dacie e Lewis. 9ª ed. Porto Alegre: Artmed, 2006.

OLIVEIRA RAG. Hemograma: como fazer e interpretar. São Paulo: Livraria Médica Paulista, 2007.

131 Quais as principais alterações e anomalias que podem ser observadas no citoplasma dos neutrófilos e em que situações ocorrem?

Leila J. Borracha Gonçalves

As principais alterações citoplasmáticas encontradas são as granulações tóxicas (Foto 27, p. 374), que são os grânulos primários azurofílicos hipercromáticos presentes em infecções graves, na gravidez e quando há administração de estimuladores de crescimentos dos leucócitos. Outra alteração é a presença de microvacuolização citoplasmática (Foto 28, p. 374) que resulta da fusão dos grânulos com um vacúolo fagocítico e com exocitose do conteúdo dos lisossomos secundários. Podem ser observadas em pacientes com infecções graves. Os corpúsculos de Döhle são inclusões citoplasmáticas acinzentadas produzidas por grumos de material do retículo endoplasmático devido à produção acelerada dos neutrófilos em processos infecciosos, inflamatórios e em síndromes mielodisplásicas. Essas alterações qualitativas devem ser descritas referindo a quantidade presente, podendo ser utilizado o critério de cruzes ou descritivo.

As anomalias leucocitárias onde observamos alterações citoplasmáticas são:

- Anomalia de Alder-Reilly que ocorre nas mucopolissacaridoses, em que observamos abundantes grânulos de cor púrpura em todos os tipos de leucócitos, sendo observada com maior evidência nos neutrófilos (Foto 29, p. 374).
- Anomalia de Chédiak-Higashi, na qual encontramos grânulos gigantes em todos os leucócitos (Foto 30, p. 374). Essa anomalia é rara e os pacientes apresentam albinismo oculocutâneo, pancitopenia e infecções recorrentes.

- Anomalia de May-Hegglin, caracterizada pela presença de grânulos amorfos, semelhantes ao corpúsculo de Döhle, em neutrófilos e outros leucócitos (Foto 31, p. 375), de plaquetas gigantes e de trombocitopenia.

Todos os tipos de alterações devem estar sempre registrados no hemograma.

Bibliografia Consultada

BAIN BJ. Células Sanguíneas: um guia prático. 2ª ed. Porto Alegre: Artes Médicas, 1997.

LEWIS SM; BAIN BJ; BATES I. Hematologia Prática de Dacie e Lewis. 9ª ed. Porto Alegre: Artmed, 2006.

ZAGO MA; FALCÃO R; PASQUINI R. Hematologia Fundamentos e Prática. São Paulo: Atheneu, 2004.

132 Quais as principais alterações e anomalias que podem ser observadas no núcleo dos neutrófilos e em que situações ocorrem?

Leila J. Borracha Gonçalves

As principais anormalidades morfológicas no núcleo dos neutrófilos são quando se observa um aumento da proporção de bastonetes seguidos de células mais imaturas. A esse fato denominamos desvio à esquerda, que geralmente é acompanhado por neutrofilia nos processos infecciosos, mas também presentes na gravidez, na hipóxia e no choque.

Outra alteração que podemos observar é o desvio à direita, que é causado pelo aumento de neutrófilos com múltiplos segmentos (Foto 32, p. 375). O limite de detecção é a observação de mais de 3% dos neutrófilos com cinco ou mais segmentos. Essa alteração é significativa nas alterações megaloblásticas e mielodisplasias.

Os *drumsticks* ou baquetas de tambor aparecem em alguns neutrófilos de mulheres, apresentam-se como um apêndice de aproximadamente 1,5μm de tamanho ligado ao núcleo por um filamento e representam o cromossomo X inativo da mulher. As baquetas de tambor múltiplas são visualizadas nas síndromes de múltiplos cromossomos, projeções nucleares também são observadas nas mielodisplasias e anomalias de cromossomos somáticos.

A anomalia de Pelger-Huët é comum e consiste na hipossegmentação nuclear. Os núcleos dos neutrófilos maduros ficam contraídos, arredondados e somente bilobulados (Foto 33, p. 375). Existe a forma congênita, que não interfere na funcionabilidade dos neutrófilos, e a forma adquirida, observada em mielodisplasias, leucemias agudas e na fase de recuperação de quimioterapias. Todos esses tipos de alterações devem ser informados no hemograma qualitativamente ou de forma descritiva.

Eventualmente, os neutrófilos podem apresentar aspectos de apoptose, com núcleo condensado ou fragmentado. Essa situação é inespecífica e pode ocorrer em processos infecciosos/inflamatórios, autoimunes e ainda pós-quimioterapia. Esta alteração pode ser confundida com a picnose nuclear artefatual, presente em amostras armazenadas por muito tempo.

Bibliografia Consultada

HOFFEBRAND AV; PETIT JE; MOSS PAH. Fundamentos em Hematologia. 4ª ed. São Paulo: Artmed, 2004.

LORENZI TF; D'AMICO E; DANIEL MM; SILVEIRA PAA; BUCCHERI V. Manual de Hematologia Propedêutica e Clínica. 3ª ed. Rio de Janeiro: Medsi, 2003.

ZAGO MA; FALCÃO R; PASQUINI R. Hematologia: Fundamentos e Prática. São Paulo: Atheneu, 2004.

133 O que é desvio à esquerda, qual a importância clínica e como pode ser quantificado?

Marcos Kneip Fleury

O termo desvio à esquerda está relacionado à história do estudo da hematologia e aos primórdios dos testes laboratoriais. Em 1924, o hematologista alemão Victor Schilling desenvolveu uma forma de relatar os leucócitos encontrados no sangue periférico de acordo com a linhagem celular e a maturidade. Dessa forma, os leucócitos passaram a ser expressos na seguinte ordem: basófilos, eosinófilos, mielócitos, metamielócitos, bastões, segmentados, linfócitos e monócitos. Essa fórmula, que ficou então conhecida como fórmula de Schilling, separava os leucócitos em granulócitos e não granulócitos ou agranulócitos, esse último termo atualmente em desuso. As seis primeiras classes correspondem aos granulócitos, e as duas últimas, aos não granulócitos. Entre os granulócitos, podemos observar que os neutrófilos estão ordenados da esquerda para a direita, conforme sua etapa evolutiva (Quadro 1).

Sendo assim, o termo "desvio à esquerda" significa que as células mais imaturas da linhagem neutrofílica se apresentam acima dos valores de referência. Esse aumento de granulócitos imaturos em circulação pode estar restrito aos bastões ou envolver também a presença de metamielócitos e/ou mielócitos.

A presença do desvio à esquerda está, na maioria dos casos, associada à infecção de origem bacteriana. Talvez essa seja a apresentação mais clássica dessa doença: leucometria aumentada, aumento relativo e

Quadro 1 – Fórmula de Schilling.

Granulócitos						Agranulócitos	
		Neutrófilos					
Basófilos	Eosinófilos	Mielócitos	Metamielócitos	Bastões	Segmentados	Linfócitos	Monócitos

315

absoluto de neutrófilos e desvio à esquerda. Nesses casos, os neutrófilos podem exibir alterações morfológicas características do aumento da atividade fagocitária, como a presença de granulações grosseiras no citoplasma, presença de vacúolos ou sinais de degeneração celular como os corpos de Döhle. Quase sempre podemos quantificar a gravidade da infecção de acordo com a leucometria e com a quantidade de neutrófilos imaturos em circulação. De modo geral, quanto mais grave a infecção, maior será a leucometria, e mais chances haverá de observarmos neutrófilos imaturos em circulação. Entretanto, embora essa apresentação seja bastante frequente, as infecções podem manifestar-se de diferentes modos, nem sempre obedecendo a esse padrão. A quantidade de leucócitos circulantes e o número de neutrófilos imaturos no sangue periférico dependem de uma série de fatores, como a idade do paciente, suas condições físicas, o tempo de infecção e a agressividade ou virulência da bactéria. Muitas vezes, durante um processo infeccioso, existem tentativas de associar a diminuição do número de leucócitos ou das formas jovens na circulação a uma melhora do quadro clínico do paciente. Essas tentativas devem ser vistas com muito cuidado, pois, como dito anteriormente, existem muitos fatores que podem influenciar o quadro laboratorial de uma infecção. É sempre muito importante que as cifras leucocitárias relativas e absolutas sejam interpretadas caso a caso, levando-se em conta o quadro clínico do paciente.

Bibliografia Consultada

BAIN BJ; PATH FRC. Diagnosis from the blood smear. N Engl J Med 2005; 353:498-507.

BRIDGES KR; PEARSON HA. Anemias and Other Red Cell Disorders. New York: McGraw-Hill – Medical, 2008.

FAILACE R. Hemograma Manual de Interpretação. 5ª ed. Porto Alegre: Artmed, 2009.

HOWEN B. White blood cell morphology in the balance. Lab Hematol 2005; 11:79-82.

KOTTKE-MARCHANT K; DAVIS BH. Laboratory Hematology Practice. Philadelphia: Willey-Blackwell, 2012.

LEWIS SM; BAIN BJ; BATES I. Dacie and Lewis Practical Haematology. 11th ed. Philadelphia: Churchill Livingstone, 2012.

134 O que é anomalia de Pelger-Huët, quais os achados laboratoriais e em que situações pode ser observada?

Regina Biasoli Kiyota

A anomalia de Pelger-Huët é uma alteração benigna e caracteriza-se, morfologicamente, por neutrófilos com segmentação nuclear reduzida. É uma anomalia hereditária, de característica autossômica dominante e, quando sua forma é adquirida, denomina-se "pseudoanomalia de Pelger-Huët". Essa alteração nos neutrófilos foi descrita pela primeira vez por Pelger, um hematologista holandês, em 1928, e sua natureza familial foi reconhecida por Huët, um pediatra holandês, em 1931. Sua prevalência é muito variável na população mundial e pode ocorrer em todas as raças e idades, com razão homem:mulher de 1:1. O defeito hereditário ocorre na diferenciação terminal do neutrófilo, devido a mutações no gene LBR (*Lamin B Receptor*) localizado na sub-banda 1q42.1. O produto do gene LBR é essencial para a manutenção da estrutura da membrana nuclear e também interage com proteínas da heterocromatina HP-1. Essa é uma hipótese para explicar o acúmulo excessivo da cromatina nuclear grosseira que é observado. As anormalidades no gene LBR nos casos heterozigóticos não afetam a função dos neutrófilos, mantendo sua resposta celular às infecções, suas atividades enzimáticas e fagocíticas. Estas células também sobrevivem normalmente na circulação. A análise morfológica do esfregaço de sangue de outros membros da família pode ajudar no estabelecimento do diagnóstico, diante da descoberta de anormalidades semelhantes. Morfologicamente, o núcleo do neutrófilo tem a aparência bilobulada, *pincenez*, como um haltere, com um número reduzido de segmentos e aglutinação grosseira da cromatina nuclear (cromatina mais densa). Quando há desvio à esquerda, em paciente com a anomalia de Pelger-Huët, a porcentagem de neutrófilos em bastão aumenta ainda mais.

Quase a totalidade dos casos de anomalia de Pelger-Huët é heterozigótica. Casos homozigóticos são raríssimos e aqui os neutrófilos possuem pouca ou nenhuma segmentação nuclear, com aparência redonda ou oval. Nesses casos, podem ocorrer anomalias esqueléticas, epilepsia e, ocasionalmente, atraso de desenvolvimento. Pessoas com a anomalia de Pelger-Hüet também mostram lobulação reduzida dos eosinófilos e basófilos. Quando as células Pelger-Huët são identificadas, é importante determinar se o paciente possui uma anomalia benigna herdada, uma característica morfológica adquirida associada com uma condição transitória (causada por drogas, por exemplo) ou mielodisplasia em evolução. A "pseudoanomalia de Pelger-Huët" é frequentemente encontrada, por exemplo, nas síndromes mielodisplásicas, nas leucemias mieloides agudas e, ocasionalmente, em outras hematopatias. Como diagnósticos diferenciais, é importante pensar em infecções por enterovírus, malária e pan-hipopituitarismo. A redução da lobulação dos neutrófilos é rara em outras circunstâncias, mas já foi descrita em associação com o uso de colchicina, ibuprofeno e outras drogas, bem como na mononucleose infecciosa, na malária, no mixedema, no carcinoma metastático da medula óssea, na Leucemia Linfocítica Crônica (LLC) e na enterite aguda.

Bibliografia Consultada

BAIN BJ. Células Sanguineas – Um Guia Prático. 4ª Ed. Porto Alegre: Artmed, 2007, p. 107-8.

VIKRAMJIT SK et al. Pelger-Huët Anomaly. Disponível em: http://emedicine. medscape.com/article/957277-overview. Medicine.com. [dostęp 2010-06-09]. Acessado em 04 de julho de 2012.

135 O que são linfócitos atípicos e em quais situações são encontrados?

Thais Elisa S. Miura

O linfócito atípico ou linfócito reativo é uma célula benigna que pode ser encontrada no sangue periférico em resposta a alguns estímulos antigênicos. Nos locais de inflamação atua como linfócito normal, desempenhando um papel na resposta imune, tanto primária como auxiliar. O linfócito atípico apresenta variações nos detalhes morfológicos e nas características dos marcadores de superfície, mostrando ser uma mistura heterogênea de tipos celulares. Estudos recentes sugerem que os linfócitos atípicos são linfócitos T ativados produzidos em resposta a linfócitos B infectados. A histoquímica e a microscopia eletrônica são consistentes em demonstrar síntese de DNA nessas células. A aparência dos linfócitos atípicos é bastante pleomórfica, por vezes com aumento do volume celular, núcleo de tamanhos variados algumas vezes com localização excêntrica e eventual imagem de nucléolo. O citoplasma varia desde o azul-escuro até ao cinza pálido. Alguns apresentam condensação da basofilia na periferia da célula e eventual microvacuolização. Outros são identificados como sendo uma célula intermediária entre o linfócito e o plasmócito. A cromatina é fina e delicada. Uma das características do linfócito atípico é que ele tende a acompanhar o citoplasma dos eritrócitos adjacentes. Por ser atípica, sua morfologia exuberante, às vezes, constitui um problema para diferenciar a natureza da linfocitose. Sua presença e quantidade podem orientar diagnósticos importantes, como no caso da síndrome mononucleose-símile (mononucleose, citomegalovírus, HIV, herpes simples, rubéola, toxoplasmose, adenovirose e hepatites A e B).

Em várias outras condições, os linfócitos atípicos podem ser encontrados, conforme quadro 1.

Quadro 1 – Situações que podem apresentar linfócitos atípicos.

Infecção	Adenovírus, caxumba, citomegalovírus, dengue, febre hemorrágica, hepatites A e B, herpes simples, herpes-zóster, HIV-1 e 2, influenza, *Listeria monocytogenes, mycoplasma pneumoniae*, riquétsia, rubéola, sarampo, sífilis, toxoplasma, tuberculose, varicela, vírus Epstein-Barr
Drogas e reações tóxicas	Ácido para-aminossalicílico, arsenicais orgânicos, chumbo, diaminofenilsulfona, fenotiazina, hidantoína, trinitrotolueno
Síndrome pós-perfusão	
Imunizações	
Radiação	
Causas hormonais	Deficiência de glicocorticoides, Doença de Addison, estresse, pan-hipopituitarismo, tireotoxicose
Distúrbios autoimunes	Agamaglobulinemia, anemia hemolítica autoimune, artrite reumática, hepatite crônica, lúpus eritematoso sistêmico, púrpura trombocitopênica
Doença maligna	Doença de Hodgkin
Distúrbios idiopáticos	Encefalomielite disseminada aguda, neuropatia carcinomatosa, *miastenia gravis*, sarcoidose, síndrome de Guillain-Barré
Rejeição de enxerto	Renal

Bibiografia Consultada

BAIN BJ. Células Sanguíneas: um guia prático. 4ª ed. Porto Alegre: Artmed, 2007.

FAILACE R; FERNANDES FB. Hemograma Manual de Interpretação. 5ª ed. Porto Alegre: Artmed, 2009.

ZAGO MA; FALCÃO RP; PASQUINI R. Hematologia Fundamentos e Prática. São Paulo: Atheneu, 2005.

136 Qual a definição de neoplasias hematológicas e como se classificam?

Marcos Kneip Fleury

As neoplasias hematológicas podem ser definidas como uma proliferação descontrolada de células hematológicas malignas ou a incapacidade da medula óssea em produzir a quantidade de células adequada. Este extenso grupo de doenças pode ser estudado usando-se a análise morfológica, colorações especiais (citoquímica), imunofenotipagem (citometria de fluxo), técnicas citogenéticas (cariotipagem) e análise do DNA (sequenciamento e reação em cadeia da polimerase – PCR). A medula óssea é o principal tecido afetado e seu exame é imprescindível para o correto diagnóstico e classificação destas doenças. Atualmente, o diagnóstico das neoplasias hematológicas utiliza várias ferramentas laboratoriais para que a célula envolvida no processo neoplásico seja precisamente identificada. A correta classificação da neoplasia e sua origem celular são necessárias para que o protocolo de tratamento seja precisamente escolhido, pois, com a ampliação do arsenal terapêutico, existem drogas com atuação específica para determinados tipos celulares. O protocolo diagnóstico envolve, primeiramente, a avaliação morfológica da medula óssea e do sangue periférico, utilizando-se a coloração tradicional de Romanowsky e as diversas reações citoquímicas disponíveis. A identificação da linhagem celular e/ou da etapa evolutiva da célula afetada pode ser realizada por meio da imunofenotipagem, que consiste na identificação imunológica da linhagem celular afetada e da etapa evolutiva da célula. A pesquisa de alterações no DNA pode esclarecer a etiologia, diagnosticar e classificar as neoplasias e identificar a doença residual mínima (DRM). A análise citogenética tem grande utilidade no estabelecimento do prognóstico das doenças neoplásicas. De acordo com o grupo FAB (Francês, Americano e Britânico), as neoplasias hematológicas são classificadas de acordo com a ori-

IV. PRINCIPAIS ALTERAÇÕES DO HEMOGRAMA

gem da célula blástica. A Organização Mundial da Saúde (OMS) utiliza em sua classificação, sempre que possível, aspectos fenotípicos das doenças. Sendo assim, as duas classificações apresentam pontos em comum e também divergências, o que ocasiona uma complexa rede de inter-relações entre as diversas doenças, ora por razões morfológicas ora por características fenotípicas. Dessa forma, uma maneira de apresentar as neoplasias é agrupá-las conforme a origem celular: Síndromes Mieloproliferativas; Síndromes Mielodisplásicas e Síndromes Linfoproliferativas. Outra maneira seria classificá-las em relação à apresentação clínica e laboratorial (fenótipo), como no caso das as Leucemias Agudas. As Síndromes Mieloproliferativas (SMP) têm a alteração na *stem cell* que pode expressar esse defeito em todas as linhagens hematológicas, mieloide, eritroide ou plaquetária. As doenças que compõem esse grupo são: Leucemia Mieloide Crônica (LMC), Policitemia Vera (PV), Trombocitemia Essencial (TE) e Metaplasia Mieloide Agnogênica (MMA) ou Mielofibrose.

As Síndromes Mielodisplásicas (SMD) também apresentam defeito na *stem cell* e são mais comumente classificadas pela origem celular (FAB) da seguinte forma: Anemia Refratária, Anemia Refratária com Sideroblastos (Anemia Sideroblástica), Anemia Refratária com Excesso de Blastos, Leucemia Mielomonocítica Crônica e Anemia Refratária com Excesso de Blastos em Transformação.

As Síndromes Linfoproliferativas (SLP) representam um grupo bastante heterogêneo. O defeito nesse grupo não poderia ser definido como sendo em uma única célula ou em um determinado estágio da diferenciação celular. O grupo apresenta em comum a origem linfoide, mas as doenças podem apresentar sua origem em células em estágios evolutivos diferentes. Esse grupo é composto por Leucemia Linfocítica Crônica (LLC), Mieloma Múltiplo (MM), Leucemia Pró-Linfocítica (LPL), Leucemia de Células Cabeludas ou *Hairy Cell Leukemia* e Linfoma Leucemizado.

Finalmente, as Leucemias Agudas constituem um grupo bastante homogêneo formado por doenças com apresentação extremamente semelhante em relação aos sinais e sintomas. Podem ser de origem mieloide, linfoide, mista ou indeterminada e têm em comum os valores laboratoriais e os aspectos clínicos que as caracterizam como doenças com curso clínico de evolução rápida e extremamente agressivo.

Bibliografia Consultada

BAIN B. Leukaemia Diagnosis. 4th ed. Singapore: Wiley-Blackwell, 2010.

HOFFMAN R. Hematology – Basic Principles and Practice. 3rd ed. Philadelphia: Churchill Livingstone, 2000.

LEWIS SM; BAIN BJ; BATES I. Dacie and Lewis Practical Haematology. 11th ed. Philadelphia: Churchill Livingstone, 2012.

SO CWE. Leukemia – Methods and Protocols. Humana Press, 2009.

TURGEON ML. Clinical Hematology – Theory and Procedures. 5th ed. Philadelphia: Lippincott Williams & Wilkins, 2012.

137 O que são e como se classificam as Leucemias Agudas?

Leila J. Borracha Gonçalves

As Leucemias Agudas caracterizam-se por um defeito na maturação, levando a um desequilíbrio entre proliferação e maturação. Uma vez que as células do clone leucêmico continuam a se proliferar e não amadurecem, há uma expansão contínua deste clone com predominância de células imaturas. A elevada proliferação celular tem consequências metabólicas e as células infiltrantes também causam distúrbios na função dos tecidos. Anemia, neutropenia e trombocitopenia constituem consequências importantes da infiltração da medula óssea e podem, por sua vez, ocasionar infecções e hemorragias.

A Leucemia Mieloide Aguda (LMA) é uma doença clonal do tecido hematopoiético caracterizado pela proliferação anormal de células progenitoras da linhagem mieloide, ocasionando produção insuficiente de células sanguíneas normais (Foto 34, p. 375). Desse modo, a infiltração da medula óssea é frequentemente acompanhada de hematopoiese prejudicada com a presença de citopenias. O mecanismo que leva a célula progenitora da linhagem mieloide a perder o controle da proliferação celular, ocasionando a expansão do clone leucêmico, permanece incerto. No entanto, a ativação de proto-oncogenes supressores que regulam o ciclo celular parece estar envolvida na patogênese das leucemias. A LMA representa cerca de 20% das leucemias agudas na infância e 80% das que ocorrem em adultos.

Em 1976, a primeira classificação mundialmente aceita foi estabelecida pelo grupo Franco-Americano Britânico (FAB), o qual desenvolveu critérios para a categorização das leucemias agudas, com a finalidade inicial de agrupar corretamente os tipos de leucemias e definir adequadamente a clínica e os achados laboratoriais. As revisões propostas seguiram através dos conhecimentos desenvolvidos com as ca-

324

racterísticas morfológicas, imunológicas e citogenéticas, de acordo com aspectos citológicos, antígenos de superfície e padrão do cariótipo dos blastos.

A classificação proposta pela OMS (Organização Mundial da Saúde) considera todos os aspectos citados, e ainda o fato de a leucemia ser secundária ou não a uma mielodisplasia. A identificação dos subtipos da LMA (classificadas de M-0 a M-7) tem importância prognóstica para a escolha terapêutica adequada a cada subtipo.

A leucemia linfoide aguda resulta da proliferação clonal de precursores linfoides anormais na medula óssea. Constituem cerca de 80% das leucemias da infância e 20% das leucemias do adulto. A classificação da LLA baseia-se em critérios morfológicos, imunofenotípicos e citogenéticos, que visam facilitar o diagnóstico, identificar fatores prognósticos e permitir a detecção precoce de recaída da doença.

Na maioria dos casos de leucemias agudas, o hemograma vem acompanhado de anemia, plaquetopenia e leucose com presença de blastos. A quantificação e a descrição do tipo de blasto é o primeiro relato e extremamente importante para dar seguimento à pesquisa do tipo da leucose aguda.

A realização do mielograma é essencial para a avaliação e quantificação dos blastos e, quando possível, para a identificação do tipo de blastos presentes.

Bibliografia Consultada

BAIN BJ. Diagnóstico em leucemias. 2ª ed. Rio de Janeiro: Revinter, 2003.

JAFFE ES; HARRIS NL; STEIN H; VADIMAN JW. World Health Organization Classification of Tumours Pathology and Genetics of Haematopoietic And Lymphiod Tissues-Lyon, IARC. 2001.

LORENZI TF; D'AMICO E; DANIEL MM; SILVEIRA PAA; BUCCHERI V. Manual de Hematologia Propedêutica e Clínica. 3ª ed. Rio de Janeiro: Medsi, 2003.

ZAGO MA; FALCÃO R; PASQUINI R. Hematologia: Fundamentos e Prática. São Paulo: Atheneu, 2004.

138 O que são e como se classificam as Síndromes Mielodisplásicas (SMD)?

Marcelo Luide Pereira Gonçalves

As Síndromes Mielodisplásicas são um grupo heterogêneo de doenças hematológicas caracterizadas por citopenias no sangue periférico, resultantes de uma hematopoiese ineficaz. Seu diagnóstico é baseado em evidências morfológicas de alterações displásicas no sangue periférico e no aspirado/biópsia medular (Quadro 1). Complementam o diagnóstico de SMD estudos de cariótipo, citometria de fluxo e genética molecular. A classificação das SMD é descrita no quadro 2.

Quadro 1 – Critérios morfológicos utilizados para caracterização das alterações displásicas.

Displasia Granulocítica	Displasia Eritrocítica	Displasia Megariocítica
Hipogranulosidade	Anisopoiquilocitose	Micromegacariócitos
Segmentação nuclear anormal	Lobulação nuclear	Lobulação nuclear anormal (hipo ou hiperlobulação)
Cromatina nuclear hipercondensada	Cariorrexe	Plaquetas gigantes, hipogranulares
Hipossegmentação	Alterações megaloblastoides	
Hipersegmentação	Incorporação inadequada do ferro (sideroblastos em anel)	
Alterações megaloblastoides	Defeitos de hemoglobinização	

326

Quadro 2 – Classificação das Síndromes Mielodisplásicas (SMD) de acordo com a Organização Mundial da Saúde (OMS, 2008). Achados laboratoriais no sangue periférico e medula óssea.

Doença	Sangue periférico	Medula óssea
Citopenias refratárias com displasias de única linhagem (CRDU): – Anemia refratária (AR) – Neutropenia refratária (NR) – Trombocitopenia refratária (TR)	Monocitopenia ou bicitopenia* Nenhum ou raros blastos (< 1%)**	Displasia de única linhagem em ≥ 10% das células < 5% blastos < 15% sideroblastos em anel
Anemia refratária com sideroblastos em anel (ARSA)	Anemia Ausência de blastos	≥ 15% de sideroblastos em anel Apenas displasia eritrocítica < 5% blastos
Citopenia refratária com displasia de múltiplas linhagens (CRDM)	Citopenia(s) Nenhum ou raros blastos (< 1%)** Ausência de bastonetes de Auer < 1 × 10^9/L monócitos	Displasia em ≥ 10% das células em ≥ 2 linhagens mieloides (neutrófilos e/ou precursores eritrócitos e/ou megacariócitos) < 5% blastos Ausência de bastonetes de Auer ± 15% sideroblastos em anel
Anemia refratária com excesso de blastos 1 (AREB-1)	Citopenia(s) < 5% blastos** Ausência de bastonetes de Auer < 1 x 10^9/L monócitos	Displasia de uma ou múltiplas linhagens 5-9% blastos** Ausência de bastonetes de Auer
Anemia refratária com excesso de blastos 2 (AREB-2)	Citopenia(s) 5-19% blastos*** Bastonetes de Auer ± *** < 1 × 10^9/L monócitos	Displasia de uma ou múltiplas linhagens 10-19% blastos*** Bastonetes de Auer ±***
Mielodisplasia não classificada (SMD-NC)	Citopenias < 1% blastos**	Displasia < 1% das células de uma ou mais linhagens mieloides acompanhadas de anormalidades citogenéticas com evidências presuntivas de diagnóstico de SMD

Quadro 2 - Classificação das Síndromes Mielodisplásicas (SMD) de acordo com a Organização Mundial da Saúde (OMS, 2008). Achados laboratoriais no sangue periférico e medula óssea. (*Continuação*)

Doença	Sangue periférico	Medula óssea
SMD associada a del(5q) isolada	Anemia Plaquetas normais ou elevadas Ausência ou raros blastos (< 1%)	Número normal ou aumentado de megacariócitos com formas hipolobuladas < 5% blastos del(5q) isolada Ausência de bastonetes de Auer

*Bicitopenia pode ser observada. Casos de pancitopenia devem ser classificados como SMD-I.

**Se o percentual de blastos na medula for < 5% mas estiver entre 2 e 4% no sangue periférico, a classificação diagnóstica é AREB-1. Casos de CRDU e CRDM com 1% de blastos no sangue periférico devem ser classificados como SMD-NC.

***Casos com bastonetes de Auer e < 5% blastos no sangue periférico e < 10% de blastos na medula devem ser classificados como AREB-2. Embora o achado de 5 a 19% blastos seja diagnóstico de AREB-2, alguns casos podem apresentar < 5% blastos no sangue periférico, desde que tenham bastonetes de Auer ou 10 a 19% de blastos na medula ou ambos. Da mesma forma, casos de AREB-2 podem apresentar < 10% blastos na medula, desde que tenham bastonetes de Auer e/ou 5 a 19% blastos no sangue periférico.

Bibliografia Consultada

HALL J; FOUCAR K. Diagnosing myelodysplastic/myeloproliferative neoplasms: laboratory testing strategies to exclude other disorders. Int J Lab Hematol 2010;32:559-571.

VARDIMAN JW; THIELE J; ARBER DA et al. The 2008 revision of the World Health Organization (WHO) classification of myeloid neoplasms and acute leukemia: rationale and important changes. Blood 2009;114(5):937-951.

139 O que são Síndromes Mieloproliferativas e quais doenças se classificam como tal?

Marcelo Luide Pereira Gonçalves

As neoplasias mieloproliferativas correspondem a um grupo de doenças caracterizadas pela proliferação de uma ou mais linhagens hematopoiéticas, representadas pelas linhagens granulocítica, eritroide ou megacariocítica.

De acordo com os critérios estabelecidos pela Organização Mundial da Saúde (OMS) em 2008, as neoplasias mieloproliferativas são classificadas de acordo com o quadro 1.

A Policitemia Vera (PV) é caracterizada pela elevação do número de hemácias circulantes na ausência de condições que levem a uma policitemia secundária. Algumas alterações observadas ao hemograma incluem a elevação do valor de hemácias superior a 25% do limite de referência; valores de hemoglobina superiores a 18,5g/dL em homens e 16,5g/dL em mulheres; trombocitose ($> 400 \times 10^3/\mu L$) e leucocitose ($> 12 \times 10^3/\mu L$). A avaliação da medula óssea, incluindo a realização do cariótipo, pode apresentar, comumente, hiperplasia eritroide e megacariocítica com megacariócitos displásicos e até mesmo pan-mielose. A transformação para leucemia aguda é incomum.

Quadro 1 – Classificação das doenças mieloproliferativas segundo a OMS, 2008.

Leucemia Mieloide Crônica, Ph+, BCR-ABL+
Leucemia Neutrofílica Crônica
Leucemia Eosinofílica Crônica/Síndrome Hipereosinofílica
Mielofibrose Idiopática Crônica (Ph–)
Policitemia Vera (Ph–)
Trombocitemia Essencial (Ph–)
Doença Mieloproliferativa inclassificável

Ph = cromossomo Philadelphia.

De modo geral, a Trombocitemia Essencial (TE) apresenta-se por meio da hiperproliferação isolada do componente megacariocítico acompanhada de plaquetose persistente no sangue periférico (> 450.000/mm³). Os pacientes podem manifestar eventos trombóticos (10 a 50%) ou hemorrágicos (4%). Cerca de metade dos pacientes é assintomáticas no momento do diagnóstico e esse depende da exclusão de causas de trombocitose reacional, de outras neoplasias mieloproliferativas e de outras síndromes mielodisplásicas.

A Mielofibrose Idiopática Crônica é a neoplasia mieloproliferativa menos comum e a que possui pior prognóstico. As principais alterações observadas são fibrose medular e metaplasia mieloide (hematopoiese extramedular). Em todos os estágios da doença, a proliferação das populações de eritrócitos, granulócitos e megacariócitos é de origem clonal. Cerca de dois terços dos pacientes são sintomáticos ao diagnóstico, que, geralmente, é estabelecido na fase fibrótica da doença, com o achado de pancitopenia. A morbidade e a mortalidade da doença estão relacionadas a falência hematopoiética, trombose, hiperesplenismo, idade avançada e evolução para leucemia mieloide aguda.

As Síndromes Hipereosinofílicas são caracterizadas pela elevação persistente dos eosinófilos no sangue periférico e na medula, excluídas outras doenças que se apresentam com eosinofilia secundária ou reacional. Estas síndromes comumente apresentam evolução crônica, podendo haver transformação blástica após muitos anos de evolução.

As características clínicas e laboratoriais da Leucemia Mieloide Crônica (LMC) são consequência dos efeitos biológicos da translocação cromossômica (9;22) e do rearranjo gênico BCR-ABL. A LMC deve ser diferenciada de neutrofilias e leucocitoses reacionais associadas a outras doenças mieloproliferativas e síndromes mielodisplásicas. Pode apresentar três estágios com características clinicolaboratoriais distintas: fase crônica, fase acelerada e crise blástica. O prognóstico é variável, de acordo com o estágio de evolução da doença.

Bibliografia Consultada

CAMPBELL PJ; GREEN AR. The myeloproliferative disorders. N Engl J Med 2006;355(23):2452-66.

VARDIMAN JW; THIELE J; ARBER DA et al. The 2008 revision of the World Health Organization (WHO) classification of myeloid neoplasms and acute leukemia: rationale and important changes. Blood 2009;114(5):937-51.

WADLEIGH M; TEFFERI A. Classification and diagnosis of myeloproliferative neoplasms according to the 2008 World Health Organization criteria. Int J Hematol 2010;91(2):174-9.

140 É possível a classificação do tipo de leucemia apenas com a análise do hemograma? Que outros testes devem ser realizados?

Leila J. Borracha Gonçalves

A análise morfológica dos blastos do sangue periférico e/ou da medula óssea é a primeira etapa no diagnóstico de leucemia aguda. Segundo a classificação FAB (Francês, Americano e Britânico), o critério para o diagnóstico de Leucemia Mieloide Aguda (LMA) será feito quando as células blásticas da medula óssea (tipo 1 mais tipo 2) sejam pelo menos 30% do total das células nucleadas ou das células não eritroides. Segundo a classificação da OMS, que atualmente é a mais utilizada, o critério de porcentagem de células blásticas na medula óssea deve ser maior ou igual a 20%. As colorações citoquímicas ganham importância para o diagnóstico e a classificação das leucemias, pois podem ser aplicadas tanto à medula óssea quanto ao sangue periférico, auxiliando na confirmação da origem mieloide e/ou monocítica. São colorações especialmente úteis no diagnóstico de malignidades hematológicas. As colorações citoquímicas trazem uma medida de objetividade que não é possível com o uso isolado dos corantes de Romanowsky. Os corantes citoquímicos são úteis para diferenciar as leucemias agudas e seus subtipos, auxiliando no diagnóstico diferencial. Portanto, são realizadas as principais provas: mieloperoxidase (MPO), Sudan Black B, ácido periódico de Schiff (PAS), enzima nuclear TdT, mieloperoxidase (MPO), Sudan Black B, corantes de esterase e fosfatase ácida. A classificação FAB sugere que os casos de leucemias agudas com menos de 3% de mieloperoxidase e Sudan Black positivos sejam diagnosticados como LLA e nos casos com mais de 3% positivo o diagnóstico seja LMA. A mieloperoxidase ou Sudan Black B positivo maior ou igual a 3% confirma a natureza mieloide dos blastos e revela os bastonetes de Auer em aproximadamente 65% dos casos. Ela é específica para as linhagens de granulócitos, eosinófilos e monócitos.

As leucemias agudas são um grupo heterogêneo com distintas características clínicas, morfológicas, imunológicas e moleculares, que apresentam relação direta com o prognóstico e os tratamentos dessas doenças.

É fundamental a separação das leucemias linfoides e mieloides por citometria de fluxo, e isso tem sido cada vez mais possível pela disponibilidade de anticorpos, pela melhora nas estratégias de *gate* (janela) e técnicas analíticas multiparamétricas. As leucemias agudas refletem a aquisição de antígenos observados na diferenciação hematopoiética normal, com variações aberrantes das características imunofenotípicas. Detalhes dos fenótipos de diferenciação nas leucemias agudas permitem uma classificação mais precisa do que somente pela morfologia.

O estudo da genética das células malignas é a análise do cariótipo, que envolve análise morfológica direta ao microscópio dos cromossomos de células tumorais, exige que elas mesmas estejam em metáfase, havendo, dessa forma, a necessidade de cultivo para estimular a divisão antes da preparação cromossômica.

A análise fluorescente de hibridização *in situ* (FISH) envolve o uso de sondas genéticas fluorescentes que hibridizam partes específicas do genoma. É possível marcar cada cromossomo com uma combinação diferente de marcadores fluorescentes. Essa técnica é sensível e pode identificar cópias extras de material genético de células na metáfase e na intérfase ou, usando duas sondas diferentes, revelar translocações cromossômicas. Pode ser aplicada para determinar a origem clonal das leucemias, monitoramento de doença residual mínima, recidiva da doença, anomalias cromossômicas numéricas, bem como amplificação e deleção dos genes.

A análise de genética molecular pode ser fundamental na análise do ácido desoxirribonucleico (DNA) por meio de técnicas como *Southern blot*, que envolve a extração de DNA da célula seguida por digestão de eletroforese em gel e transferência por borramento para uma membrana adequada. O DNA então é hibridizado com uma sonda complementar no gene de interesse. Quando a sonda reconhece um segmento dentro dos limites de um único fragmento de restrição, identifica-se uma banda, mas, se o gene foi translocado para uma nova região do genoma, observa-se uma nova banda com mobilidade eletroforética diferente. Outra técnica aplicada é a de reação em cadeia da polimerase (PCR), que pode ser feita no sangue periférico ou medula óssea para numerosas translocações específicas como t(9; 22) e t(15; 17). Sendo relativamente direta e extremamente sensível, tem grande valor no diagnóstico e na monitoração da doença residual mínima.

Bibliografia Consultada

BAIN BJ. Diagnóstico em Leucemias. 2ª ed. Rio de Janeiro: Revinter, 2003.

HOFFEBRAND AV; PETIT JE; MOSS PAH. Fundamentos em Hematologia. 4ª ed. Porto Alegre: Artemed, 2004.

JAFFE ES; HARRIS NL; STEIN H; VADIMAN JW. World Health Organization Classification of Tumours Pathology and Genetics of Haematopoietic and Lymphoid Tissues-Lyon, IARC, 2001.

LORENZI TF; D'AMICO E; DANIEL MM; SILVEIRA PAA; BUCCHERI V. Manual de Hematologia Propedêutica e Clínica. 3ª ed. Rio de Janeiro: Medsi, 2003.

ZAGO MA; FALCÃO R; PASQUINI R. Hematologia: Fundamentos e Prática. São Paulo: Atheneu, 2004.

141 O que fazer quando encontrar blastos na análise da distensão sanguínea, mas não tiver condições de realizar testes adicionais? Como liberar esse resultado?

Leila J. Borracha Gonçalves

O hemograma é a primeira etapa do diagnóstico das doenças onco-hematológicas. Nas leucoses, onde podemos ter um grande número de células blásticas, deve haver o cuidado na observação das características celulares, e a forma correta de liberar esse resultado é a descrição celular onde todas as características morfológicas devem ser incluídas. É importante descrever a relação nucleocitoplasmática, a basofilia citoplasmática, a presença ou não de grânulos, o tipo de cromatina nuclear, a presença de nucléolos, a vacuolização citoplasmática quando presente e a caracterização do tipo de linhagem quando possível.

O médico que solicitou o hemograma deve encaminhar o paciente e as informações do resultado do hemograma para especialistas ou solicitar a realização dos exames adicionais necessários em outro serviço, se for o caso.

Bibliografia Consultada

BAIN BJ. Diagnóstico em Leucemias. 2ª ed. Rio de Janeiro: Revinter, 2003.

HOFFEBRAND AV; PETIT JE; MOSS PAH. Fundamentos em Hematologia. 4ª ed. Porto Alegre: Artemed, 2004.

JAFFE ES; HARRIS NL; STEIN H; VADIMAN JW. World Health Organization Classification of Tumours Pathology and Genetics of Haematopoietic and Lymphoid Tissues-Lyon, IARC, 2001.

LORENZI TF; D'AMICO E; DANIEL MM; SILVEIRA PAA; BUCCHERI V. Manual de Hematologia Propedêutica e Clínica. 3ª ed. Rio de Janeiro: Medsi, 2003.

ZAGO MA; FALCÃO R; PASQUINI R. Hematologia: Fundamentos e Prática. São Paulo: Atheneu, 2004.

142 Como diferenciar uma Leucemia Mieloide Crônica (LMC) de uma reação leucemoide?

Paula Loureiro

A Leucemia Mieloide Crônica (LMC) é uma neoplasia mieloproliferativa que tem sua incidência principalmente em adultos, caracterizada pelo aumento acentuado dos leucócitos com o diferencial de células escalonado, com presença de células imaturas como mieloblastos, promielócitos, mielócitos, até granulócitos neutrófilos segmentados. Essa proliferação de células é clonal e apresenta característica peculiar, que é a presença de uma alteração citogenética, o cromossomo Philadelphia (Ph), que é uma translocação entre os cromossomos 9 e 22 – t(9:22). Outra característica das células da LMC é a redução da fosfatase alcalina dos neutrófilos determinada pelo método de citoquímica.

A elevação do número de leucócitos com presença de células imaturas pode ser considerado um quadro hematológico semelhante ao da LMC. Isso ocorre em alguns quadros clínicos de infecção bacteriana, do uso de corticoides, em quadros hemolíticos, carcinoma de pulmão ou metástases, tuberculose, uso terapêutico do fator estimulador de granulócitos. Essa condição é denominada reação leucemoide mieloide, caracterizada por leucocitose acima de $50.000/mm^3$, com presença de células jovens, mieloblastos, promielócitos, mielócitos com escalonamento, até granulócitos neutrófilos segmentados.

Para diferenciar a reação leucemoide da LMC, vários aspectos devem ser considerados (Quadro 1).

Todos os aspectos descritos podem ser analisados para diferenciar uma LMC de uma reação leucemoide mieloide, mas a pesquisa do cromossomo Philadelphia, por análise citogenética ou molecular, e a fostatase alcalina dos neutrófilos, por citoquímica, são os dois testes que demonstram a diferença entre as duas situações.

Quadro 1 – Aspectos a serem considerados para diferenciar uma LMC de uma reação leucemoide.

Aspectos	LMC	Reação Leucemoide
Contagem de Leucócitos	Muito aumentada, podendo chegar a valores de até 500.000/mm³	Maior que 50.000/mm³
Diferencial de Leucócitos	O diferencial pode apresentar um percentual de mieloblastos e presença de células imaturas de promielócito, mielócitos, metamielócitos, até segmentados em maior proporção que a reação leucemoide	O diferencial pode apresentar células imaturas, mas frequentemente não é na mesma proporção da LMC
Contagem Diferencial	Presença de basofilia Presença de eosinofilia	Ausência de basófilos e eosinófilos ou valores normais
Inclusões nos Leucócitos	Ausência de granulações tóxicas	Presença de granulações tóxicas Presença de Corpos de Döhle Vacuolização
Eritrócitos	Pode ocorrer anemia	Pode ocorrer anemia
Plaquetas	Normalmente são aumentadas ou diminuídas	Normais ou discretamente diminuídas, dependendo da causa base
Fosfatase Alcalina dos Neutrófilos	Escore diminuído	Escore aumentado
Cromossomo Philadelphia	Presença da translocação 9:22, BCR:ABL	Ausência de translocação 9:22

Bibliografia Consultada

BAIN BJ. Células Sanguíneas: um guia prático. 4ª ed. Porto Alegre: Artmed, 2007.

GROTTO HZW. Interpretação Clínica do Hemograma. São Paulo: Atheneu, 2009.

LUZ KG et al. Reação leucemoide e anemia hemolítica grave causada por *Mycoplasma pneumoniae*. Rev Bras Hematol Hemoter 2010;32(4):5-206.

143 Qual a diferença entre desvio à esquerda e reação leucemoide?

Marcos Kneip Fleury

O desvio à esquerda é caracterizado pelo aumento de neutrófilos imaturos no sangue periférico acompanhado de leucocitose. O conceito de reação leucemoide não está bem definido na literatura. Em textos mais antigos, essa terminologia era usada para indicar um conjunto de características qualitativas e quantitativas dos neutrófilos que se assemelhassem a uma leucemia ou a um estágio preliminar dessa doença. Em trabalhos mais modernos, alguns autores consideram a reação leucemoide um aumento da leucometria, próxima aos 50.000 leucócitos/mm^3, presença de neutrófilos imaturos, neutrófilos com granulações grosseiras e características degenerativas, como vacúolos citoplasmáticos e presença de corpos de Döhle. Outros ainda consideram a reação leucemoide como um sinônimo de reação leucoeritroblástica por indicarem a suspeita de leucemia mieloide. Como podemos constatar, o conceito é um pouco vago. Entretanto, uma maneira de definir a reação leucemoide que parece bastante satisfatória e coerente seria a que considera a cinética medular dos granulócitos neutrófilos. Segundo a moderna teoria hematopoiética, podemos dividir as células na medula óssea em dois grandes compartimentos teóricos: um compartimento denominado proliferativo ou mitótico, em que seus componentes teriam a capacidade mitótica e um compartimento de armazenamento ou pós-mitótico, onde as células estariam apenas se diferenciando e amadurecendo sem capacidade de divisão celular. Com base nesse conceito, poder-se-ia então definir o desvio à esquerda como sendo o aumento de neutrófilos maduros e imaturos pertencentes ao compartimento de armazenamento, isto é, neutrófilos segmentados, bastões e metamielócitos. A reação leucemoide apresentaria as mesmas características morfológicas do desvio à esquerda, porém exibindo em circulação, além das células mais maduras, células pertencentes ao compartimento mitótico: mielócitos, promielócitos e até mesmo mieloblastos. Dessa forma, a diferença entre desvio à esquerda e reação leucemoide estaria baseada no tipo de compartimento medular envolvido e não somente em características quantitativas e qualitativas. Ressaltamos que o aumento de bastões ou de formas mais imaturas dos neutrófilos não representa um indicador sensível de gravidade na infecção. Uma simples diarreia pode causar expressivo desvio à esquerda, enquanto um estágio avançado de sepse por gram-negativos frequentemente não causa alteração semelhante.

Bibliografia Consultada

BAIN BJ; PATH FRC. Diagnosis from the blood smear. N Engl J Med 2005; 353:498-507.

LEWIS SM; BAIN BJ; BATES I. Dacie and Lewis. Practical Haematology. 11th ed. Philadelphia: Churchill Livingstone, 2012.

FAILACE R. Hemograma manual de interpretação. 5ª ed. Artmed, 2009.

HOWEN B. White blood cell morphology in the balance. Lab Hematol 2005; 11:79-82.

KOTTKE-MARCHANT K; DAVIS BH. Laboratory Hematology Practice. Oxford: Willey-Blackwell, 2012.

144 Qual quadro celular pode ser encontrado na Leucemia Linfocítica Crônica (LLC) e como referir estes achados?

Marcelo Luide Pereira Gonçalves

A Leucemia Linfocítica Crônica (LLC) é caracterizada pela infiltração medular por linfócitos maduros e, na maioria dos casos, o hemograma apresenta leucocitose e linfocitose absoluta ($> 5 \times 10^9$/L), anemia normocítica normocrômica com contagem de reticulócitos normal ou diminuída e contagem plaquetária normal. A avaliação morfológica dos linfócitos, acompanhada das suas propriedades imunofenotípicas constituem a etapa inicial no diagnóstico da LLC.

A maioria dos linfócitos, observados à microscopia, tem aspecto uniforme, eles são pequenos a médios, com citoplasma escasso e cromatina condensada. Outra característica típica observada no esfregaço sanguíneo são as células do tipo *smudge* (ou núcleos nus), também denominadas restos de Gumprecht, que são células com aspecto esmagado que ocorrem devido à maior fragilidade mecânica das células presentes na LLC (Foto 35, p. 375). Uma população menor de linfócitos maiores com nucléolo proeminente, com aspecto pró-linfocitoide, pode ser observada em quantidades inferiores a 10%.

Portanto, diante de um hemograma com linfocitose absoluta ($> 5 \times 10^9$/L) é importante relatar:

- O aspecto morfológico dos linfócitos observados.
- A presença de células arrebentadas – *smudge cells*.
- Orientar, caso necessário, a realização da imunofenotipagem dos linfócitos para a definição/classificação do quadro linfoproliferativo, que pode ser complementada pela análise citogenética e por biópsia de medula óssea.

Obviamente, as linfocitoses reacionais devem ser afastadas durante a propedêutica laboratorial.

Bibliografia Consultada

BAIN BJ. Células Sanguíneas: um guia prático. 4ª ed. Porto Alegre: Artmed, 2007.

MATUTES E; POLLIACK A. Morphological and immunophenotypic features of chronic lymphocytic leukaemia. Rev Clin Exp Hematol 2000;4:22-47.

SWERDLOW SH; CAMPO E et al. WHO classification of tumours of haematopoietic and lymphoid tissues. 4th ed. Lyon: IARC Press; 2008. pp. 80-81.

145 Como diferenciar uma leucemia linfocítica de um linfoma?

Flavo Beno Fernandes

A Leucemia Linfocítica Crônica (LLC) é a doença linfoproliferativa mais comum, dividindo com o linfoma do manto e os linfomas não Hodgkin B leucemizados (principalmente os linfomas foliculares e linfomas vilosos) os diagnósticos de doenças linfoproliferativas realizados por avaliação de sangue periférico.

Caracteristicamente, a LLC é uma "doença de acúmulo", composta por linfócitos maduros clonais que perdem a capacidade de apoptose. Imunofenotipicamente tem expressão de CD19, CD23 e IgM de baixa intensidade e coexpressão de CD5, um marcador de linhagem T expresso transitoriamente também em linhagem B em uma fase inicial do desenvolvimento dos linfócitos. Por essa razão, embora morfologicamente seja uma célula de aspecto maduro, imunofenotipicamente não o é. A intensa divisão celular faz com que tenhamos a presença de muitos restos celulares (na verdade nucleares) circulantes, conhecidos como manchas de Gumprecht ou *smudge cells*. A formação desses restos celulares é característica da LLC e não ocorre *in vivo*; é um fenômeno que ocorre no momento da realização da distensão do sangue periférico em lâmina, decorrente da fragilidade dos linfócitos da LLC ao serem forçados contra as superfícies de vidro. Com a adição de albumina na amostra, antes da realização da distensão, podemos evitar o rompimento das células e a formação desse artefato. Morfologicamente, os linfócitos são de aspecto nuclear maduro, escasso citoplasma e com bordas nítidas. Na LLC podemos também encontrar até 30% de pró-linfócitos. Como critério diagnóstico, os linfócitos na LLC devem ser em número >5.000/µL.

No grupo dos linfomas, podemos encontrar uma grande variedade de células linfoides circulando, em número geralmente não tão grande quanto na LLC, mas muitas delas com características bem definidas. Nesse grupo de doenças, as células tendem a ter citoplasma mais abundante. Linfócitos de aspecto linfoplasmocítico são observados na macroglobulinemia de Waldenström. Linfócitos com citoplasma apiculado e em fragmentação, nos linfomas foliculares, bem como células de núcleo clivado aparecem nesse tipo de linfoma. As projeções citoplasmáticas são basicamente de dois tipos: finas, longas e poucas quando das leucemias de células cabeludas (*hairy cell leukemia*), e de tipo curto, em número maior e mais largas na origem nos casos de linfoma viloso esplênico.

É importante ressaltar que novas entidades clínicas como a linfocitose B monoclonal e a policlonal reativa foram descritas nos últimos anos e também devem ser consideradas no diagnóstico diferencial dos quadros de linfocitose do sangue periférico.

Bibliografia Consultada

GULATI LG; BOURNE S; EL JAMAL SM; FLOREA AD; GONG J. Automated Lymphocyte Counts vs Manual Lymphocyte Counts in Chronic Lymphocytic Leukemia Patients. Posted: 09/08/2011; Lab Med. 2011;42(9):545-548. © 2011, American Society for Clinical Pathology. http://www.medscape.com/viewarticle/748734. Acessado em 24/07/2012.

LORAND-METZA I. LLC: critérios diagnósticos, imunofenotipagem e diagnóstico diferencial. Rev Bras Hematol Hemoter 2005;27(4):233-5.

OMS – Organização Mundial da Saúde, 2008.

146 O que é Mieloma Múltiplo (MM) e quais informações laboratoriais podem levar ao diagnóstico?

Flavo Beno Fernandes

Mieloma múltiplo faz parte das gamopatias monoclonais. É uma neoplasia de origem plasmocitária, de crescimento ósseo ou não, em múltiplos focos ou de maneira isolada (plasmocitoma), decorrente de alterações genéticas passíveis de determinação em um grande número de pacientes. As manifestações laboratoriais mais comuns incluem anemia, perda da função renal, hipercalcemia e presença de paraproteínas circulantes no sangue ou urina. As lesões ósseas também são frequentemente observadas e decorrentes das alterações do microambiente medular e das estruturas ósseas, por aumento da osteólise e estando muitas citocinas envolvidas. Essa doença pode ser precedida por crescimento lento de um clone de plasmócitos doentes que produzem menor quantidade de componente monoclonal e à qual se dá o nome de gamopatia monoclonal de significado incerto (GMSI). É sempre necessária a realização do exame de medulograma e que haja um valor > 10% de plasmócitos para o diagnóstico poder ser feito.

Na avaliação do sangue periférico de um paciente com suspeita de MM vamos encontrar anemia de intensidade e de tempo de instalação variáveis e presença de *rouleaux* – que se trata do empilhamento de eritrócitos determinado pelo excesso de paraproteína circulante. A circulação de plasmócitos pode também ser identificada, mas o número deles é sempre muito baixo. Outro exame sempre alterado é a velocidade de hemossedimentação – VHS (ou velocidade de sedimentação globular – VSG) que vai apresentar valores elevados para a faixa etária.

No proteinograma temos a formação de pico monoclonal em região de beta ou gamaglobulina. Essa paraproteína monoclonal também pode ser detectada, mas não quantificada, nos testes de imunofixação de soro e urina que são fundamentais para determinar a imunoglobulina envolvida e a presença de secreção de cadeias leves.

A hipercalcemia associada à perda de função renal também sugere esse diagnóstico.

Os MM geralmente são de tipo IgG, IgA ou, mais raramente, de tipo IgM, IgD ou IgE. Ocorrem também cerca de 3-5% dos MM de tipo não secretor, em que nenhuma paraproteína é identificada, e os de tipo policlonal, em que baixas concentrações de paraproteína são identificadas. Nesses casos, o diagnóstico é feito pela presença de lesões em órgão-alvo e o aumento de plasmócitos na medula óssea.

Bibliografia Consultada

FAILACE R. Hemograma – Manual de Interpretação. 5ª ed. Porto Alegre: Artmed, 2011.

147 Quais as principais causas das trombocitopenias?

Antonio C. C. D'Almeida

Com relativa frequência, o clínico depara-se com pacientes que apresentam contagens plaquetárias diminuídas e muitas vezes sem causa aparente. A contagem plaquetária normal encontra-se entre 150.000 e 450.000/mm^3, com valores medianos entre 237.000 e 266.000/mm^3 para homens e mulheres, respectivamente.

Trombocitopenia é definida como uma contagem plaquetária inferior a 150.000/mm^3, mas devemos sempre ter em mente que 2,5% da população pode apresentar contagens inferiores a esse nível e não representar anormalidade. Uma queda da contagem plaquetária ao redor de 50% do nível anterior documentado pode representar um estado patológico mesmo que ainda esteja dentro do parâmetro de normalidade. Geralmente, os clínicos iniciam o processo investigatório quando as contagens estão ao redor de 100.000 plaquetas/mm^3.

Os sangramentos cirúrgicos só se manifestam quando as contagens estão próximas de 50.000/mm^3, e sangramentos espontâneos podem ocorrer quando as contagens estão ao redor de 10.000 a 20.000 mm^3.

As plaquetas têm sobrevida média de 8 a 10 dias e são removidas da circulação no sistema monócito-macrófago (baço) e talvez por apoptose programada. Aproximadamente um terço das plaquetas está no *pool* esplênico em equilíbrio com o *pool* circulante. As plaquetas jovens são maiores e hemostaticamente mais ativas. Esse fenômeno está presente nos portadores de púrpuras imunes que muitas vezes tem plaquetopenias extremas com macroplaquetas e poucas manifestações hemorrágicas, em comparação aos portadores de aplasias, que apresentam plaquetas pequenas e mais sangramentos apesar de as contagens em número serem semelhantes.

As plaquetas reticuladas contêm RNA e também são chamadas de fração imatura. São análogas aos reticulócitos. Elas são encontradas em pacientes normais ao redor de 1,3% e em até 30% nos pacientes que apresentam hiperplasia megacariocítica.

- Pseudotrombocitopenias – contagens espúrias devido a problemas na coleta ou presença de interferentes nas contagens automatizadas.
- Mecanismo fisiopatológico – pode ocorrer por diminuição da produção, por aumento da destruição periférica ou ainda por aumento de consumo (Quadro 1).
- Modo de aquisição – pode ser congênita ou adquirida. As causas acima referidas dizem respeito às causas adquiridas. As principais causas de trombocitopenias congênitas são:
  - Anemia de Fanconi.
  - Síndrome da Trombocitopenia com ausência de Rádio.
  - Trombocitopenia Congênita Amegacariocítica.
  - Síndrome de Bernard-Soulier.
  - Síndrome de May-Hegglin.
  - Síndrome de Flechner.
  - Síndrome de Wiskott-Aldrich.

Bibliografia Consultada

AULT KA. Platelet counting. Is there room for improvement? Lab Hematol 1996;2:139-43. Disponível em: http://www.ouhsc.edu/platelets. Acessado em 10 de Julho de 2012.

BUCKLEY MF; JAMES JW; BROWN DE et al. A novel approach to the assessment of variations in the human platelet count. Thromb Haemost 2000;83:48.

MAZUR EM. Platelets. In: Schiffman FJ (ed). Hematologic Pathophysiology. Philadelphia: Lippincott-Raven, 1998, p.140.

NUGENT D; McMILLAN R; NICHOL JL; SLICHTER SJ. Pathogenesis of chronic immune thrombocytopenia: increased platelet destruction and/or decreased platelet production. Br J Haematol 2009;146:585.

Quadro 1 – Causas das trombocitopenias.

Diminuição da produção	Aumento da destruição	Aumento do consumo
Infecções virais*	Púrpuras Imunes	Coagulação Intravascular Disseminada (CID)
Pós-químio ou radioterapia	Destruição Aloimune (pós-transfusional)	Púrpura Trombocitopênica Trombótica (PTT)
Toxicidade direta do álcool**	Causadas por drogas (heparina)	Síndrome Hemolítica Urêmica
Deficiência de Ácido Fólico ou Vitamina B_{12}	Destruição física: *bypass* cardiopulmonar, hemangioma, aneurismas	
Doenças infiltrativas medulares: neoplasias hematológicas e metastáticas		
Aplasia Medular		
Trombocitopenia Cíclica***		

*Dengue, Mononucleose, Rubéola, Hepatite C, Parvovirose, HIV-1 e 2, Febres Hemorrágicas. A vacina com vírus vivo do sarampo também pode induzir trombocitopenia.

** O uso abusivo de álcool está associado à trombocitopenia e pode ser multifatorial: deficiência de folato, efeito tóxico direto no megacariócito ou aumento do *pool* esplênico pela hipertensão portal.

*** Oscilações nas contagens plaquetárias têm sido reportadas algumas vezes associadas ao ciclo menstrual. As flutuações podem ser extremas apresentando até sangramentos devido à plaquetopenia. As etiologias para esse fenômeno incluem variações cíclicas e produção de autoanticorpos a megacariócitos.

148 Quais alterações na morfologia das plaquetas são associadas a doenças e quais são elas?

Terezinha Paz Munhoz

As alterações morfológicas que podem ser observadas nas plaquetas na lâmina de sangue periférico corada com corante hematológico são macroplaquetas, plaquetas gigantes, plaquetas desgranuladas e micromegacariócitos. São consideradas macroplaquetas aquelas com tamanho de 4 a 7μm de diâmetro, e plaquetas gigantes, as maiores que 7μm, geralmente 10 a 20μm. A síndrome de Bernard-Soulier é uma doença autossômica recessiva, caracterizada por sangramento espontâneo, trombocitopenia moderada a severa, com plaquetas gigantes. Os pacientes com essa síndrome apresentam defeitos quantitativos ou qualitativos no complexo GpIb/IX/V da membrana das plaquetas, que causa diminuição na capacidade de adesão plaquetária. O diagnóstico é feito pelo teste de agregação plaquetária e por imunofenotipagem. Algumas síndromes relacionadas a alterações no gene MHY9 podem também apresentar macroplaquetas, entre elas estão Anomalia de May-Hegglin, Síndrome de Sebastian, Síndrome de Epstein, Síndrome de Fechtner. A doença da plaqueta *gris* é uma trombocitopenia hereditária rara, na qual as plaquetas são levemente maiores que o normal e têm aspecto acinzentado, pela diminuição do conteúdo dos grânulos alfa. Nas síndromes mielodisplásicas, também são observadas alterações das plaquetas no sangue periférico, podendo ser observadas macroplaquetas e até a presença de micromegacariócitos.

Bibliografia Consultada

BALDUINII C; IOLASCON A; SAVOIA A. Inherited thrombocytopenias: from genes to therapy. Haematologica 2002;87(8):860-80.

RODAK BF. Myelodisplastic syndromes. In: Rodak BF; Fritsma GA; Doig K (eds). Hematology Clinical Principles and Applications. 3rd ed. Philadelphia: Saunders, 2007.

149 O que é trombocitose, qual sua importância e em que situações pode ocorrer?

Regina Biasoli Kiyota

A trombocitose é o termo que descreve quadros de plaquetose, basicamente encontrada na prática diária pela realização da contagem das plaquetas em sangue periférico, quando esse valor está acima de 450.000 plaquetas/mm^3. Muitas vezes, é um achado ocasional, sem que o paciente possa ter nenhum sintoma nos quadros mais leves. Do ponto de vista de microscopia óptica do esfregaço do sangue periférico, o quadro é bem evidente quando encontramos muitas plaquetas em lâmina, muitas vezes podendo até formar grumos (Foto 36, p. 375). Lembrar que os valores encontrados na contagem plaquetária devem corroborar o aumento numérico dessa célula, como descrito acima.

A trombocitose pode ser o primeiro sinal de uma doença subjacente. Em quadros de trombocitose, é muito importante o estabelecimento do diagnóstico diferencial pelo médico responsável do paciente para que haja a melhor abordagem e condução do caso. Várias são as causas de trombocitose e identificá-las pode ser um desafio na prática clínica. É fundamental uma análise cuidadosa da história do paciente, comorbidades, outros parâmetros hematológicos e contagem de plaquetas do passado. O estado de trombocitose pode ser um risco para doença trombótica, principalmente na trombocitose secundária (reativa), apesar de este risco ser baixo.

A trombocitose pode ser falsa, atribuída a um processo reativo ou devido a uma desordem clonal. Essa distinção é importante porque traz implicações para a avaliação, tratamento e prognóstico do paciente. A trombocitose clonal associada com as neoplasias mieloproliferativas, trombocitemia, especialmente essencial, e policitemia vera, carrega um perfil prognóstico único, com risco significativamente aumentado de trombose.

O quadro 1 apresenta possíveis causas para as trombocitoses clonal, reativa e espúria.

Quadro 1 – Causas de trombocitose (adaptado de Harrison et al.).

Clonal	Reativa	Espúria
Trombocitemia Essencial	Infecção	Microesferócitos
Policitemia Vera	Inflamação	Crioglobulinemia
Mielofibrose Primária	Injúria Tecidual	Fragmento celular neoplásico
Mielodisplasia com del (5q)	Hipoesplenismo	Esquizócitos
Anemia refratária com sideroblastos em anel (RARS-T)	Pós-operatório	Bactérias
Leucemia Mieloide Crônica	Deficiência de Ferro	
Leucemia Mielomonocítica Crônica	Neoplasias	
Leucemia Mieloide Crônica Atípica	Hemólise	
MDS/MPN-U	Efeito de Drogas	
Síndrome de Poems	Pós-mielossupressão	

Bibliografia Consultada

BEST S. Lamin B-receptor mutations in Pelger-Huët anomaly. Br J Haematol 2003;123(3):542-4. Disponível em: http://www.ncbi.nlm.nih.gov/pubmed/14617022. Acessado em 04 de julho de 2012.

BLEEKER JS. Thrombocytosis: Diagnostic Evaluation, Thrombotic Risk Stratification, and Risk-Based Management Strategies. Rev Thrombosis 2011; 2011: 536062. Published online 2011 June 8. doi: 10.1155/2011/536062. PMCID: PMC3200282

150 Qual o significado de plaquetose na infância e em que situações deve ser investigada?

Antonio C. C. D'Almeida

Plaquetose ou trombocitose é definida como contagem plaquetária superior a 450.000/mm³.

A trombocitose tem uma multiplicidade de etiologias e a avaliação de um portador deste achado necessita de história clínica detalhada, verificação da presença de comorbidades, avaliação de alteração de outros parâmetros hematológicos (leucocitose, neutrofilia, anemia etc.) e ainda contagens plaquetárias prévias.

Geralmente, as causas de trombocitose podem ser descritas como espúrias, reativas ou secundárias e clonais, de acordo com sua natureza.

As trombocitoses espúrias são decorrentes de interferências nas contagens automatizadas de plaquetas pela presença de micrócitos, fragmentos celulares, crioglobulinas, bactérias, fungos, hiperlipemia, entre outras.

A trombocitose secundária ou reativa, ao contrário da trombocitose primária, é um achado relativamente comum em pacientes pediátricos hospitalizados. A incidência estimada para a trombocitose reacional é de 6 a 15% entre crianças hospitalizadas e essa contagem varia com a faixa etária, sendo mais frequente nos pacientes mais jovens e mais rara nas crianças maiores.

Esse achado pode ser explicado por níveis mais elevados de trombopoietina encontrados em recém-nascidos que vão reduzindo progressivamente com a idade.

A trombocitose reativa em crianças é uma condição benigna e profilaxia antitrombótica não é necessária.

As causas mais frequentes de trombocitose reativa em pediatria são infecções, inflamações crônicas, anemias, lesão tecidual, pós-esplenectomia, hemólise, sangramento agudo, prematuridade e neoplasias.

Marcadores de reação inflamatória aguda incluindo Proteína C-Reativa, Ferritina, Velocidade de Sedimentação Globular (VHS) estão significativamente alterados em pacientes com trombocitoses reativas, em comparação com as trombocitoses clonais, em que podem estar normais ou pouco alterados.

Alguns autores correlacionam o grau de trombocitose com a gravidade do quadro infeccioso, entretanto outros não encontraram tal relação, logo o papel da trombocitose na infecção ainda não está claro.

A presença de potenciais causas de trombocitose reativa não descarta um processo monoclonal concomitante, especialmente nas situações onde a trombocitose é persistente. Tanto a Policitemia Vera como a Trombocitose Primária são extremamente raras na infância e adolescência; por esse motivo existem poucas publicações sobre a apresentação clínica e os achados biológicos. Geralmente, esse diagnóstico só fica estabelecido na segunda década de vida, em média aos 11 anos.

Diante de um resultado de plaquetose em pacientes pediátricos, temos que fazer o diagnóstico diferencial entre os achados acima descritos, se é espúria, reacional, que é a mais frequente ou clonal, a mais rara. O diagnóstico da plaquetose espúria depende do analista laboratorial e da metodologia utilizada. Já as outras duas causas de plaquetose são diagnósticos clínicos e dependem de dados do histórico, exame físico e exames laboratoriais anteriores para definir os próximos passos da investigação.

Bibliografia Consultada

AKAN H; GIIVEN N; AYDOGDU I et al. Thrombopoietic cytokines in patients with iron deficiency anemia with or without thrombocytosis. Acta Haematol 2000;103(3):152-6.

DAME C; SUTOR AH. Primary and secondary thrombocytosis in childhood. Br J Haematol 2005;129(2):165-77.

FIORINA G. Thrombocythemia and polycythemia in patients younger than 20 years at diagnosis: clinical and biologic features, treatment, and long-term outcomes. Blood 2012;119(10):2219-23.

HARRISON CN; BAREFORD D; BUTT N et al. Guideline for investigation and management of adults and children presenting with a thrombocytosis. British J Haematol 2010;149(3):352-75.

MATSUBARA K; FUKAYA T; NIGAMI H et al. Age-dependent changes in the incidence and etiology of childhood thrombocytosis. Acta Haematol 2004; 111:132-73.

SKODA RC. Thrombocytosis hematology. Am Soc Hematol Educ Program 2009;159-67.

151 Em quais situações clínicas os parâmetros VPM (Volume Plaquetário Médio) e o IPF (Fração de Plaquetas Imaturas) podem estar alterados?

Maria Silvia C. Martinho

O índice plaquetário VPM e o parâmetro clínico IPF fornecem informações a respeito da atividade da medula óssea. As plaquetas jovens, que acabaram de ser lançadas na corrente sanguínea, são maiores que as normais e as plaquetas mais velhas têm menor tamanho. Dessa maneira, os parâmetros acima fornecem algumas informações importantes com relação à atividade medular:

- Podem estar aumentados nas trombocitopenias por perda periférica, como no caso da púrpura trombocitopênica idiopática, púrpura trombocitopênica trombótica, coagulação intravascular disseminada (CIVD) e drogas imunossupressoras. Esse aumento ocorre pela maior produção de plaquetas, com maior quantidade de plaquetas jovens, maiores e com conteúdo de RNA na circulação.
- Nas trombocitopenias por hipoplasia ou aplasia da medula óssea, as plaquetas estarão com a produção prejudicada e o sangue periférico vai apresentar plaquetas pequenas, como ocorre em casos de anemia aplástica, anemia megaloblástica e pós-quimioterapia, resultando em IPF e em VPM normais ou diminuídos.
- Em casos com hiperesplenismo, o baço vai sequestrar as plaquetas grandes, resultando em VPM e IPF baixos ou normais e casos com hipoesplenismo o VPM e o IPF estarão elevados por falta de sequestro das plaquetas maiores pelo baço.

Além da utilização na diferenciação das causas das trombocitopenias, o IPF também é um importante parâmetro utilizado em:

356

- Monitoramento das transfusões de plaquetas, onde permite:
  - Implementar uma política de transfusão profilática de plaquetas mais controlada, definindo limites de contagens específicos, principalmente quando a recuperação plaquetária é iminente.
  - Predizer a recuperação de plaquetas, permitindo a utilização mais racional das transfusões de plaquetas e reduzindo o uso de concentrados plaquetários e as possíveis infecções adquiridas devido a estas transfusões.
- Recuperação da medula óssea após transplantes de medula:
  - É um marcador precoce da recuperação da atividade medular pós-transplante de células progenitoras (HPC): o IPF recupera-se em um tempo significativamente menor que a contagem de plaquetas, contagem absoluta de neutrófilos e da Fração Imatura dos Reticulócitos (IRF).
  - Um IPF continuamente baixo neste cenário indica falha na recuperação da trombopoiese.

O conhecimento e a utilização do IPF têm permitido inúmeros ganhos nos procedimentos de diagnóstico, monitoramento e tratamento das trombocitopenias, evitando procedimentos invasivos, de alto custo e de risco para os pacientes.

Bibliografia Consultada

BRIGGS C; HART D; KUNKA S et al. Immature platelet fraction measurement: a future guide to platelet transfusion requirement after haematopoietic stem cell transplantation. Article first published online: 30 MAR 2006 DOI: 10.1111/j.1365-3148.2006.00654.x. Transfus Med 2006;16(2):101-9.

BRIGGS C; KUNKA S; HART D et al. Assessment of an immature platelet fraction (IPF) in peripheral trombocytopenia. Br J Haematol 2004;126:93-9.

ZUCKER M; MURPHY C; RACHEL J et al. Immature Platelet Fraction as a Predictor of Platelet Recovery Following HPC Transplantation. Lab Hematol 2006;12:125-30.

152 O que é pancitopenia e qual sua importância?

Marjorie Paris Colombini

Pancitopenia é uma importante entidade clínico-hematológica, encontrada no dia a dia na prática clínica. É um distúrbio no qual os três principais elementos figurados do sangue, as hemácias, os leucócitos e as plaquetas, encontram-se diminuídos em número no sangue periférico em decorrência da presença de uma variedade de entidades patológicas, podendo a medula óssea estar envolvida primária ou secundariamente. Existem várias possibilidades na sua apresentação clínica e a gravidade da pancitopenia e da doença subjacente é que determinam o tratamento e o prognóstico dos pacientes.

As causas de pancitopenia podem ser:

- Medulares – como a anemia aplásica, mielodisplasia, mielofibrose, anemia megaloblástica, leucemias agudas, e doenças infiltrativas como linfoma, mieloma múltiplo, alguns carcinomas (mama, próstata e pulmão), leucemia *hairy cell*.
- Não medulares – representadas pelo hiperesplenismo (hipertensão portal, síndrome de Felty, doença do *pool* de estoque, doença de Gaucher); por ação medicamentosa; hemoglobinúria paroxística noturna; doenças reumatológicas graves, em especial o lúpus eritematoso sistêmico; doenças infecciosas como a tuberculose, leishmaniose, aids, brucelose, entre outras.

Estão envolvidos em sua patogênese a hematopoise ineficaz com morte celular na própria medula óssea, a formação de células defeituosas rapidamente removidas da circulação e o sequestro esplênico e/ou destruição periférica mediada por anticorpos.

Entre os principais sinais e sintomas destacam-se os relacionados à anemia, palidez, fraqueza generalizada e dispneia; à neutropenia, febre e maior suscetibilidade às infecções; e à trombocitopenia, manifestações hemorrágicas como a púrpura, hematomas e hemorragias. Esplenomegalia e hepatomegalia são observadas nos casos de anemia megaloblástica, hiperesplenismo, leucemias agudas e malária. Também podem estar presentes perda de peso, icterícia, fragilidade óssea, em especial nos casos de mieloma múltiplo, e a linfadenopatia associada às doenças linfoproliferativas.

Os achados laboratoriais que apontam para um quadro de maior gravidade são contagem de reticulócitos corrigida < 1% (ou 50.000/mm^3), contagem absoluta de neutrófilos < 500/mm^3 e plaquetas < 20.000/mm^3.

O estudo da medula óssea por meio do mielograma e/ou biópsia é de fundamental importância para o entendimento e diagnóstico do processo etiológico da pancitopenia ou para exclusão das causas de citopenias. De acordo com a suspeita clínica, outros exames deverão ser acrescentados, como cariótipo medular, imunofenotipagem, ferro medular, perfil de ferro sérico (ferro, ferritina, transferrina e índice de saturação de ferro), dosagem de vitamina B_{12} e folato, teste de Ham e sacarose, pesquisa CD59 por citometria de fluxo, testes sorológicos para infecções virais, testes relacionados ao LES, exames bioquímicos gerais, entre outros.

Bibliografia Consultada

HOFFBRAND AV; PETTIT JE. Aplastic anaemia and bone marrow transplantation. In: Hoffbrand AV; Pettit JE. Essential Haematology. 3rd ed. London: Blackwell Science, 1993, p. 121-40.

RAIBLE MD; KUECK BD; ALKAN S. Red blood cell disorders. In: Alkan S et al. Clinical Laboratory Medicine. 2nd ed. Philadelphia: Lippincott Williams & Wilkins, 2002. Cap.41, p. 830-65.

153 Quais valores e achados críticos no hemograma fazem com que seja necessário o contato imediato com o médico assistente?

Marjorie Paris Colombini

O contato com o médico ou grupo que presta assistência ao paciente sempre deverá ser feito quando forem observados no hemograma valores que possam implicar o agravamento da morbidade existente ou mesmo impor risco de morte ao paciente e que, portanto, mereçam decisão clínica imediata.

Os parâmetros de relevância são a hemoglobina, a contagem global de leucócitos, de neutrófilos e a plaquetária. Não obrigatoriamente os valores têm que ser os mesmos para todos os serviços. Os laboratórios têm certa flexibilidade para escolher os valores de corte, ou seja, aqueles que merecem notificação imediata, uma vez que existe diferença entre o atendimento em ambiente hospitalar e ambulatorial, ou mesmo em clínicas com atendimento à doença específica, como as onco-hematológicas ou de controle ambulatorial para pacientes anêmicos crônicos, por exemplo.

Em um laboratório que presta atendimento em hospital geral com alta demanda, os valores costumam ser: hemoglobina inferior a 7,0g/dL e maior que 20,0g/dL; contagem global de leucócitos inferior a 1.500/mm³ quando primeira vez e maior que 50.000/mm³; contagem plaquetária inferior a 20.000/mm³ se primeira vez, e em todas as ocasiões quando inferior a 5.000/mm³ e maior que 1.000.000/mm³. Notificação obrigatória na contagem absoluta de neutrófilos menor que 500/mm³, na presença de células blásticas ou anômalas quando primeira vez ou nas recidivas, na suspeita de Leucemia Promielocítica (LMA-M3) e quando observada em lâmina a presença de hematozoários, como no caso da malária (*Plasmodium* sp.).

Laboratórios de grandes hospitais-escolas diferem um pouco na escolha dos valores de corte, pois normalmente atendem uma população bastante doente, com muitas alterações nos exames laboratoriais e geralmente notificam resultados quando hemoglobina inferior a 6,0g/dL ou maior que 22g/dL; nas grandes leucocitoses (maiores que 100.000/mm^3); nas plaquetopenias inferiores a 20.000/mm^3 e trombocitoses maiores que 1.500.000/mm^3. E não diferem no que diz respeito à neutropenia, presença de blastos e demais condições citadas anteriormente.

Já para laboratórios que prestam atendimento ambulatorial, os valores de notificação costumam ser de 9,0g/dL para a hemoglobina; contagens de leucócitos maiores que 40.000/mm^3; contagem plaquetária maior que 800.000/mm^3. Nessa condição de atendimento, alguns laboratórios notificam ao médico assistente contagens plaquetárias inferiores a 50.000/mm^3 quando observadas em pacientes pediátricos.

Importante registrar o contato de notificação do resultado de pânico para que o laboratório fique legalmente resguardado. Para isso deverão ser anotados nome e função do profissional notificado, além do horário e, ainda, solicitar a confirmação dos resultados passados e da identificação do paciente por meio da repetição desses exames, visando, desse modo, minimizar o risco de erros. O ideal seria que as notificações fossem gravadas. Existe ainda a discussão se cabe ao laboratório certificar-se se houve uma tomada de decisão clínica em decorrência do comunicado do resultado de pânico, mais sem consenso até o momento e, portanto, sem adesão por parte dos laboratórios clínicos.

154 Quais os achados laboratoriais nos casos de pacientes com Dengue?

Paula Loureiro

O Dengue é uma doença febril aguda que tem como agente etiológico o vírus da família Flaviviridae, transmitido por artrópodes do gênero *Aedes aegypti*. Existem até o momento quatro sorotipos: Den-1, Den-2, Den-3 e Den-4. A evolução normalmente é benigna, mas pode apresentar-se na forma hemorrágica.

A Dengue hemorrágica é definida pela OMS como acompanhada de febre alta, plaquetopenia < $100.000/mm^3$, tendência a sangramento, prova do laço positiva e evidência de efusão pleural, ascites ou aumento de 20% no hematócrito.

Os sintomas aparecem de 3-14 dias após a picada infecciosa. A dengue é uma doença febril que afeta lactentes, crianças, jovens e adultos.

No Brasil vem ocorrendo surtos de Dengue desde a década de 1990 e em 2012 dois estados tiveram uma epidemia importante, o Rio de Janeiro e Pernambuco. É fundamental que o laboratório acompanhe a vigilância epidemiológica em relação aos períodos de surto da doença, para que possa associar as alterações dos testes laboratoriais às epidemias.

Foram descritos raros casos de transmissão vertical de Dengue, em que um recém-nascido apresentou caso de febre após 5 dias de nascido, *rash* cutâneo e plaquetopenia.

Sendo o Dengue uma virose, os achados laboratoriais hematológicos serão característicos e algumas alterações, tais como plaquetopenia, levam a consequências clínicas bem importantes.

O exame de hemograma (Quadro 1) apresenta leucopenia, entretanto, algumas vezes, pode ocorrer leucocitose. A presença de linfócitos atípicos aumenta a partir do quinto dia de infecção, ocorrendo em cerca de 70% dos pacientes. Quanto maior a gravidade, maior será a ocorrência de linfócitos atípicos, em geral com percentual superior a 10%, podendo chegar a valores de 30%.

Quadro 1 – Resumo das alterações no hemograma da infecção por Dengue.

Células	Alteração
Eritrócitos	Aumento do hematócrito em 20-40% Elevação da hemoglobina Em casos de sangramento, os valores do hematócrito e hemoglobina podem baixar acentuadamente em função da gravidade do quadro
Leucócitos	Leucopenia, em algumas situações pode ocorrer leucocitose No início da infecção ocorre um quadro de linfopenia Linfocitose Presença de linfócitos atípicos
Plaquetas	Plaquetopenia variando de leve a grave
Outras células	Em situações de intenso estímulo imunológico pode ocorrer a presença de plasmócitos, células provenientes da linhagem do linfócito B

Na Dengue Hemorrágica pode ocorrer hemoconcentração, elevando os valores de hematócrito entre 20 e 40% do valor basal, e ainda neutrofilia com granulações tóxicas. Essas alterações são alertas de gravidade do quadro clínico.

A plaquetopenia é um dos achados importantes e que deve ser informada ao médico assistente quando os valores estiverem muito baixos, podendo levar a um quadro clínico de sangramento.

Os plasmócitos são células da linhagem dos linfócitos B, que podem ser observados em esfregaço de sangue periférico em situações de intenso estímulo imunológico da infecção por Dengue. Esses casos são raros, mas foram descritos na literatura. Sua presença indica uma condição de agravamento do quadro clínico.

Bibliografia Consultada

MAROUN SLC et al. Relato de caso: transmissão vertical de dengue. J Pediatr (Rio Janeiro) Porto Alegre 2008;84(6).

OLIVEIRA ECL et al. Alterações hematológicas em pacientes com dengue. Rev Soc Bras Med Trop Uberaba 2009;42(6).

SILVA W; PALHARES D. Plasmócitos em sangue periférico para o diagnóstico da dengue / Plasmocytes in peripheral blood in the diagnosis of dengue. Brasília Med 2010;47(3).

155 Quais alterações podem ser encontradas na análise microscópica do esfregaço de pacientes grávidas e quando devem ser relatadas?

Paula Loureiro

A gravidez normal pode apresentar alterações hematológicas nas três linhagens da hemopoiese, que se apresentam à medida da progressão da gravidez. Ao longo da gestação, em torno da sexta semana, inicia o processo de aumento do volume do plasma, cerca de 45% do volume acompanhado pelo aumento da massa de eritrócitos, em torno de 25%. O aumento do volume do plasma é bem maior que o da massa de eritrócitos, levando a uma anemia dilucional que é fisiológica.

Outros fatores bioquímicos que também se instalam ao longo da gestação, tais como a deficiência de ferro, contribuem para a baixa da hemoglobina, que apresenta queda inicial entre a sexta e a oitava semana, levando à formação de eritrócitos com hipocromia. O VCM (Volume Corpuscular Médio) pode alterar-se baixando os níveis, e o RDW já indica uma mudança ocorrendo na eritropoiese, com células com diferentes volumes. O HCM (Hemoglobina Corpuscular Média) baixa e neste momento a anemia normalmente está instalada. Entretanto, com a suplementação de derivados de ferro, introduzida frequentemente logo no início da gravidez, ocorre reversão da queda da hemoglobina. A Organização Mundial da Saúde (OMS) estabelece o limite de 11g/dL, abaixo do qual se define a anemia, independente da idade da gestação.

Outra deficiência que poderá levar às alterações nos eritrócitos é a deficiência de ácido fólico, sua necessidade aumenta de 2 a 3 vezes na gravidez, conduzindo a uma anemia megaloblástica, caracterizada no hemograma por uma anemia macrocítica. O VCM pode aumentar em até 4fL na gravidez. A deficiência do ácido fólico na gravidez ocorre devido à alimentação inadequada e à necessidade exagerada. Em relação à vitamina B_{12}, os níveis séricos diminuem, entretanto não chegam a causar alterações nos eritrócitos.

Em relação aos leucócitos na gravidez normal, há aumento de células levando à uma leucocitose, que não deve ser interpretada como uma infecção ou situação patológica. Os níveis dos leucócitos normalmente podem ir até 12-15.000mm^3 ou mais elevados ao final da gravidez e no parto, em função dos granulócitos neutrófilos, ocorrendo, dessa forma, neutrofilia.

A contagem de plaquetas em gestantes cai em torno de 10%, sendo um achado comum que afeta de 6,6 a 11,6% das gestantes. A diminuição da contagem de plaquetas é resultante de uma variedade de condições, tais como alterações imunológicas, alterações hipertensivas da gestação e consumo excessivo.

Os quadros de plaquetopenia que envolvem a presença de autoanticorpos que se ligam a antígenos de membrana (glicoproteínas IIb/IIIa, ou Ib/IX) levarão à destruição das plaquetas. A presença dos anticorpos podem afetar o feto, pela possibilidade de atravessarem a placenta, resultando em plaquetopenia fetal. A Púrpura Trombocitopênica Imunológica (PTI) é responsável pela maioria dos quadros de plaquetopenia na gravidez. Outra condição importante é a Púrpura Trombocitopênica Trombótica, que inclui a tríade: PTI com anemia hemolítica microangiopática, apresentando sinais de hemólise, tais como esquizócitos, poiquilocitose, policromasia e presença de macroplaquetas.

As causas de plaquetopenia mais importantes são aquelas relacionadas às doenças hipertensivas: pré-eclâmpsia, eclâmpsia e síndrome HELLP (H – *hemolytic anemia*, EL – *elevated liver enzymes*, LP – *low platelet count*, essa última caracteriza-se por hemólise, níveis elevados de enzimas hepáticas ALT e AST e diminuição das plaquetas). A análise microscópica mostra sinais de anemia hemolítica microangiopática: fragmentação dos eritrócitos, esquizócitos, poiquilocitose e policromasia, plaquetopenia e anisocitose plaquetária, que deve ser relatada e informada ao médico assistente.

No quadro 1 apresenta-se um resumo das alterações hematológicas nas três linhagens celulares da hemopoiese.

Quadro 1 – Alterações das três linhagens na gravidez.

Linhagem	Alterações	Causas
Eritrócitos	Anemia Fisiológica	45% de aumento da volemia
		25% de aumento do volume eritroide
	Anemia Hemolítica	Hemólise na síndrome HELLP, fragmentação dos eritrócitos
Leucócitos	Leucocitose	À custa do aumento dos granulócitos neutrófilos-neutrofilia
Plaquetas	Plaquetopenia	Cerca de 10% de redução no valor das plaquetas Plaquetopenia em cerca de 7-10% das mulheres grávidas
		Púrpura Trombocitopênica Imunológica
		Doenças hipertensivas pré-eclâmpsia, síndrome HELLP

Em resumo, as alterações hematológicas com repercussão na análise microscópica do esfregaço abrangem as três linhagens, sendo muito importante o relato de todas no laudo, por despertarem a atenção do médico para prováveis complicações, que não só afetam a mãe, mas também o feto.

Bibliografia Consultada

BOEHLEN F; HOHLFELD P; EXTERMANN P et al. Platelet count at term pregnancy: a reappraisal of the threshold. Obstet Gynecol 2000;95(1):29-33.

FAILACE R; FERNANDES FB et al. Hemograma. 5ª ed. Porto Alegre: Artmed, 2009.

HOFFBRAND AV; MOSSPAH; PETIT JEP. Fundamentos de Hematologia. 5ª ed. Porto Alegre: Artmed, 2008.

MOREIRA CES; OGINO MAS; DE MORAES ACR; NEIVA TJC. Hemostasia na gravidez: um estudo prospectivo. RBAC 2008;40(2):111-3.

OMS Organización Mundial de la Salud. *Anemia Nutricionales*. (Serie de Informes técnicos nº 405). Genebra, 1968.

SOUZA AI; B FILHO M; FERREIRA LOC. Alterações hematológicas e gravidez. Rev Bras Hematol Hemoter São José do Rio Preto 2002;24(1).

156 Quais as principais diferenças encontradas na análise do sangue de recém-nascidos?

Dalton Kittler de Mello

O recém-nascido a termo tem uma volemia em torno de 85mL/kg, e o prematuro, 94mL/kg durante os primeiros três dias de vida. Isto implica volume total abaixo de 300mL para recém-nascidos com peso normal. Tal fato, somado à dificuldade de coleta e consequente traumatismo decorrente, deve ser considerado no momento da solicitação de exames para recém-nascidos, visto espoliação sanguínea advinda deste procedimento. Poucos são os estudos encontrados para essa faixa etária e muitos deles utilizam metodologias ultrapassadas e baseadas em pequeno número de amostras. Contudo, a análise do sangue de recém-nascido, principalmente o hemograma, oferece inúmeras informações relevantes ao médico. Os resultados encontrados devem ser interpretados de acordo com a idade gestacional e peso do recém-nascido, evitando-se assim sua interpretação errônea.

O sangue do recém-nascido pode apresentar características hipoesplênicas, especificamente corpos de Howell-Jolly, acantócitos, esquizócitos e esferócitos. As contagens de leucócitos, neutrófilos, monócitos e linfócitos são maiores que em crianças ou adultos. Eritroblastos são facilmente observados, e mielócitos podem ser encontrados. Eritrócitos, hemoglobina e hematócrito apresentam níveis mais altos que em qualquer outra época posterior ao nascimento, fato esse que pode dificultar a confecção da distensão sanguínea. Os eritrócitos são maiores, com VCM > 100fL. A contagem de reticulócitos apresenta-se aumentada até os três primeiros dias após o nascimento.

Determinar valores de referência para recém-nascidos não é uma tarefa fácil devido às dificuldades da coleta e ao baixo volume de sangue, mas é possível encontrar na literatura tabelas específicas para essa população.

Bibliografia Consultada

BAIN BJ. Células Sanguíneas: um guia prático. 4ª ed. Porto Alegre: Artmed, 2007.

FAILACE R. Hemograma: manual de interpretação. 5ª ed. Porto Alegre: Artmed, 2009.

GONÇALVES J et al. Perfil hematológico dos neonatos atendidos no Hospital Universitário da Universidade Federal de Santa Catarina. Rev Bras Hematol Hemoter [online]. 2010;32(3):219-24.

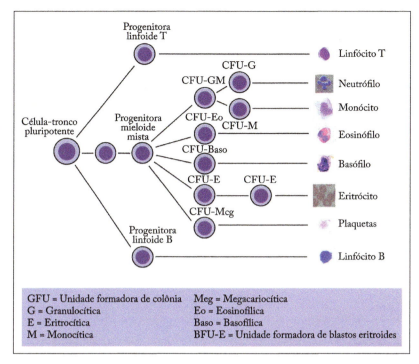

Foto 1 – Hematopoiese.

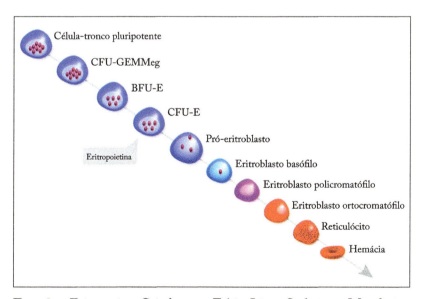

Foto 2 – Eritropoise. Criada para Fabio Lima Sodré por Mandarina Digital.

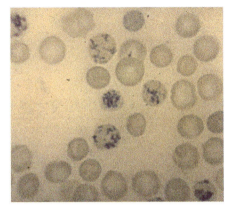

Foto 3 – Reticulócitos.

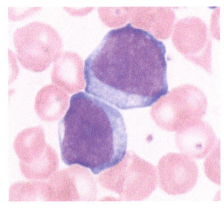

Foto 4 – Mieloblasto.

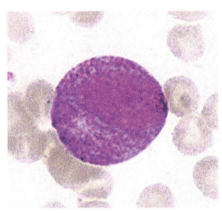

Foto 5 – Promielócito.

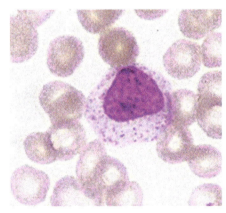

Foto 6 – Mielócito.

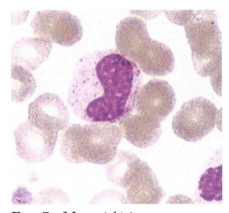

Foto 7 – Metamielócito.

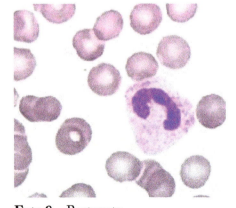

Foto 8 – Bastonete.

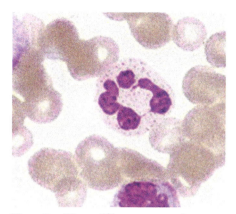

Foto 9 – Neutrófilo segmentado.

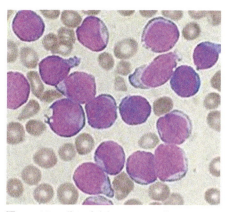

Foto 10 – Linfoblastos em Leucemia Linfocítica Aguda (LLA).

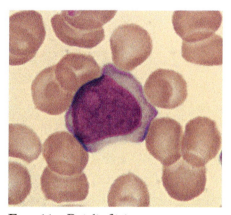

Foto 11 – Pró-linfócito.

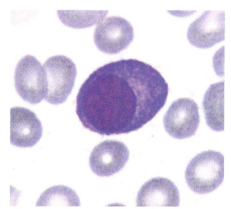

Foto 12 – Plasmócito.

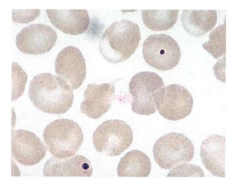

Foto 13 – Corpúsculos de Howell-Jolly.

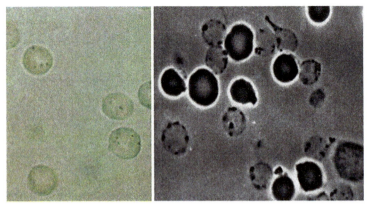

Foto 14 – Corpos de Heinz.

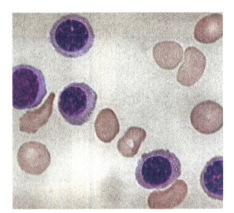

Foto 15 – Eritroblastos.

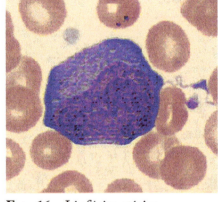

Foto 16 – Linfócito atípico.

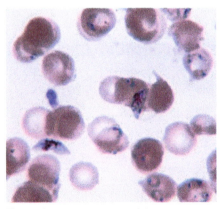

Foto 17 – *Plasmodium falciparum*-trofozoítas e gametócitos em extensão sanguínea.

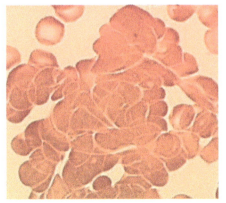

Foto 18 – Aglutinação eritrocitária devido à presença de crioaglutininas.

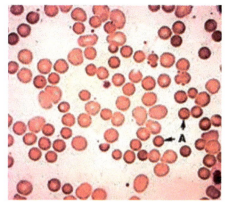

Foto 19 – Esferócitos.

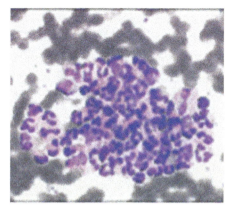

Foto 20 – Leucoagregação.

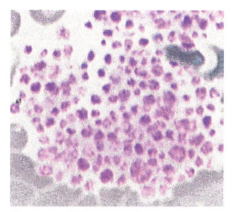

Foto 21 – Microcoágulo.

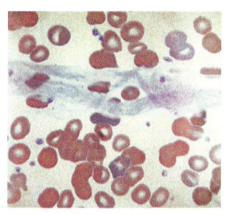

Foto 22 – Fibrinas na extensão sanguínea; problema de coleta.

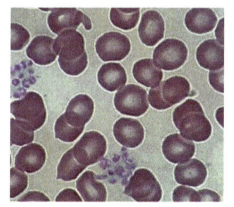

Foto 23 – Agregados plaquetários.

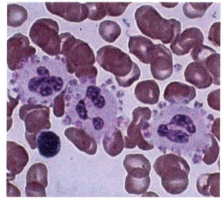

Foto 24 – Satelitismo plaquetário.

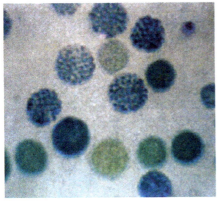

Foto 25 – Precipitado de hemoglobina H em um caso de alfa-talassemia.

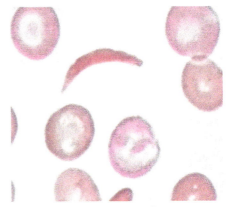

Foto 26 – Hemácia falciforme.

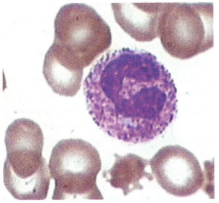

Foto 27 – Granulações tóxicas em um neutrófilo.

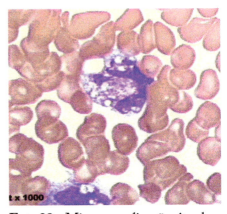

Foto 28 – Microvacuolização citoplasmática.

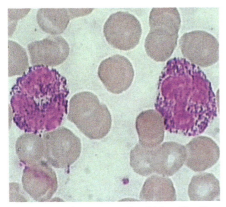

Foto 29 – Anomalia de Alder-Reilly.

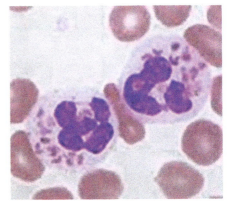

Foto 30 – Anomalia de Chédiak-Higashi.

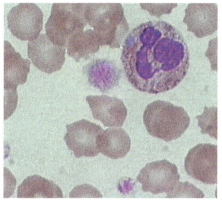

Foto 31 – Anomalia de May-Hegglin.

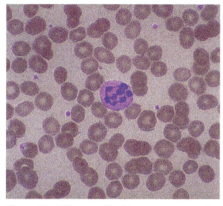

Foto 32 – Neutrófilo hipersegmentado.

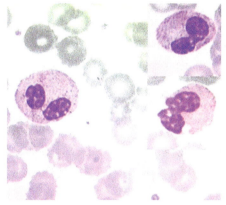

Foto 33 – Anomalia de Pelger-Huët.

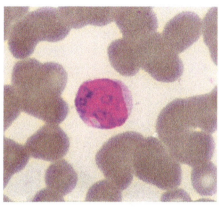

Foto 34 – Blasto mieloide com bastão de Auer.

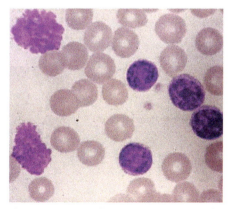

Foto 35 – Linfócitos e sombras de Gumprecht em Leucemia Linfocítica Crônica (LLC).

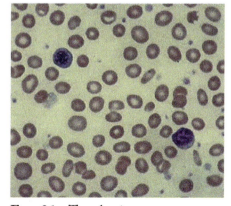

Foto 36 – Trombocitose.

Índice Remissivo

A

Análise da distensão sanguínea 43, 119, 183
- manual 43, 119, 183
- automatizada 119, 125

Alarmes ou *flags* de analisadores hematológicos 95, 97, 226

Anemia 5, 12, 365
- características 200
- classificação laboratorial 200, 275, 278
- anemias normocíticasnormocrômicas 275, 284
- anemias macrocíticas 275, 282, 288
-- megaloblásticas 290
-- não megaloblásticas 290
- anemias microcíticashipocrômicas 275, 278, 286
-- ferropriva 200, 275, 278, 287
-- talassemias 287, 294
--- hemoglobina H 294, 296, 374
--- hemoglobina A_2 296
--- hemoglobina fetal 297
- anemia de doença crônica (ADC) 292
- anemia falciforme 298
-- hemoglobina S 298
- anemias hemolíticas 300

Anticoagulante EDTA 41, 123, 132, 135, 246
- estabilidade da amostra 135

D

Dengue362

E

Eritroblastos (NRBC) no sangue periférico 7, 54, 106, 110, 367, 372
- contagem manual 54
- contagem automatizada 75, 106, 110, 214
- importância clínica 302

Eritrócitos ou hemácias 5, 7, 74, 101
- corpúsculos de Howell-Jolly 47, 371, 119, 289, 367

- funções 10
- inclusões eritrocitárias 48, 50, 119, 289, 372
- parâmetros automatizados 106
  -- hemácias fragmentadas – FRC 107, 110

Eritropoiese 7
- eritropoietina – EPO 7, 292, 369
- pró-eritroblasto 7
- eritroblastobasofílico 7
- eritroblastopolicromatófilo 7
- eritroblastoortocromático 7, 372

G

Granulocitopoiese 15, 17, 20, 22
- mieloblasto 17, 370,
- promielócito 17, 370
- mielócito 17, 370
- metamielócito 17, 370
- bastonete 17, 74, 225, 370
- segmentado 17, 370
- basófilos 22
- eosinófilos 22
- neutrófilos 5, 22

H

Hematopoiese 3, 369
- célula-tronco hematopoiética ou stemcell 3, 25, 30, 34, 369
- fatores de crescimento 3, 20, 30, 369
- interleucinas 3, 20, 31, 292, 369
- Hematócrito 74, 101
- Hemoglobina 5, 74, 101, 294, 298

Hemograma 5, 74
- confecção e coloração de lâminas 41, 121, 123, 175
- na gravidez 364
- do recém-nascido 367

I

Índices hematimétricos 101, 196, 198
- VCM – Volume Corpuscular Médio 101, 196, 198, 201, 278, 284, 288
- HCM – Hemoglobina Corpuscular Média 101, 136, 196, 198, 201
- CHCM – Concentração de Hemoglobina Corpuscular Média 101, 136, 196, 199, 202, 210

L

Leucócitos 5, 15, 74, 103
- alterações citoplasmáticas 311
  -- atipias linfocitárias 59, 319, 362, 372
  -- granulação tóxica 59, 74, 311, 316, 338, 374
  -- microvacuolização 316, 338, 374
  -- corpos de Döhle 316, 338
  -- anomalia Alder-Reilly 311, 374
  -- anomalia de Chediak-Higashi 311, 374
  -- anomalia de May-Hegglin 312, 375
- alterações nucleares 313
  -- desvio à esquerda 313, 315, 338, 370
  -- desvio à direita 313, 375
  -- baquetas 313
  -- Pelger-Huët 317
- funções 5, 15
- interferentes na série branca 92, 97, 138, 220, 223
  -- leucoagregação 233

380

- leucocitose 338, 365, 367
- leucopenia306, 309
- parâmetros leucocitários103
  -- contagem de granulócitos
  imaturos – IG75, 107, 129,
  227, 229
Liberação dos resultados
automatizados 256, 260, 264
- interface 264, 266, 268, 270, 271
- linearidade dos parâmetros
  automatizados 93
- regras de liberação automática
  259, 260
- sistema de apoio à decisão 259
Linfopoiese 15, 18, 25
- linfoblasto 18, 371
- prolinfócito 18, 371
- linfócito 18, 25, 27, 371
- plasmócito 18, 344, 363, 371

M

Microrganismos no sangue
periférico 65
- malária 65, 67, 372,
  -- diagnóstico 69, 72
  -- alterações 304
Monocitopoiese 15, 18, 30, 32
- monoblasto 18,
- promonócito 18
- monócito 18, 32

N

Neoplasias hematológicas 321
- classificação 321, 332
- leucemias agudas 322, 324
- síndromes linfoproliferativas 322
  -- leucemia linfocítica crônica
  57, 322, 340, 342
    --- sombras de Gumprecht
    57, 340, 375

-- linfomas 342
-- mieloma múltiplo 322, 344
- síndromes mielodisplásicas 322,
  326
- síndromesmieloproliferativas
  322, 329
  -- leucemia mieloide crônica
  336

P

Pancitopenia 358
Plaquetas 5, 34, 36, 75, 103, 253
- alterações morfológicas 349
- características e funções 36
- contagem manual 61, 63, 75
- contagem automatizada 63, 75,
  103, 241
  -- impedância 238, 241, 246
  -- óptica 239, 241
- interferências 242, 246
  -- grumos de plaquetas e
  microcoágulos 63, 246, 248,
  373
  -- pseudotrombocitopenia
  EDTA dependente 63, 246,
  248, 373
  -- satelitismo plaquetário 63,
  246, 373
- macrotrombócitos e plaquetas
  gigantes 250
- parâmetros plaquetários 75, 239
  -- PDW 75, 103, 239
  -- IPF – Fração de Plaquetas
  Imaturas 75, 113, 129, 240,
  245, 356
  -- VPM – Volume Plaquetário
  Médio 75, 103, 106, 112, 239,
  246, 356
  -- P-LCR – Índice de Plaquetas
  de Grande Volume 240, 245

Q

Qualidade dos analisadores hematológicos automatizados 148-193
- calibração 148, 190
- controle de qualidade 150, 152, 155, 158, 161, 163, 168, 178, 180
  -- interno 150, 152, 161, 163, 168, 173, 178, 192
  -- externo 180
- limites de variação 171
- manutenção 193
- validação 186, 188

R

Reação leucemoide 336, 338
Reticulócitos 8, 12, 276, 300
- contagem manual 12, 52
- contagem automatizada 12, 212
- parâmetros reticulocitários 13
  -- Fração Imatura dos Reticulócitos – IRF 105, 108, 129, 212, 276
  -- Volume Reticulocitário Médio – VCMr 106, 108, 212
  -- Conteúdo de Hemoglobina dos Reticulócitos – RET-He, CHr, MCHr, RSf 106, 108, 212

S

Série Branca ou leucocitária 5, 56, 74
- contagem global de leucócitos 220
- contagem diferencial manual 56, 74, 224, 231
- contagem diferencial automatizada 75, 86, 223

-- de 3 partes 86, 103, 223
-- de 5 partes 86, 103, 223, 224, 231
-- valores relativos e absolutos 75, 117
Série Vermelha 45, 46, 74, 119
- alterações da série vermelha 45, 46, 74
  -- anisocitose 46, 74
    --- RDW 101, 105, 108, 129, 196, 202, 216, 278, 284
  -- hipocromia 45, 74
  -- poiquilocitose 46, 283
    --- eliptócitos 301
    --- esferócitos 283, 301
    --- esquisócitos 283, 301
    --- hemácias falciformes 283, 298, 374
- interferentes na série vermelha 92, 97, 138, 204, 207, 209, 210

T

Trombocitopenia 244, 251, 358, 362, 365
- causas 346, 362
Trombocitose 351
- causas 352
- na infância 353
Trombopoiese 34
- trombopoietina – TPO 34
-megacariócitos 34
- pró-plaquetas 34

V

Valores de referência 77
- de novos parâmetros hematológicos 115